U0339826

实用儿科常见疾病诊断与治疗

主编　魏丽夏　田艳美　于俊平　王　磊
　　　王洪展　薛　雷　陈德鸿

黑龙江科学技术出版社
HEILONGJIANG SCIENCE AND TECHNOLOGY PRESS

图书在版编目（CIP）数据

实用儿科常见疾病诊断与治疗 / 魏丽夏等主编. --
哈尔滨：黑龙江科学技术出版社，2024.1
ISBN 978-7-5719-2224-5

Ⅰ．①实… Ⅱ．①魏… Ⅲ．①小儿疾病－常见病－诊
疗 Ⅳ．①R72

中国国家版本馆CIP数据核字（2024）第034195号

实用儿科常见疾病诊断与治疗
SHIYONG ERKE CHANGJIAN JIBING ZHENDUAN YU ZHILIAO

主　　编	魏丽夏　田艳美　于俊平　王　磊　王洪展　薛　雷　陈德鸿	
责任编辑	陈兆红	
封面设计	宗　宁	
出　　版	黑龙江科学技术出版社	
	地址：哈尔滨市南岗区公安街70-2号　邮编：150007	
	电话：（0451）53642106　传真：（0451）53642143	
	网址：www.lkcbs.cn	
发　　行	全国新华书店	
印　　刷	山东麦德森文化传媒有限公司	
开　　本	787mm×1092mm　1/16	
印　　张	16.5	
字　　数	516千字	
版　　次	2024年1月第1版	
印　　次	2024年1月第1次印刷	
书　　号	ISBN 978-7-5719-2224-5	
定　　价	198.00元	

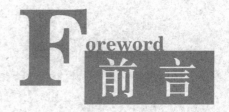

前 言

进入 21 世纪以来,科学技术突飞猛进地发展,带动了医学科学的发展,儿科学亦在基础研究与临床应用方面取得了较大进步。儿科学的发展关系到儿童的身体健康,小儿疾病若得不到及时、正确的诊断和治疗,将会错过最佳治疗时机,导致严重的并发症和后遗症,严重者或威胁患儿的生命,这对儿科医护人员的理论和技术水平提出了更高的要求。为了推广儿科临床诊疗领域的最新研究,提升儿科临床医师的诊疗水平,提高临床儿科疾病的诊断率与治愈率,我们特组织一批专家在参阅国内外相关研究进展的基础上,结合自身临床经验编写了《实用儿科常见疾病诊断与治疗》一书。

本书将儿科临床医师成熟的诊疗思维、渊博的医学知识和丰富的临床经验融于一体。在内容编排上,重点介绍了儿科学基础知识及小儿神经系统、呼吸系统、循环系统、消化系统等系统中的常见疾病,针对不同疾病,从病因、发病机制、临床表现、辅助检查、诊断和鉴别诊断、治疗和预防等方面进行全面系统地阐述,力求反映儿科学的最新科研动态。本书资料新颖、语言精练、逻辑性强,具有较强的指导性,可使读者通过阅读了解在儿科疾病诊疗过程中需要特别注意的要点内容。本书可供儿科医师、护士、医学院校在读学生,以及儿童保健科相关医务人员参考使用。

本书全体编者均以科学、严谨、高度负责的态度完成了编写工作,但由于儿科学涉及面广,其理论和实践不断发展,加之编者编写水平和经验有限,书中难免存在不妥之处,敬请读者批评指正,以达到共同进步、促进儿童健康成长的目的。

《实用儿科常见疾病诊断与治疗》编委会

2023 年 7 月

Contents
目录

第一章

绪 论

第一节 儿科学的范围和任务

儿科学是临床医学范畴中的二级学科,其研究对象是自胎儿至青春期的儿童,研究内容可以分为以下 4 个方面:①研究儿童生长发育的规律及其影响因素,不断提高儿童的体格、智能发育水平和社会适应性能力。②研究儿童时期各种疾病的发生、发展规律以及临床诊断和治疗的理论和技术,不断降低疾病的发生率和病死率,提高疾病的治愈率。③研究各种疾病的预防措施,包括免疫接种、先天性遗传性疾病的筛查、科学知识普及教育等,这是现代儿科学最具有发展潜力的方面,将会占据越来越重要的地位。④研究儿童中各种疾病的康复可能性以及具体方法,尽可能地帮助这些患儿提高他们的生活质量乃至完全恢复健康。

以上研究内容归结起来就是儿科学的宗旨:保障儿童健康,提高生命质量。

随着医学研究的进展,儿科学也不断向更深入专业的三级学科细化发展,同时也不断派生出新的专业。儿科学的三级学科分支类似内科学,主要以系统划分,如呼吸、消化、心血管、神经、血液、泌尿等,此外,还有传染病和急救医学等特殊专业。小儿外科学则为外科学范畴内的三级学科。上述学科虽然在分类上与内科学相似,但是其研究内容及内在规律与成人差别颇大,应予以注意,不能混淆或替代。

新生儿医学和儿童保健医学是儿科学中最具特色的学科,其研究内容是其他临床学科极少涉及的方面:新生儿期的病死率仍然非常高,占婴儿病死率的 $60\%\sim70\%$,此期疾病的种类和处理方法与其他时期有诸多不同,是一个非常时期;儿童保健医学是研究儿童各时期正常体格生长、智能和心理发育规律及其影响因素的学科,通过各种措施,促进有利因素,防止不利因素,及时处理各种偏离、异常,保证小儿健康成长。由于某些年龄阶段的儿童具有特殊的临床特点,近年来发展出了围产期医学。围产期医学实际上是介于儿科学和妇产科学之间的边缘学科,一般指胎龄 28 周至出生后不满 1 周的小儿,由于此期小儿受环境因素影响颇大,发病率和病死率最高,而且与妇产科的工作有密切联系,所以需要两个学科的积极合作来共同研究处理这一时期的问题。随着医学科学和技术的不断发展,儿科学必将向各个分支纵深分化,新的学科、边缘性的学科必将继续应运而生。然而,儿科学的分化发展趋势绝不是儿科学自身的肢解终结,在学习和研究儿科学某一分支学科时,切不可忽略对儿科学基础和学科总体的潜心研究和关注。

(薛 雷)

第二节 儿科学的特点

与其他临床学科相比,儿科学有其不同的特点,这些特点产生的根本原因在于儿科学研究的对象是儿童。儿童时期是机体处于不断生长发育的阶段,因此表现出的基本特点有三方面:①个体差异、性别差异和年龄差异都非常大,无论是对健康状态的评价,还是对疾病的临床诊断都不宜用单一标准衡量。②对疾病造成损伤的恢复能力较强,常常在生长发育的过程中对比较严重的损伤能实现自然改善或修复,因此,只要度过危重期,常可满意恢复,适宜的康复治疗常有事半功倍的效果。③自身防护能力较弱,易受各种不良因素的影响而导致疾病的发生和性格行为的偏离,而且一旦造成损伤,往往影响一生,因此应该特别注重预防保健工作。儿科学具有以下主要特点。

一、解剖

儿童随着体格生长发育的进展,身体各部位逐渐长大,头、躯干和四肢的比例发生改变,内脏的位置也随年龄增长而不同,如肝脏右下缘位置在 3 岁前可在右肋缘下 2 cm 内,3 岁后逐渐上移,6 岁后在正常情况下右肋缘下不应触及。在体格检查时必须熟悉各年龄儿童的体格生长发育规律,才能正确判断和处理临床问题。

二、功能

各系统器官的功能也随年龄增长逐渐发育成熟,因此不同年龄儿童的生理、生化正常值各自不同,如心率、呼吸频率、血压、血清和其他体液的生化检验值等。此外,某年龄阶段的功能不成熟常是疾病发生的内在因素,如婴幼儿的代谢旺盛,营养的需求量相对较高,但是此时期胃肠的消化吸收功能尚不完善,易发生消化不良。因此,掌握各年龄儿童的功能变化特点是儿科临床工作的基本要求。

三、病理

对同一致病因素,儿童与成人的病理反应和疾病过程会有相当大的差异,即或是不同年龄的儿童之间也会出现这种差异,如由肺炎链球菌所致的肺内感染,婴儿常表现为支气管肺炎,而成人和年长儿则可引起大叶性肺炎病变。

四、免疫

儿童的非特异性免疫、体液免疫和细胞免疫功能都不成熟,因此抗感染免疫能力比成人和年长儿低下,如婴幼儿时期 SIgA 和 IgG 水平均较低,容易发生呼吸道和消化道感染。因此适当的预防措施对小年龄儿童特别重要。

五、心理和行为

儿童时期是心理、行为形成的基础阶段,可塑性非常强。及时发现小儿的天赋气质特点,并通过训练予以调适;根据不同年龄儿童的心理特点,提供合适的环境和条件,给予耐心的引导和正确的教养,可以培养儿童良好的个性和行为习惯。

六、疾病种类

儿童中疾病发生的种类与成人有非常大的差别,如心血管疾病,在儿童中主要以先天性心脏病为主,而成人则以冠状动脉心脏病为多;儿童白血病中以急性淋巴细胞白血病占多数,而成人则以粒细胞白血病居多。此外,不同年龄儿童的疾病种类也有相当差异,如新生儿疾病常与先天遗传和围产期因素有关,婴幼儿疾病中以感染性疾病占多数等。

七、临床表现

儿科患者在临床表现方面的特殊性主要集中在小年龄儿童,年幼体弱儿对疾病的反应差,往往表现为体温不升、不哭、纳呆、表情淡漠,且无明显定位症状和体征。婴幼儿易患急性感染性疾病,由于免疫功能不完善,感染容易扩散甚至发展成败血症,病情发展快,来势凶险。因此儿科医护人员必须密切观察,随时注意病情的细微变化,不轻易放过任何可疑表现。

八、诊断

儿童对病情的表述常有困难且不准确,但仍应认真听取和分析,同时必须详细倾听家长陈述病史。全面准确的体格检查对于儿科的临床诊断非常重要,有时甚至是关键性的。发病的年龄和季节,以及流行病学史往往非常有助于某些疾病的诊断。不同年龄儿童的检验正常值常不相同,应该特别注意。

九、治疗

儿科的治疗应该强调综合治疗,不仅要重视对主要疾病的治疗,也不可忽视对各类并发症的治疗,有时并发症可能是致死的原因;不仅要进行临床的药物治疗,还要重视护理和支持疗法。小儿的药物剂量必须按体重或体表面积仔细计算,并且要重视适当的液体出入液量和液体疗法。

十、预后

儿童疾病往往来势凶猛,但是如能及时处理,度过危重期后,恢复也较快,且较少转成慢性或留下后遗症,常是儿科医师的慰藉。因此,临床的早期诊断和治疗显得特别重要,适时正确的处理不仅有助于患儿的转危为安,也有益于病情的转归预后。

十一、预防

已有不少严重威胁人类健康的急性传染病可以通过预防接种得以避免,此项工作基本上是在儿童时期进行,是儿科工作的重要方面。目前许多成人疾病或老年性疾病的儿童期预防已经受到重视,如动脉粥样硬化引起的冠状动脉心脏病、高血压和糖尿病等都与儿童时期的饮食有关;成人的心理问题也与儿童时期的环境条件和心理卫生有关。

（薛　雷）

第三节　儿科学的发展与展望

与西方医学比较而言,我国的中医儿科起源要早得多,自扁鹊"为小儿医"以来已有 2 400 余年,自宋代钱乙建立中医儿科学体系以来也有近 900 年。此前在唐代已在太医署正规培养 5 年制少小科专科医师,隋、唐时代已有多部儿科专著问世,如《诸病源候论》和《小儿药证直诀》等,收集论述小儿杂病诸候 6 卷 255 候,建立了中医儿科以五脏为中心的临床辨证方法。16 世纪中叶发明的接种人痘预防天花的方法比欧洲发明牛痘接种早百余年。进入 19 世纪后,西方儿科学发展迅速,并随着商品和教会进入我国。

20 世纪 30 年代西医儿科学在我国开始受到重视,至 20 世纪 40 年代儿科临床医疗规模初具,当时的工作重点在于诊治各种传染病和防治营养不良。由于儿科人才日趋紧缺,儿科学教育应运而生。1943 年,我国现代儿科学的奠基人诸福棠教授主编的《实用儿科学》首版问世,成为我国第一部大型的儿科医学参考书,标志着我国现代儿科学的建立。

自 19 世纪至 20 世纪末,西医儿科学的重大贡献主要在于有效地防治传染病和营养不良方面,两者为当时儿童死亡的首要原因。预防多种传染病疫苗的研制成功,使得儿童中常见传染病的发生率明显下降,婴儿病死率逐年降低。同时,由于抗生素的不断发展和广泛应用,儿童中感染性疾病的发病率和病死率也大幅度下降。代乳食品和配方乳的研究和提供曾经拯救了大量儿童的生命,近年来大力提倡母乳喂养使得儿童的健康水平更加提高。

中华人民共和国成立以后,在城乡各地建立和完善了儿科的医疗机构,并且按照预防为主的方针在全国大多数地区建立起妇幼保健机构,同时普遍办起了各种形式的托幼机构。这些机构对于保障我国儿童的健康和提高儿童的生命质量起了至关重要的作用。通过这些机构,儿童的生长发育监测、先天性遗传性疾病的筛查、疫苗的预防接种、"四病"的防治得以落实,儿童中常见病、多发病能够得到及时的诊治。2011 年国务院发布了《中国妇女发展纲要(2011—2020 年)》和《中国儿童发展纲要(2011—2020 年)》,进一步把妇女和儿童健康纳入国民经济和社会发展规划,作为优先发展的领域之一。

尽管我国儿童目前的主要健康问题从总体上看还集中在感染性和营养性疾病等常见病、多发病方面,但是与 20 世纪比较而言,这些疾病的发生率和严重性已经降低;并且在某些发达地区,严重的营养不良和急性传染病已经少见。这些疾病谱的变化昭示我国儿科工作者的注意力应该开始向新的领域发展延伸,儿科学的任务不仅要着重降低发病率和病死率,更应该着眼于保障儿童健康,提高生命质量的远大目标。因此,研究儿童正常生长发育规律及其影响因素的儿童保健学日益受到重视,儿童保健的临床服务应该由大城市逐渐普及到中小城市和乡村,以保证儿童的体格生长、心理健康、智能发育和社会适应性得到全面均衡的发展。同时,研究儿童罹患各种疾病后得以尽量完善恢复的儿童康复医学应该受到重视,儿童时期疾病的后遗症将可能影响今后一生的健康和幸福,而处于生长发育阶段的儿童具有非常强的修复和再塑能力,在适宜的康复治疗下往往能获得令人难以想象的效果。此外,某些成人疾病的儿童期预防应该受到重视,疾病预防的范围不应仅局限于感染性疾病,许多疾病在成人后(或在老年期)出现临床表现,实际上发病的过程在儿童期已经开始,如能在儿童期进行早期预防干预,就可能防止或延缓疾病的发生、发展。世界卫生组织（WHO）和联合国儿童基金会通过制定名为《儿童疾病综合管理（IMCI）》的战略来进一步提高和维护儿童的健康水平。儿童疾病综合管理的目标是在5岁以下儿童中减少死亡、疾病和残疾的发生，并促进他们更好地成长和发育。儿童疾病综合管理包括家庭和社区，以及卫生机构实施的预防性和医疗性措施内容。在医疗卫生机构中，IMCI战略促进了在门诊就对儿童期疾病做出准确的确认，保证了对所有重大疾病的综合治疗，加强对家长的咨询，并提高了严重患儿的转诊速度。在社区医疗服务机构和家庭里，该战略促进了寻求适宜保健的行为，提高了营养和预防保健，并保障医嘱的正确执行。

儿科学的研究和发展是依托现代医学的进步展开的。当前，现代医学的革命性突破及其引领的发展趋势应该受到儿科工作者的高度重视。相对其他科学领域而言，现代医学的发展历史并不长。迄今为止，虽然对于外部因素致病为主导的创伤、感染性等人类疾病的研究取得了令人瞩目的进展，但是对内部致病因素的研究，以及内部致病因素与环境因素相互作用导致疾病发生的研究相对滞后，这是目前疾病谱中肿瘤、心脑血管疾病和代谢性疾病居高不下的基本原因。著名的诺贝尔生理学与医学奖获得者杜伯克曾说："人类的DNA序列是人类的真谛，这个世界上发生的一切事情都与这一序列息息相关，包括癌症在内的人类疾病的发生都与基因直接或间接有关……"。2005年人类基因组DNA全序列测定最终完成，对于人类攻克目前威胁生命健康的疑难顽症具有里程碑的意义。基因组学在基因活性和疾病的相关性方面为破解疾病发生、发展的本源提供了有力的根据和方向，后基因组学、蛋白质组学、表观遗传学、生物信息学、模式生物学等学科的发展和交叉组合已经形成了系统生物医学。系统生物医学能够将各种致病因素的相互作用、代谢途径及调控途径综合起来，运用现代生物学的科学和技术，解析人类疾病发生的根本原因，从而寻求干预、治疗和预防的方法。系统生物医学对儿科学的进展将有不可估量的影响，因为这些研究必将涉及人类生命和健康的本质性问题，儿科学正是在解决这些问题路径的源头上。

诚然，儿科学目前发展的重点仍然是针对疾病的临床诊治，因为疾病依然是威胁人类生存的首要问题。然而，随着社会和经济的发展，生存将不再是人类生活的基本诉求，健康将逐渐成为人类生活的更高追求。随着人类对于生命质量的要求不断提升，对于健康的定义也在更新。早在20世纪40年代，世界卫生组织就对健康做了如下定义："健康不仅是躯体无病，还要有完整的生理、心理状态和社会适应能力"。对照这样的目标，我国儿科学在探索如何维护和促进儿童的心理和行为发育，培养儿童具备优秀的社会适应能力方面还需要倍加努力，并将此项任务列入今后发展的重点内容之一。

（薛　雷）

第二章

小儿疾病常见症状

第一节　意识障碍

　　意识有两个组成部分,即意识内容及其"开关"系统。意识内容即大脑皮质功能活动,包括记忆、思维、定向和情感,还有通过语言、视听、技巧性运动以及复杂的反应与外界保持密切联系的能力。意识的"开关"系统包括经典的感觉传导路径(特异性上行投射系统)以及脑干网状结构(非特异性上行投射系统)。意识"开关"系统可激活大脑皮质并使之维持一定水平的兴奋性,使机体处于觉醒状态,从而在此基础上产生意识内容。正常小儿意识清醒,对自身能正确认识,对周围环境接触良好,定向力正常,对事物能做出正确的判断。大脑皮质弥漫性病变或意识"开关"系统受损时,可产生不同程度的意识障碍。

一、病因

全身性疾病及颅脑疾病均可导致意识障碍。

(一)急性感染

如伤寒、斑疹伤寒、败血症、吸虫病、Reye's 综合征、中毒型菌痢、脑炎、脑膜脑炎、脑型疟疾等。

(二)内分泌与代谢障碍

甲状腺疾病、尿毒症、肝性脑病、肺性脑病、糖尿病酮症酸中毒、低血糖、胆红素脑病等。

(三)水电解质平衡紊乱

水电解质平衡紊乱包括低钠或高钠血症、低钾或高钾血症、低钙血症、低镁血症或高镁血症、代谢性酸中毒等。

(四)心血管疾病

如阵发性窦性心动过速、传导阻滞、病态窦房结综合征、高血压脑病、低血压脑病等。

(五)外源性中毒

安眠药、酒精、有机磷农药、一氧化碳、吗啡等中毒。

(六)物理性损害

中暑、触电、溺水、高山病、新生儿窒息等。

(七)颅脑疾病

(1)脑血液循环障碍:脑缺血、脑出血、蛛网膜下腔出血、脑栓塞、脑血栓形成。

(2)颅内占位性病变:脑肿瘤、硬膜外血肿、脑脓肿等。

(3)颅脑外伤:脑震荡、颅骨骨折等。

(4)癫痫。

二、病理与病理生理

任何一种类型的意识障碍,都有不同程度的脑水肿、脑缺氧、颅内压增高。

(一)脑水肿

1.脑血管源性脑水肿

感染、中毒、创伤、肿瘤、缺氧、代谢障碍等均可使脑毛细血管痉挛及内皮细胞损害,内皮细胞间紧接点开放,通透性增加,血-脑屏障功能下降,导致血浆向间质渗出增多,引起细胞外间质水肿,且白质水肿比灰质水肿更明显,有时则为病灶(如脓肿、肿瘤)周围水肿。

2.细胞毒性脑水肿

缺氧、中毒、低血糖、水中毒等均可使脑细胞膜和溶酶体膜的超微结构和代谢功能发生改变,通透性增加,同时 ATP 生成减少,钠泵功能下降,导致脑细胞内水潴留,产生细胞内水肿或脑肿胀,包括脑细胞、星形胶质细胞及血管内皮细胞均发生肿胀,但以弥漫性灰质损害为主。

此外,脑血管梗塞可致缺血性脑水肿,阻塞性脑积水可使脑室周围发生间质性水肿。

以上各类型的水肿可混合存在,有时有主次之分,也可互相转化。脑水肿常见 8～12 小时达到最高峰。

(二)脑缺氧

小儿脑重量为其自身体重的 5%～10%,而脑血流量占心排血量的 15%～20%,脑氧耗量占全身的 20%～50%,脑内 ATP 可于 10 分钟内耗尽。由此可见,脑对缺血、缺氧、缺能是非常敏感的。正常体温下中枢神经各部位最大缺血耐受时间分别为大脑皮质 3～4 分钟(海马沟、大脑皮质耐受时间最短),基底节和中脑 5～10 分钟,小脑 10～15 分钟(浦肯野细胞、齿状核耐受时间最短),脑桥、延髓 20～30 分钟,脊髓 45 分钟。严重的脑组织缺氧缺血可导致其不可逆性损害或脑死亡。新生儿对缺氧耐受力比年长儿童大,可能与无氧代谢有关。

脑缺氧和脑水肿可互为因果,恶性循环。脑缺氧可致脑水肿,脑水肿后脑组织容积增大,而颅腔内容积相对固定,代偿作用有限,致使颅内静脉首先受压,血流回流受阻,进一步加重脑水肿,继之脑动脉受压,脑血流量下降,脑缺血、缺氧加剧,二氧化碳、乳酸堆积,脑血管继发扩张,致颅内压不断增高,并使脑组织向阻力最小处移位,形成脑疝,乃至死亡。

(三)颅内压增高

任何能引起颅内容物体积增加的病变都可以引起颅内压增高,导致意识障碍。造成颅内压增高的原因可以是颅内容物体积增加,如颅内占位性病变,颅内出血;也可以是脑脊液循环障碍,如颅内中线部位或小脑幕下占位性病变中期引起的梗阻性积水,脑膜炎晚期粘连或蛛网膜下腔出血的脑脊液吸收障碍引起的交通性脑积水;还可以是脑水肿所致,且脑水肿所致颅内压增高较常见。

三、临床表现

(一)意识障碍

有以下不同程度的表现。

1.嗜睡

嗜睡是最轻的意识障碍,患者处于病理的睡眠状态,但可被轻度刺激或言语所唤醒,醒后能回答问题,但反应较迟钝,回答简单而缓慢,停止刺激后又入睡。

2.意识模糊

意识模糊是较嗜睡为深的一种意识障碍,患者有定向障碍,思维和语言也不连贯,可有错觉与幻觉、躁动不安、谵妄或精神错乱。意识模糊较常见于急性重症感染(如伤寒)的高热期。

3.昏睡

昏睡是接近于不省人事的意识状态,患者处于熟睡状态,不易唤醒,虽在强烈刺激下(如压迫眶上神经、摇动患者身体等)可被唤醒,但很快又入睡。醒时答话含糊,或答非所问。

4.昏迷

昏迷是意识障碍最严重的阶段,也是病情危急的信号。按其程度大致可区分为以下几种。

(1)浅昏迷:意识大部丧失,无自主运动,对声、光刺激无反应,对疼痛刺激尚可出现痛苦的表情或肢体退缩等防御反应,角膜反射、瞳孔对光反射、眼球运动、吞咽反射、咳嗽反射等仍存在,呼吸、脉搏、血压一般无明显改变,可有大小便失禁。

(2)中度昏迷:对周围事物及各种轻微刺激无反应,对剧烈刺激有防御反应,角膜反射、瞳孔对光反射、咳嗽反射、吞咽反射均减弱,呼吸、血压、脉搏已有改变,大小便失禁。

(3)深昏迷:意识全部丧失,强刺激也不能引起反应,肢体常呈弛缓状态,深、浅反射均消失,偶有深反射亢进与病理反射出现,呼吸不规则、血压也有下降,大小便失禁,机体仅能维持最基本的功能。

此外,还有一种以兴奋性增高为主的高级神经中枢急性活动失调状态,称为谵妄。临床上表现为意识模糊、定向力丧失、感觉错乱(幻觉、错觉)、躁动不安、言语杂乱。谵妄可发生在急性感染的发热期,也可见于某些药物中毒(如急性酒精中毒)、代谢障碍(如肝性脑病)、循环障碍或中枢神经疾病等。由于引起谵妄的病因不同,有些患者可以康复,有些患者则可发展为昏迷状态。

(二)几种特殊类型的意识障碍

1.去皮质综合征

去皮质综合征为意识丧失、睡眠和觉醒周期存在的一种意识障碍。见于大脑皮质急性广泛性损害(如缺血缺氧性脑病、脑炎、中毒、外伤等)的恢复期。此时,脑干网状结构和皮质下的感觉传导路径因损伤轻而功能有所恢复,但大脑皮质因受损重而功能尚未恢复。患者无意识,但有醒睡周期,醒时睁眼,睡时闭目,可有瞬目、眼球转动、光反射、角膜反射,甚至咀嚼动作、吞咽及防御反射均存在。常有吸吮、强握等原始反射和病理反射出现;无自主运动和言语反应。大小便失禁,四肢肌张力增高,上肢呈屈曲强直,下肢伸性强直。如果四肢均呈伸性强直,称为去大脑强直。

2.无动性缄默

无动性缄默又称醒状昏迷、睁眼昏迷。临床表现与去皮质综合征相似,为脑干上行激活系统部分受损所致,无广泛皮质损害。患者能注视周围事物,貌似觉醒,但缄默不语,无自主运动,无表情活动,意识内容丧失,但保留吞咽、咀嚼等反射活动,瞬目反射存在,对疼痛刺激有躲避反应,自主神经反应可反常,常有去大脑强直。

3.持续性植物状态

持续性植物状态也称植物人,为大脑皮质、皮质下及脑干广泛受损所致,患者的基本生命功能持续存在,但无任何意识心理活动。

四、伴随症状

(一)意识障碍伴发热

先发热然后有意识障碍,可见于急性感染如病毒性脑炎、流行性脑脊髓膜炎、斑疹伤寒、伤寒、中毒性菌痢、脑型疟疾等。先有意识障碍然后有发热,可见于脑出血、蛛网膜下腔出血、巴比妥类药物中毒等。

(二)意识障碍伴呼吸缓慢

意识障碍伴呼吸缓慢是呼吸中枢受抑制的表现,可见于吗啡、巴比妥类药物、有机磷农药等中毒以及银环蛇咬伤。

(三)意识障碍伴瞳孔散大

可见于颠茄类药物、乌头碱、酒精、氧化物等中毒及低血糖状态等。

(四)意识障碍伴瞳孔缩小

可见于吗啡类药物、巴比妥类药物、有机磷农药中毒等。

(五)意识障碍伴心动过缓

见于颅内高压、房室传导阻滞,以及吗啡类药物、乌头碱、毒蕈、鱼藤等中毒。

(六)意识障碍伴高血压

可见于高血压脑病、脑血管意外、肾炎等。

(七)意识障碍伴低血压

可见于各种原因的休克。

五、诊断

(一)问诊

应向患者家属或知情人了解发病前的情况,有无急性感染、糖尿病、肝脏病、肾炎、癫痫、颅脑外伤、误服毒物或麻醉性药物等病史。

(二)体格检查

(1)测量体温、脉搏、血压,注意呼气中有无异常气味等。

(2)确定意识障碍的程度。

(3)检查瞳孔大小、两侧是否对称、对光反射、眼底有无改变。

(4)检查有无头颅外伤、耳鼻出血和咬伤等。

(5)检查有无深、浅反射,瘫痪,脑膜刺激征、病理反射等。

(三)辅助检查

血、尿、大便常规,有特征时做血糖、血氨、尿素氮、血气分析、血培养、脑脊液等检查,对怀疑服毒病例,取残留可疑毒物、尿液、呕吐物、洗胃液等进行毒理分析。

有特征时做心电图、脑电图、脑 B 超、放射性核素扫描、CT、MRI 等检查。

六、鉴别诊断

临床上可以导致意识障碍的儿科疾病有很多。在此不可能全部介绍,现就一些典型疾病做有限的描述。

(一)感染中毒性脑病

多见于急性传染病(如百日咳、白喉、痢疾、伤寒)和肺炎、败血症等疾病的极期及恢复早期。这些疾病可使有些患儿特别是婴幼儿因感染性中毒而出现脑损害,进而导致意识障碍。临床上除高热、头痛、呕吐外,还可出现烦躁不安或反应迟钝、惊厥、昏迷等。脑脊液压力高,常规和生化检查正常,少数患者有白细胞数轻度增高。脑部症状多在感染控制后消失,如不合并中毒性肝炎,一般无肝大和肝功能障碍,可与 Reye's 综合征相鉴别。

(二)Reye's 综合征

因为病毒感染,如流感病毒、水痘病毒、肠道病毒等,发病与机体的超敏反应有关。临床表现有呕吐、发热、嗜睡,反复惊厥乃至昏迷,呈去皮质状态,病理反射阳性,脑膜刺激征阴性。呼吸深长或过度换气,瞳孔忽大忽小,逐渐扩大,对光反射消失。肝脏轻或中度肿大,质地坚韧,黄疸少见。严重者因脑干功能严重障碍至中枢性呼吸衰竭和脑疝而死亡。脑脊液压力增高,白细胞计数正常。肝酶明显异常,血氨增高,凝血酶原时间延长,脑电图示非特异性弥漫性高幅波。本病临床以脑病症状为突出表现,肝大和肝酶异常易被忽略而误诊。

(三)糖尿病性昏迷

糖尿病小儿由于胰岛素绝对或相对明显缺乏,糖、蛋白质、脂肪代谢严重紊乱,致使脑细胞内脱水,引起昏迷。急性感染可诱发昏迷。昏迷患儿常有面色潮红、皮肤干燥,尿糖、尿酮体强阳性,血糖显著升高。

(四)低血糖昏迷

葡萄糖是脑组织获得能量的主要来源,脑内仅储存 2 g 葡萄糖,脑内葡萄糖主要来自血糖,当血糖降至 2.8 mmol/L 以下时,可出现意识障碍;当血糖降至 1 mmol/L 以下时,脑功能突然丧失乃至昏迷,甚至出现不可逆损害。新生儿和未成熟儿血糖水平较低(2.2~3.9 mmol/L),但其脑内氧化酮体的酶活性较成人高,对缺糖有一定耐受性。儿童低血糖昏迷可见于应用胰岛素过量的糖尿病患儿,或注射胰岛素后未及时进食者,重度营养不良、严重肝病、胰岛功能亢进患儿亦可出现低血糖昏迷。患者昏迷前常有心慌、出冷汗、复视、乏力等表现,偶有突然昏迷者。

(五)甲状腺疾病

甲状腺疾病是甲状腺功能亢进症患儿最严重的并发症,急性感染、甲状腺功能亢进症状尚未控制即做手术,碘治疗后,精神刺激等是主要诱因。临床表现为心搏加快、燥热、呼吸急促、食欲缺乏、恶心呕吐、腹泻等消化道症状,烦躁不安、谵妄、嗜睡、昏迷等神经症状。还可出现心律失常、电解质紊乱、循环衰竭等。

(六)尿毒症性昏迷

患儿有急慢性肾功能不全的病史,临床上首先表现为精神不振,表情淡漠、乏力、眩晕、视力障碍、注意力不集中,继而出现嗜睡、谵妄、手足抽搐、震颤、惊厥,最后进入昏迷。患者出现深大呼吸、瞳孔缩小、血尿、尿酸、肌酐升高,电解质及酸碱平衡紊乱。应与急性或急进性肾炎伴高血压脑病相鉴别,根据病史、血压、代谢性酸中毒等情况一般不难鉴别。

(七)肝昏迷

病毒性肝炎、肝坏死、药物性肝脏损害及肝脏脂肪变性等所致的肝功能严重受损时,常出现肝性脑病。食物和组织中氨基酸分解产生的氨主要在肝内合成尿素,由肾脏排出,肝脏代谢功能异常导致血氨升高,若超过 117 μmol/L,氨通过血-脑屏障使脑代谢发生紊乱而导致昏迷。氨能抑制 ATP 的生成,促使脑细胞水肿。γ-氨基丁酸、5-羟色胺及短链脂肪酸增多,可促进代谢性脑病的形成。肝功能衰竭时,体内苯丙氨酸、酪氨酸等代谢产物经一系列酶的作用,可形成苯乙醇胺和酪胺等假性神经递质,竞争性替代脑干网状结构中的兴奋性神经递质去甲肾上腺素,因此,即使血氨不高,也可产生肝昏迷。假性神经递质还能替代多巴胺,使乙酰胆碱占优势,产生扑翼样震颤。

肝昏迷中,病毒性肝炎或中毒所致的急性肝脏萎缩,其所致肝昏迷发生急骤,慢性肝脏疾病肝功能衰竭期,昏迷发生较缓慢。临床表现有昏迷、呼吸衰竭、肺水肿、功能性肾功能不全(肝-肾综合征)等,肝功能明显受损,胆红素明显增高,胆酶常出现分离。昏迷前期如能掌握患儿的特点,即精神症状、扑翼样震颤和肝炎,常可对肝昏迷做出早期诊断。脑电图对肝昏迷诊断有一定价值,血氨升高对肝昏迷的诊断有很大帮助,但血氨正常不能排除肝昏迷。

(八)肺性脑病

肺部严重疾病时,由于缺氧、二氧化碳潴留及呼吸性酸中毒,可出现脑水肿、颅内压增高等表现,晚期发生昏迷。二氧化碳是脑血流的主要调节者,并因此影响颅内压力,肺性脑病时,二氧化碳对意识状态的影响与血二氧化碳分压升高的幅度和速度有关。通常二氧化碳分压在 13.3 kPa(100 mmHg)以上可引起昏迷,即所谓的"二氧化碳麻醉",可伴抽搐。如血二氧化碳分压短时间内迅速升高,二氧化碳分压仅在 8.9 kPa(67 mmHg)即可引起昏迷。血二氧化碳分压急骤升高,症状出现快,相反,则症状出现缓慢。血二氧化碳分压升高造成昏迷和抽搐的主要原因是呼吸性酸中毒时脑细胞内液 pH 改变引起的细胞代谢紊乱。血气分析监测有助于诊断。

(九)心源性脑缺血综合征

阵发性室性心动过速、房室传导阻滞、病态窦房综合征均可引起心源性脑缺血综合征。它是由于心排血量显著减少,产生一过性脑缺血、缺氧所引起,表现为短暂的意识丧失,可有抽搐、面色苍白、血压下降、大小便失禁等。

(十)高血压脑病

当血压迅速升高至 24.0 kPa(180 mmg)以上时,脑血管自动调节失控,使脑血流量和颅内压急骤增加,继发脑水肿,形成高血压脑病。患者出现视力障碍(如视线模糊、暂时失明)、惊厥、昏迷及其他颅内高压的表现,常见于急性肾炎、急进性肾炎的极期和其他高血压状态。

(十一)一氧化碳中毒

一氧化碳在血液中与血红蛋白的亲和力比氧大 200~300 倍,其结合产物碳氧血红蛋白的解离又比氧合血红蛋白慢了 600 倍,这样,大量的一氧化碳进入人体必然导致血液携带氧能力大大降低,使组织发生急性缺氧,从而产生一系列的中毒症状,甚至死亡。

临床表现和中毒的严重程度,与环境中一氧化碳浓度高低及吸入时间长短有关。①轻度中毒:血中碳氧血红蛋白浓度为 10%~30%,表现为头晕、乏力、心悸、胸闷,脱离一氧化碳污染的环境呼吸新鲜空气后可迅速恢复正常。②中度中毒:血中碳氧血红蛋白浓度为 30%~40%,可有剧烈头痛、恶心呕吐、视力模糊及呼吸困难,愈后多无后遗症。③重度中毒:血中碳氧血红蛋白浓度为 40%~50%,此时,患儿皮肤黏膜樱红,神志不清,步态不稳,呼吸及心率加快,若碳氧血

红蛋白浓度为 $50\%\sim70\%$，则出现惊厥、昏迷，而碳氧血红蛋白浓度超过 70% 时，会出现呼吸中枢麻痹，心搏停止。重度中毒患儿如能恢复，多有严重后遗症。

(十二)巴比妥类中毒

本类药物为中枢抑制剂，一次进入量超过催眠量的 10 倍即可引起急性中毒，实际吸收药量超过治疗量的 15 倍，则有致命危险。其中毒表现有昏睡、言语不清、呼吸浅表，随中毒的加重，患者逐渐陷入昏迷状态，各种反射消失，全身肌肉弛缓，瞳孔缩小，可发生肺水肿和坠积性肺炎，脉搏细速，严重者出现休克、严重的肝肾功能损害，最终可因呼吸中枢麻痹、休克、长期昏迷并发肺部感染而死亡。

(十三)急性有机磷农药中毒

有机磷农药可经呼吸道、皮肤及消化道吸收而引起中毒，其作用机制是抑制胆碱酯酶活性而产生毒蕈样和烟碱样作用。毒蕈样作用包括呕吐、呼吸困难、多汗、流涎、肺部啰音、肺水肿、瞳孔缩小、心率增快及血压升高；此外尚有中枢神经系统症状，包括头痛、头晕、抽搐、昏迷等。小儿有机磷中毒的临床表现不典型，应注意详尽询问病史，阿托品实验治疗，血胆碱酯酶活性测定、分泌物和呕吐物有机磷鉴定有助于诊断。

(十四)亚硝酸盐中毒

当小儿食用变质的蔬菜后，其中的亚硝酸盐经过消化道吸收进入血液中，可将正常血红蛋白氧化为高铁血红蛋白，使其失去携氧能力。高铁血红蛋白为褐色，血中含量 30 g/L 时即可出现发绀，此时组织缺氧尚不明显，故临床上见不到明显的呼吸困难。血中高铁血红蛋白量继续上升时，可出现头晕乏力、呼吸困难，重者血压下降、心律失常、昏迷、呼吸衰竭。根据病史、与呼吸困难不成比例的发绀、吸氧后发绀无好转、血液高铁血红蛋白定性试验阳性等即可确诊本病。

(十五)婴儿捂热综合征

本病寒冷季节常见，多见于农村，是由于过度保暖或捂闷过久所致高热、大汗、缺氧、高渗性脱水、抽搐、昏迷和呼吸循环衰竭。新生儿尤为多见。捂热过久或保暖过度是发病的首要原因，实验室检查可见血钠和血浆渗透压升高，低氧和高碳酸血症、酸中毒等。本病起病急、发展迅速、易误诊误治，应与新生儿脱水热、肺炎合并呼吸衰竭、颅内感染、低血糖症等疾病鉴别。

(十六)流行性乙型脑炎(乙脑)

流行性乙型脑炎是乙脑病毒引起的急性中枢神经系统传染病，临床上以高热、意识障碍、惊厥为特征。潜伏期 $4\sim12$ 天，起病急骤，呈稽留热，体温常在 39 ℃，甚至更高，继而头痛、嗜睡、昏迷，约 2/3 患儿有意识障碍，持续 $1\sim7$ 天，昏迷越久，预后越差。伴有惊厥、颅内高压症状，重者出现中枢性呼吸及循环衰竭，较大儿童有脑膜刺激征和病理症，深浅反射消失。病程 $8\sim11$ 天后进入恢复期，部分患者留有神经系统后遗症。凡是夏秋季(7、8、9月)在乙脑流行区，患儿突然持续高热并有惊厥、昏迷等表现者应注意考虑本病，可做脑脊液检查、荧光素标记抗体乙脑病毒抗原检测等以确诊。

(十七)化脓性脑膜炎

流感嗜血杆菌和肺炎链球菌是化脓性脑膜炎的最常见致病菌。本病多为急性起病，其表现有发热、易激惹、头痛、呕吐、惊厥、意识障碍、脑膜刺激征阳性。脑脊液检查对鉴别诊断有非常重要的意义。

(十八)流行性脑脊髓膜炎

冬春季发病，为脑膜炎双球菌引起的急性化脓性脑膜炎。其临床特征包括发热、头痛、呕吐、皮肤出血点或瘀斑、脑膜刺激征阳性、脑脊液化脓性改变及发现脑膜炎双球菌等。本病潜伏期一般 2～3 天,病程分为呼吸道感染期、败血症期、脑膜炎期、反应期。神经系统症状主要见于脑膜炎期,重者出现昏迷乃至死亡。临床分普通型、暴发型(休克型、脑膜脑炎型、混合型),后者病情发展迅速,易出现昏迷,宜早期诊断、及时处理。

(十九)结核性脑膜炎

本病是小儿结核病最严重的类型,5 岁以内儿童多见,但 3 个月以内的婴儿少见。本病临床呈隐性或慢性起病,有发热、性格改变、头痛、呕吐、脑膜刺激征阴性、颅神经麻痹、偏瘫、惊厥、昏迷等。未接种卡介苗、有结核接触史、结核菌素试验阳性有助于诊断,脑脊液检查对确诊有十分重要的意义。脑脊液外观呈毛玻璃样,白细胞数多在 $500×10^6/L$ 以下,蛋白增高,糖和氧化物降低。

(二十)脑脓肿

本病是脑内的占位性病变,可源于头颅感染(如乳突炎、鼻窦炎),亦可由于血源性病菌进入脑内引起,或者是开放性颅脑外伤直接感染所致。临床表现有发热、感染中毒症状、头痛、呕吐、嗜睡、抽搐、昏迷、视神经盘水肿。或者神经系统局灶性体征。头颅 CT 或核磁共振对明确诊断有帮助。

(二十一)脑震荡

脑震荡为颅脑外伤后出现的暂时性的脑组织功能障碍,而无明显器质性病变。受伤后迅速出现短暂轻度意识障碍,甚至昏迷,同时还可有面色苍白、出冷汗、肌肉松弛、生理反射暂时性消失等"脑性休克"表现,但无神经系统定位特征,脑膜刺激征正常。神志清醒后上述症状消失,但有近事逆行性遗忘。少数年长儿可有一段时间的头晕、头痛、心悸、耳鸣、多汗、失眠、记忆力减退、情绪不稳等自主神经功能紊乱症状,一般称之为头伤后综合征或头伤后神经官能症。

七、治疗

(一)病因治疗

针对不同病因,进行抗感染或纠正代谢紊乱或针对性解毒等治疗。

(二)重症监护

有条件者在重症监护室进行监护,监测生命体征,保证患儿呼吸道通畅,加强呼吸道和全身护理,防止褥疮。

(三)氧疗

维持动脉血氧分压在正常范围。颅内高压伴脑水肿者可酌情给予控制性过度换气,或应用机械呼吸使动脉血氧分压保持在 $3.3～4.0$ kPa($25～30$ mmHg),必要时可用高压氧舱。

(四)脱水剂的应用

可选用甘露醇或 3% 氯化钠。

(五)兴奋呼吸、循环中枢

用山梗菜碱、尼可刹米等。

(六)血管扩张剂

东莨菪碱具有解痉、镇静、兴奋呼吸中枢、改善脑微循环的作用,可适当选用,一般每次用 0.03 mg/kg,可渐渐增至每次 0.15 mg/kg,静脉滴注,每 20 分钟一次。

(七)对症治疗

对症治疗包括降温、止惊,纠正水、电解质紊乱,纠正酸中毒等。

(八)促进脑细胞恢复药物

促进脑细胞功能恢复的药物包括中药、自由基消除剂与钙通道阻滞剂等。此外还有三磷酸腺苷(ATP)、细胞色素 C、肌苷、B 族维生素、维生素 C、γ-氨酪酸、胞磷胆碱、脑活素等,可酌情选用。

(九)营养

维持液体出入平衡,保持热量供应,可酌情给予流质饮食或静脉营养。

(十)康复

病情稳定的尽早给予康复治疗,以恢复智力及活动,减少后遗症。

(魏丽夏)

第二节 发 热

发热即指体温异常升高。正常体温小儿的肛温波动于 36.9~37.5 ℃,舌下温度比肛温低 0.3~0.5 ℃,腋下温度为 36~37 ℃,个体的正常体温略有差异,一天内波动<1 ℃。发热,指肛温>37.8 ℃,腋下温度>37.4 ℃,当肛温、腋下、舌下温度不一致时以肛温为准。因腋下、舌下温度影响因素较多,而肛温能真实反映体内温度。根据体温高低,将发热分为(均以腋下温度为标准):低热≤38 ℃,中度发热 38.1~39 ℃,高热 39.1~41 ℃,超高热>41 ℃。发热持续 1 周左右为急性发热,发热病程>2 周为长期发热。本节重点讨论急性发热。

发热是小儿最常见的临床症状之一,可由多种疾病引起。小儿急性发热的病因主要为感染性疾病,常见病毒感染和细菌感染。大多数小儿急性发热,为自限性病毒感染引起,预后良好,但部分为严重感染,可导致死亡。

一、病因

(一)感染性疾病

病毒、细菌、支原体、立克次体、螺旋体、真菌、原虫等病原引起的全身或局灶性感染,如败血症、颅内感染、泌尿系统感染、肺炎、胃肠炎等。感染性疾病仍是发展中国家儿童时期患病率高、死亡率高的主要原因。

(二)非感染性疾病

1.变态反应及风湿性疾病

血清病、输液反应、风湿热、系统性红斑狼疮、川崎病、类风湿关节炎等。

2.环境温度过高或散热障碍

高温天气、衣着过厚或烈日下户外运动过度所致中暑、暑热症、先天性外胚层发育不良、家族性无汗无痛症、鱼鳞病等。

3.急性中毒

阿托品、阿司匹林、苯丙胺、咖啡因等。

4.代谢性疾病

甲状腺功能亢进。

5.其他

颅脑外伤后体温调节异常、慢性间脑综合征、感染后低热综合征等。

二、发病机制及病理生理

正常人在体温调节中枢调控下,机体产热、散热呈动态平衡,以保持体温在相对恒定的范围内。在炎症感染过程中,外源性致热源刺激机体单核巨噬细胞产生和释放内源性致热源(EP)包括白细胞介素(IL-1、IL-6)、肿瘤坏死因子(TNF-2)干扰素(INF)及成纤维生长因子等。EP刺激,丘脑前区产生前列腺素(PGE),后者作用于下丘脑的体温感受器,调高体温调定点,使机体产热增加,散热减少而发热。发热是机体的防御性反应,体温升高在一定范围内对机体有利,发热在一定范围可促进T细胞生成,增加B细胞产生特异抗体,增强巨噬细胞功能;发热还可直接抑制病原菌,减少其对机体损害。而另一方面发热增加了机体的消耗,体温每升高1℃,基础代谢率增加13%,心脏负荷增加;发热可致颅内压增高,体温每升高1℃,颅内血流量增加8%,发热时消化功能减退,出现食欲缺乏、腹胀、便秘,高热时可致烦躁、头痛、惊厥、重者昏迷、呕吐、脑水肿。超高热可使细胞膜受损、胞质内线粒体溶解、变性,加上细菌内毒素作用引起横纹肌溶解、肝肾损害、凝血障碍、循环衰竭等。

三、诊断

发热是多种疾病的表现,诊断主要依靠病史的采集和详细全面的体格检查及对某疾病的高度认知性。

(一)病史

重视流行病学资料:注意年龄、流行季节、传染病接触史、预防接种史、感染史。小儿感染热性疾病中,大多数为病毒感染(占60%),而病毒感染常呈自限性过程,患儿一般情况良好,病毒性肠炎、脑膜炎则病情严重,细菌感染大多严重,为小儿危重症的主要原因。

1.发病年龄

不同年龄感染性疾病的发生率不同,年龄越小,发生严重的细菌感染的危险性越大,新生儿、婴儿感染性疾病中以细菌感染发生率高,且感染后易全身扩散,新生儿急性发热12%～32%是严重感染所致,血培养有助病原诊断。<2岁婴幼儿发热性疾病中严重的细菌感染发生率为3%～5%,主要为肺炎链球菌(占60%～70%),流感嗜血杆菌(2%～11%)。其他如金黄色葡萄球菌、沙门菌等,另外泌尿系统感染也常见。

2.传染病史

对发热患儿应询问周围有无传染病发病及与感染源接触史,有助传染病诊断,如粟粒性结核患儿有开放性肺结核患儿密切接触史。冬春季节,伴皮疹,警惕麻疹、流脑,近年来发生的各种新病毒感染如严重急性呼吸综合征(SARS)、禽流感、肠道病毒EV71型感染(手足口病)、甲型流感H1N1感染,均有强传染性,且部分患儿可发生严重后果,流行疫区生活史、传染源及其接触史很重要,须高度警惕。

(二)机体免疫状态

机体免疫状态低下如营养不良、患慢性消耗性疾病、免疫缺陷病、长期服用免疫抑制剂、化疗后骨髓抑制、移植后患儿易发生细菌感染、发生严重感染和机会性条件致病菌感染如真菌感染、卡氏肺孢子菌感染等的危险风险大。

(三)病原体毒力

细菌感染性疾病中军团菌性肺炎、耐药金黄色葡萄球菌、产超广谱 β-内酰胺酶革兰氏阴性耐药菌感染往往病情较重;而变异的新型病毒如冠状病毒(引起 SARS)、禽流感病毒、肠病毒 EV71型(肠炎、手足口病)、汉坦病毒(引起流行性出血热),可致多器官功能损害,病情凶险。

(四)发热时机体的状况

发热的高低与病情轻重不一定相关,如高热惊厥,患儿常一般情况良好,预后好,但脓毒症时,即使体温不很高,但一般情况差,中毒症状重,预后严重。有经验的临床医师常用中毒症状或中毒面容来形容病情危重,指一般状况差、面色苍白或青灰、反应迟钝、精神萎靡,以上现象提示病情笃重,且严重细菌感染可能性大。对所有发热患儿应测量和记录体温、心率、呼吸频率、毛细血管充盈时间,还要注意观察皮肤和肢端颜色、行为反应状况及有无脱水表现。英国学者Martin Richardson、Monica Lakhanpaul 等提出了对5 岁以下发热患儿评估指南(表 2-1)。

表 2-1　5 岁以下发热儿童危险评估

项目	低危	中危	高危
颜色	皮肤、口唇、舌颜色正常	皮肤、口唇、舌颜色苍白	皮肤、口唇、舌颜色苍白,有斑点,呈青色或蓝色
活动	对刺激反应正常,满足或有笑容,保持清醒或清醒迅速,正常哭闹或不哭闹	对刺激反应迟缓,仅在延长刺激下保持清醒,不笑	对刺激无应答,明显病态,不能倍唤醒或不能保持清醒,衰弱,尖叫或持续哭闹
呼吸	正常	鼻翼翕动,呼吸急促:呼吸频率>50 次/分(6～12 个月龄),呼吸频率>40 次/分(>12 个月龄),血氧饱和度<95%,肺部听诊湿啰音	呼吸急促:任何年龄>60 次/分,中重度的胸部凹陷
含水量	皮肤、眼睑无水肿,黏膜湿润	黏膜干燥,皮肤弹性降低,难喂养,毛细血管再灌注时间>3 秒,尿量减少	皮肤弹性差
其他	无中危、高危表现	持续发热>5 天,肢体或关节肿胀,新生肿块直径>2 cm	体温:0～3 个月龄>38 ℃,3～6 个月龄>39 ℃,出血性皮疹,囟门膨隆、颈强直,癫痫持续状态,有神经系统定位体征,局灶性癫痫发作,呕吐胆汁

将以上评估结果比作交通信号灯,则低危是绿灯,中危是黄灯,而高危是红灯。临床可依此对患儿做出相应检查和处理。

(五)发热的热型

根据发热特点分为以下几种。

1.稽留热

体温恒定在40 ℃以上达数天或数周,24 小时内体温波动范围不超过 1 ℃。常见于大叶性肺炎、斑疹伤寒、伤寒高热期。

2.弛张热

体温常在 39 ℃以上,波动幅度大,24 小时体温波动超过 2 ℃,且都在发热水平。常见于败血症、风湿热、重症肺结核及化脓性炎症等。

3.间歇热

体温骤升达高峰后持续数小时又迅速降至正常水平,无热期可持续一天至数天,发热期与无热期反复交替出现,见于急性肾盂肾炎、痢疾等。

4.波状热

体温逐渐上升达39 ℃以上,数天后又逐渐下降至正常水平,持续数天后又逐渐升高如此反复多次,常见于布鲁菌病。

5.回归热

体温急骤上升至39 ℃或更高,持续数天后又骤然下降至正常水平,高热期与无热期各持续若干天后,规律性交替一次,见于回归热、霍奇金病、鼠咬热等。

6.不规则热

体温曲线无一定规律,见于结核、风湿热、渗出性胸膜炎等。

因不同的发热性疾病常具有相应的热型,病程中热型特点有助于临床诊断,但由于抗生素广泛或早期应用、退热剂及糖皮质激素的应用的影响,热型可变得不典型或不规则,应注意不能过分强调热型的诊断意义。

(六)症状体征

不同的症状、体征常提示疾病的定位,小儿急性发热中,急性上呼吸道感染是最常见的疾病,占儿科急诊首位,而绝大多数为病毒性感染,表现发热、流涕、咳嗽、咽部充血、精神好,外周血白细胞总数和中性粒细胞数及 CRP 均不增高。咳嗽、肺部啰音提示肺炎;呕吐、腹泻提示胃肠炎。发热伴面色苍白,要注意有无出血、贫血;发热时前胸、腋下出血点、瘀斑,要警惕流脑或 DIC;黏膜、甲床瘀点伴心脏杂音或有心脏病史者杂音发生变化时,要警惕心内膜炎。有骨关节疼痛者:注意化脓性关节炎、化脓性骨髓炎、风湿热、Still 病、白血病、肿瘤。淋巴结肿大:要考虑淋巴结炎、川崎病、Still 病、传染性单核细胞增多症、白血病、淋巴瘤等。发热伴抽搐:要考虑热性惊厥、中毒性痢疾、颅内感染等。值得注意的是在采集病史和体格检查后,约 20% 的发热儿童没有明显感染定位灶,而其中少数为隐匿感染包括隐匿性菌血症、隐匿性肺炎、隐匿性泌尿系统感染和极少数为早期细菌性脑膜炎。

四、与危重症相关的情况

(一)发热伴有呼吸障碍

肺炎是儿童多发病常见病,也是发展中国家 5 岁以下儿童死亡主要原因之一,占该年龄小儿死亡总人数的 19%,肺炎的主要病原菌为细菌、病毒、肺炎支原体、肺炎衣原体等,重症感染多为细菌性感染主要为肺炎链球菌、流感嗜血杆菌、也有金黄色葡萄球菌及革兰氏阴性菌等。临床最早表现为呼吸障碍包括呼吸急促和呼吸困难,呼吸急促指新生儿>60 次/分,<1 岁者>50 次/分,>1 岁者>40 次/分;呼吸困难指呼吸费力、呼吸辅助肌也参与呼吸活动,并有呼吸频率、深度与节律改变,表现为鼻翼翕动、三凹征、点头呼吸、呼吸伴呻吟、喘息、呼气延长等。当发热出现发绀、肺部体征、呼吸障碍时,或<2 岁患儿虽无肺部体征只要血氧饱和度<95%,均提示有肺部病变,胸片可了解肺部病变,血气分析有助于呼吸功能判断。

(二)发热伴循环障碍

皮肤苍白、湿冷、花纹、毛细血管充盈时间延长、脉搏细弱、尿量减少、血压下降均提示循环障碍,要警惕心功能不全、休克存在,伴腹泻者多为低血容量休克,伴细菌感染者则为感染性休克。

(三)严重脓毒症

脓毒症是感染引起的全身炎症反应综合征(SIRS),当脓毒症合并休克或急性呼吸窘迫综合征(ARDS)或不少于两个以上其他脏器功能障碍即为严重脓毒症。严重脓毒症病原以细菌为主,其中葡萄球菌最多,其次为肺炎链球菌和铜绿假单胞菌,而致死率最高的是肺炎链球菌。临床以菌血症、呼吸道感染多见,其次为泌尿系统感染、腹腔感染、创伤、皮肤感染。所有感染中致死率最高的是心内膜炎和中枢神经系统感染。凡有中性粒细胞减少、血小板减少,应用免疫抑制剂、化疗药物、动静脉置管等感染高危因素的患儿,一旦发热应警惕脓毒血症,血液肿瘤患儿发生脓毒血症时死亡率>60%。

(四)严重中枢神经系统感染

常有发热、抽搐、昏迷,最常见的中枢神经系统感染为化脓性脑膜炎、病毒性脑膜炎、结核性脑膜炎,均表现为前囟饱满、颈项强直、意识障碍、抽搐或癫痫持续状态。化脓性脑膜炎:新生儿以金黄色葡萄球菌为主要致病菌,<3个月婴儿以大肠埃希菌为主要致病菌,婴幼儿以肺炎链球菌、流感嗜血杆菌、脑膜球菌为主;年长儿主要为脑膜炎双球菌和肺炎链球菌感染。病毒性脑膜炎以柯萨奇病毒和埃可病毒感染最常见,夏秋季多见,乙型脑炎夏季多见,腮腺炎病毒脑膜炎冬春季多见,而单纯疱疹脑膜炎无明显季节性。结核性脑膜炎多发生于<3岁未接种卡介苗婴幼儿,在结核感染后1年内发生。另外中毒型痢疾脑型急性起病、高热、剧烈头痛、反复呕吐、呼吸不规则等。嗜睡、谵妄、抽搐、昏迷,抽搐易发生呼吸衰竭。

(五)感染性心肌炎

感染性心肌炎是感染性疾病引起的心肌局限或弥漫性炎性病变,为全身疾病的一部分,心肌炎最常见的病因是腺病毒,柯萨奇病毒A和B、埃可病毒和巨细胞病毒、艾滋病病毒(HIV)也可引起心肌炎,典型心肌炎表现有呼吸道感染症状,发热、咽痛、腹泻、皮疹、心前区不适,严重的腹痛、肌痛。重症者或新生儿病情凶险可在数小时至2天内暴发心力衰竭、心源性休克表现烦躁不安、呼吸困难、面色苍白、末梢青紫、皮肤湿冷、多汗、脉细数、血压下降、心音低钝、心动过速、奔马律、心律失常等可致死亡。

(六)泌尿系统感染

泌尿系统是小儿常见的感染部位,尤其<7岁儿童多见,严重的泌尿系统感染可引起严重脓毒症而危及生命,泌尿系统感染大多数由单一细菌感染,混合感染少见,病原菌主要是大肠埃希菌占60%~80%,其次为变形杆菌、克雷伯杆菌、铜绿假单胞菌、也有G^+球菌如肠球菌、葡萄球菌等,新生儿B族链球菌占一定比例,免疫功能低下者,可发生真菌感染。此外,沙眼衣原体、腺病毒也可引起感染。年长儿常有典型尿路刺激症状;小年龄儿常缺乏典型泌尿系统症状,只表现发热、呕吐、黄疸、嗜睡或易激惹;多数小儿尤其<2岁婴幼儿,发热是唯一症状,而尿检有菌尿改变。泌尿系统感染所致的发热未能及时治疗,可致严重脓毒症。Hober-man等报道在有发热的泌尿系统感染婴幼儿中,经[99]锝二巯丁二酸肾扫描证实60%~65%为肾盂肾炎。泌尿系统感染小儿原发性膀胱输尿管反流率达30%~40%,值得临床注意,凡泌尿系统感染者应在专科医师指导下,进一步影像学检查:超声检查、静脉肾盂造影(IVP)、排泄性肾盂造影(VCUG)和放射性核素显影等。

(七)人禽流感病毒感染

在我国发病甲型禽流感病毒(H5N1亚型)感染是鸟类的流行病,可引起人类致病,其病死率高。由鸟禽直接传播给人是人感染 H5N1 的主要形式,WHO 指出 12 岁以下儿童最易禽流感感染。人禽流感,其潜伏期一般 2～5 天,最长达 15 天,感染后病毒在呼吸道主要是下呼吸道复制,可播散至血液、脑脊液。临床特点:急性起病,早期表现为其他流感症状,常见结膜炎和持续高热,热程 1～7 天,可有呼吸道症状和消化道症状。50% 患儿有肺实变体征,典型者常迅速发展为呼吸窘迫综合征(ARDS)为特征的重症肺炎,值得注意的是儿童感染后,常肺部体征不明显,甚至疾病进入典型重症肺炎阶段,临床也会仅表现为上呼吸道感染症状而缺乏肺炎体征。少数患儿病情迅速发展,呈进行性肺炎、ARDS、肺出血、胸腔积液、心力衰竭、肾衰竭等多脏器功能衰竭死亡率达 30%～70%。有以下情况者预后不佳,白细胞减少,淋巴细胞减少,血小板轻度减少和转氨酶、肌酸、磷酸激酶升高,低蛋白血症和弥散性血管内凝血(DIC)。

(八)手足口病

由柯萨奇 A16(也可由 A5、A10 等型)及肠道埃可病毒 71 型(EV71)引起流行,近年来在亚太地区及我国流行的手足口病部分由 EV71 感染所致,病情凶险,除手足口病变外易引起严重并发症,以脑损害多见,可引起脑膜炎、脑干脑炎、脑脊髓炎,引起神经源性肺水肿表现为急性呼吸困难、发绀、进行性低氧血症、X 线胸片示双肺弥漫渗出改变,引起神经源性心脏损害、出现心律失常、心脏受损功能减退、循环衰竭、死亡率高。临床:①可见有手足口病表现,急性起病,手足掌、膝关节、臀部有斑丘疹或疱疹、口腔黏膜疱疹,同时伴肌阵挛、脑炎、心力衰竭、肺水肿;②生活于手足口病疫区,无手足口病表现,即皮肤、手足掌及口腔未见疱疹、皮疹,但发热伴肌阵挛或并发脑炎、急性弛缓性麻痹、心力衰竭、肺水肿,应及早诊断早治疗。对手足口病伴发热患儿应密切观察病情变化,若出现惊跳、肌阵挛或肌麻痹、呼吸改变,可能迅速病情恶化危及生命,应及时送医院抢救。

五、实验室指标

(1)依患儿危重程度选择有关实验室检查。

低危:①常规查尿常规以排除尿路感染;②不必常规做血化验或 X 线胸片。

中危:①尿常规;②全血象、CRP;③血培养;④胸片(T>39 ℃和/或白细胞计数>20×10⁹/L 时);⑤脑脊液检查(<1 岁)。

高危:①全血象;②尿常规;③血培养;④胸片;⑤脑脊液;⑥血电解质;⑦血气分析。

(2)外周血白细胞总数、中性粒细胞比例和绝对值升高,若同时测血清 C-反应蛋白(CRP)升高,多提示细菌感染,当白细胞计数>20×10⁹/L,提示严重细菌感染。

(3)CRP 在正常人血中微量,当细菌感染引发炎症或组织损伤后 2 小时即升高,24～48 小时达高峰,临床上常作为区别细菌感染和病毒感染的指标。CRP>20 mg/L 提示细菌感染。CRP 升高幅度与细菌感染程度正相关,临床上 CRP 100 mg/L 提示脓毒症严重感染。CRP<5 不考虑细菌感染。在血液病、肿瘤、自身免疫性疾病也可增高。

(4)血降钙素原(PCT):PCT 被公认为鉴别细菌感染和病毒感染的可靠指标,其敏感性和特异性均较 CRP 高,健康人血清水平极低,当细菌感染时,PCT 即升高,升高程度与细菌感染严重程度呈正相关,而病毒感染时 PCT 不升高或仅轻度升高。PCT>0.5 mg/L 提示细菌感染,局部或慢性感染只有轻度升高,全身性细菌感染才大幅度升高,PCT 也是细菌感染早期诊断指标和评价细菌感染严重程度的指标。

(5)尿常规:发热但无局灶性感染的<2 岁小儿,应常规进行尿常规检查,尿沉渣每高倍视野

白细胞>5 个提示细菌感染。

(6)脑脊液检查:发热但无局灶性感染的小婴儿,常规脑脊液检查,脑脊液白细胞数增加提示细菌感染。

发热婴儿低危标准:临床标准,既往体健,无并发症,无中毒症状,经检查无局灶感染。实验室标准:白细胞计数(5~15)×10^9/L,杆状核<1.5×10^9 或中性杆状核/中性粒细胞<0.2,尿沉渣革兰氏染色阴性,或每高倍视野尿白细胞计数<5 个,腹泻患儿大便白细胞计数<5 个,脑脊液白细胞计数<8×10^9/L,革兰氏染色阴性。

严重细菌感染筛查标准:①外周血白细胞总数>15×10^9/L;②每高倍视野尿沉渣白细胞>10 个;③脑脊液白细胞计数>8×10^6/L,革兰氏染色阳性;④X 线胸片有浸润。

六、发热的处理

发热如不及时治疗,极易引起高热惊厥,将给小儿身体带来一定损害,一般当体温(腋温)>38.5 ℃时予退热剂治疗,WHO 建议当小儿腋温>38 ℃应采用安全有效的解热药治疗。

(一)物理降温

物理降温包括降低环境温度、温水浴、冷盐水灌肠、冰枕、冰帽和冰毯等。新生儿及小婴儿退热主要采取物理降温如解开衣被、置 22~24 ℃室内或温水浴降温为主。物理降温时按热以冷降,冷以温降的原则,即高热伴四肢热、无寒战者予冷水浴、冰敷等降温,而发热伴四肢冰冷、畏寒、寒战者予 30~35 ℃温水或 30%~50% 的温乙醇擦浴,至皮肤发红转温。

(二)药物降温

物理降温无效时,可用药物降温,儿童解热药应选用疗效明确、可靠安全、不良反应少的药物,常用对乙酰氨基酚、布洛芬、阿司匹林等。

1.对乙酰氨基酚

对乙酰氨基酚又名扑热息痛,为非那昔丁的代谢产物,是 WHO 推荐作为儿童急性呼吸道感染所致发热的首选药。剂量每次 10~15 mg/kg,4~6 小时可重复使用,每天不超过 5 次,疗程不超过 5 天,<3 岁1 次最大量<250 mg。服药 30~60 分钟血浓度达高峰,不良反应少,但肝肾功能不全或大量使用者可出现血小板计数减少、黄疸、氮质血症。

2.布洛芬

布洛芬是环氧化酶抑制剂,是 FDA 唯一推荐用于临床的非甾体抗炎药。推荐剂量为每次 5~10 mg/kg。每 6~8 小时 1 次,每天不超过 4 次。该药口服吸收完全,服药后 1~2 小时血浓度达高峰,半衰期 1~2 小时,心功能不全者慎用,有尿潴留、水肿、肾功能不全者可发生急性肾衰竭。

3.阿司匹林

阿司匹林是应用最广泛的解热镇痛抗炎药,因不良反应比对乙酰氨基酚大得多,故 WHO 不推荐3 岁以下婴幼儿呼吸道感染时应用,目前不作常规解热药用,主要限用于风湿热、川崎病等。剂量每次5~10 mg/kg,发热时服 1 次,每天 3~4 次。不良反应:用量大时可引起消化道出血,某些情况下可引起瑞氏综合征(如患流感、水痘时)、过敏者哮喘、皮疹。

4.阿司匹林赖氨酸盐

阿司匹林赖氨酸盐为阿司匹林和赖氨酸复方制剂,用于肌内、静脉注射。特点:比阿司匹林起效快、作用强,剂量每次 10~25 mg/kg,不良反应少。

5.萘普生

解热镇痛抗炎药,解热作用为阿司匹林的 22 倍。剂量每次 5～10 mg/kg,每天 2 次。口服 4 小时血浓度达高峰,半衰期 13～14 小时,适用于贫血、胃肠疾病或其他原因不能耐受阿司匹林、布洛芬的患儿。

6.类固醇抗炎退热药

类固醇抗炎退热药又称肾上腺糖皮质激素,通过非特异性抗炎、抗毒作用,抑制白细胞致热源生成及释放,并降低下丘脑体温调节中枢对致热源的敏感性而起退热作用,并减轻临床不适症状。但因为:①激素可抑制免疫系统,降低机体抵抗力,诱发和加重感染,如结核、水痘、带状疱疹等;②在病因未明前使用激素可掩盖病情,延误诊断治疗,如急性白血病患儿骨髓细胞学检查前使用激素,可使骨髓细胞形态不典型而造成误诊;③激素退热易产生依赖性。故除对超高热、脓毒症、脑膜炎、无菌性脑炎或自身免疫性疾病可使用糖皮质激素外,对病毒感染应慎用,严重变态反应和全身真菌感染禁用。必须指出的是,糖皮质激素不应作为普通退热药使用,因对机体是有害的。

7.冬眠疗法

超高热、脓毒症、严重中枢神经系统感染伴有脑水肿时,可用冬眠疗法,氯丙嗪＋异丙嗪首次按 0.5～1 mg/kg,首次静脉滴注半小时后,脉率、呼吸均平稳,可用等量肌内注射 1 次,待患儿沉睡后,加冰袋降温,对躁动的患儿可加镇静剂,注意补足液体,维持血压稳定。一般 2～4 小时体温下降至 35～36 ℃(肛温),一般每 2～4 小时重复给冬眠合剂 1 次。

注意:退热剂不能预防热性惊厥,不应以预防惊厥为目的使用退热剂。通常不宜几种退热剂联合使用或交替使用,只在首次用退热剂无反应时,考虑交替用二种退热剂。没有感染指征或单纯病毒感染不应常规使用抗菌药物。急性重症感染或脓毒症时,宜早期选用强力有效抗菌药物,尽早静脉输注给药,使用强力有效抗菌药物后才能使用激素,且在停用抗菌药前先停激素。

(魏丽夏)

第三节　发　　绀

发绀是指血液中还原血红蛋白增多使皮肤和黏膜呈青紫色改变的一种表现,也称为发绀。这种改变常发生在皮肤较薄、色素较少和毛细血管较丰富的部位,如口唇、指(趾)、甲床等。

一、发病机制

发绀是由于血液中还原血红蛋白的绝对量增加所致。当毛细血管内的还原血红蛋白超过 50 g/L时皮肤和黏膜可出现发绀。但临床上发绀并不总是表示缺氧,缺氧也不一定都有发绀。若患儿血红蛋白大于 180 g/L 时,即使在机体的氧含量正常不至于缺氧的情况下,如果存在有 50 g/L 以上的还原血红蛋白亦可出现发绀。而严重贫血($Hb<60$ g/L)时,即使所有的 Hb 都氧合了,但是 Hb 总量仍不足以为正常代谢运输足够的氧,即使不发绀也会缺氧。临床上,在血红蛋白浓度正常的患儿如 $SaO_2<85\%$(相当于 22.5 g/L 的血红蛋白未饱和)时,发绀却已经很明显。近年来也有临床观察资料显示:在轻度发绀的患儿中,有 60% 的患儿其 $SaO_2>85\%$。故而,在临床上所见发绀并不能完全确切反映动脉血氧下降的情况。

二、病因与分类

根据引起发绀的原因可将其做如下分类。

(一)血液中还原血红蛋白增加(真性发绀)

1.中心性发绀

此类发绀的特点表现为全身性,除四肢及颜面外也可累及躯干和黏膜的皮肤。受累部位的皮肤是温暖的。发绀的原因多由心、肺疾病引起呼吸功能衰竭、通气与换气功能障碍、肺氧合作用不足,导致 SaO_2 降低所致。一般可分为以下几种。

(1)肺性发绀:即由于呼吸功能不全、肺氧合作用不足所致。常见于各种严重的呼吸系统疾病。常见病因有以下几种。①呼吸道梗阻:如新生儿后鼻孔闭锁、胎粪吸入、先天性喉、气管畸形、急性喉炎、惊厥性喉痉挛、气道异物、血管环或肿物压迫气管、溺水及变态反应时支气管痉挛等;②肺部及胸腔疾病:以重症肺炎最常见,其他疾病如新生儿呼吸窘迫综合征、支气管肺发育不良、毛细支气管炎、肺水肿、肺气肿、肺不张、胸腔较大量积液、气胸及膈疝等;③神经、肌肉疾病:中枢性呼吸抑制可引起呼吸暂停而致发绀,如早产儿中枢发育不成熟、新生儿围产期缺氧、低血糖、重症脑炎、脑膜炎、肺水肿、颅内压增高及镇静剂(如苯巴比妥)过量等。呼吸肌麻痹时也可致发绀,如感染性多发性神经根炎、重症肌无力及有机磷中毒等。

(2)心性发绀:由于异常通道分流,使部分静脉血未通过肺进行氧合作用而入体循环动脉,如分流量超过心排血量的 1/3,即可出现发绀。常见于右向左分流的发绀型先天性心脏病,如法洛四联症、大动脉转位、肺动脉狭窄、左心发育不良综合征、单心房、单心室、动脉总干、完全性肺静脉连接异常、持续胎儿循环及动静脉瘘等。只有下肢发绀时,应考虑主动脉缩窄位于动脉导管前。此类疾病吸入 100%氧后发绀不能缓解。心脏阳性体征、X 线检查及彩色多普勒超声心动图检查有助于诊断。

(3)大气氧分压低:如高原病、密闭缺氧等。

2.周围性发绀

此类发绀常由于周围循环血流障碍所致。其特点表现为发绀多为肢体的末端与下垂部位。这些部位的皮肤发冷,但若给予按摩或加温,发绀可减退。此特点可作为与中心性发绀的鉴别点。此型发绀可分为以下几种。

(1)淤血性周围性发绀:常见于引起体循环淤血、周围血流缓慢的疾病,如右心衰竭、渗出性心包炎、缩窄性心包炎、心脏压塞、血栓性静脉炎、上腔静脉阻塞综合征、下腔静脉曲张等。

(2)缺血性周围性发绀:常见于引起心排血量减少的疾病和局部血流障碍性疾病,如严重休克、暴露于寒冷中和血栓闭塞性脉管炎、雷诺病(Raynaud 病)、肢端发绀症、冷球蛋白血症等。

(3)混合性发绀:中心性发绀与周围性发绀同时存在。可见于心力衰竭等。

(二)血液中存在异常血红蛋白衍生物(变性血红蛋白血症)

血红蛋白分子由珠蛋白及血红素组成,血红素包括原卟啉及铁元素,正常铁元素是二价铁 (Fe^{2+}),具有携氧功能;变性血红蛋白血症时,三价铁 (Fe^{3+}) 的还原血红蛋白增多,失去携氧能力,称为高铁血红蛋白血症。

1.高铁血红蛋白血症

由于各种化学物质或药物中毒引起血红蛋白分子中二价铁被三价铁所取代,失去结合氧的能力。当血中高铁血红蛋白量达到30 g/L时可出现发绀。常见于苯胺、硝基苯、伯氨喹、亚硝酸盐、磺胺类、非那西丁及苯胺染料等中毒所致发绀,其特点是突然出现发绀,抽出的静脉血呈深棕色,虽给予氧疗但发绀不能改善,只有给予静脉注射亚甲蓝或大量维生素C,发绀方可消退,用分光镜检查可证实血中高铁血红蛋白血症。由于大量进食含亚硝酸盐的变质蔬菜而引起的中毒性高铁蛋白血症,也可出现发绀,称"肠源性青紫症"。

2.先天性高铁血红蛋白血症

自幼即有发绀,而无心、肺疾病及引起异常血红蛋白的其他原因,有家族史,身体一般状况较好。①遗传性 NADH 细胞色素 B,还原酶缺乏症:此酶在正常时能将高铁血红蛋白转变为正常血红蛋白,该酶先天缺乏时血中高铁血红蛋白增多,可高达50%,属常染色体隐性遗传疾病,发绀可于出生后即发生,也可迟至青少年时才出现。②血红蛋白 M 病(HbM):是常染色体显性遗传疾病。属异常血红蛋白病,是构成血红蛋白的珠蛋白结构异常所致,这种异常 HbM 不能将高铁血红蛋白还原为正常血红蛋白而引起发绀。

3.硫化血红蛋白血症

此症为后天获得性。服用某些含硫药物或化学品后,使血液中硫化血红蛋白达到 5 g/L(0.5 g/dL)即可发生发绀。凡引起高铁血红蛋白血症的药物或化学成分几乎都能引起本病。但一般认为本病患儿须同时有便秘或服用含硫药物在肠内形成大量硫化氢为先决条件。发绀的特点是持续时间长,可达数月以上,血液呈蓝褐色,分光镜检查可证明有硫化血红蛋白的存在。与高铁血红蛋白血症不同,硫化血红蛋白呈蓝褐色。高铁血红蛋白血症用维生素C及亚甲蓝治疗有效,而硫化血红蛋白无效。

三、伴随症状

(一)发绀伴呼吸困难

发绀伴呼吸困难常见于重症心、肺疾病及急性呼吸道梗阻、大量气胸等,而高铁血红蛋白血症虽有明显发绀,但一般无呼吸困难。

(二)发绀伴杵状指(趾)

发绀伴杵状指(趾)提示病程较长,主要见于发绀型先天性心脏病及某些慢性肺部疾病。

(三)发绀伴意识障碍或衰竭

发绀伴意识障碍或衰竭主要见于某些药物或化学药物中毒、休克、急性肺部感染或急性心功能衰竭等。

(王 磊)

第四节 水 肿

一、定义

过多的液体在组织间隙积聚称为水肿。按水肿波及的范围可分为全身性水肿和局部性水肿;按发病原因可分为肾性水肿、肝性水肿、心性水肿、营养不良性水肿、淋巴性水肿、炎性水肿等。

如液体在体腔内积聚,则称为积水,如心包积水、胸腔积水、腹水、脑积水等。

二、病理生理

正常人体液总量和组织间隙液体的量是保持相对恒定的。组织间液量和质的恒定性是通过血管内外和机体内外液体交换的动态平衡来维持的。水肿发生的基本机制是组织间液的生成异常,其生成量大于回流量,以致过多的体液在组织间隙或体腔内积聚。水肿在不同疾病或同一疾病不同时期其发病机制不完全相同,但基本发病因素不外两大方面:①组织间液的生成大于回流,血管内外液体交换失衡导致组织间液增多;②体内水钠潴留,细胞外液增多导致组织间液增多。

(一)组织间液的生成大于回流

机体血管内外液体交换动态平衡,主要依靠以下几个因素:有效流体静压(驱使血管内液体向组织间隙滤过)、有效胶体渗透压(使组织间液回吸到血管内)、毛细血管壁的通透性、淋巴回流等。当上述一种或几种因素发生变化,影响了这一动态平衡,使组织液的生成超过回流时,就会引起组织间隙的液体增多而造成水肿。

1.毛细血管有效流体静压升高

全身或局部的静脉压升高是有效流体静压增高的主要成因。静脉压升高可逆向传递到微静脉和毛细血管静脉端,使后者的流体静压增高,有效流体静压便随之升高。这种情况常见于全身或局部淤血。如右心衰竭引起的全身性水肿、左心衰竭引起的肺水肿、肝硬化时引起的腹水及局部静脉受阻时(如静脉内血栓形成、肿瘤或瘢痕压迫静脉壁等)引起的局部水肿等。此时常伴有淋巴回流增加,从而可排除增多的组织间液。若组织间液的增多超过了淋巴回流的代偿程度,就会发生水肿。

2.有效胶体渗透压下降

当血浆胶体渗透压下降或组织间液胶体渗透压升高,均可导致有效胶体渗透压下降,而引起毛细血管动脉端滤出增多和静脉端回流减少,利于液体在组织间隙积聚。常见于下列情况。

(1)血浆蛋白浓度降低:血浆胶体渗透压的高低取决于血浆蛋白含量,尤其是清蛋白的含量。引起水肿的血清蛋白临界浓度,有人认为大约是 20.0 g/L。但这不是绝对的,因往往不是单因素引起水肿。血浆蛋白浓度下降的主要原因是以下几种。①蛋白质摄入不足:如禁食、胃肠道消化吸收功能障碍;②蛋白质丢失:如肾病综合征或肾炎引起大量尿蛋白时,蛋白质丢失性肠病时以及严重烧伤、创伤使血浆蛋白从创面大量丢失等;③蛋白合成减少:如肝实质严重损害(肝功能不全、肝硬化等)或营养不良;④蛋白质分解代谢增强,见于慢性消耗性疾病,如慢性感染、恶性肿瘤等。

(2)组织间液中蛋白质积聚:正常组织间液只含少量蛋白质,这些蛋白质再由淋巴携带经淋巴管流入静脉,故不致在组织间隙中积聚。蛋白质在组织间隙中积聚的原因,主要有微血管滤出蛋白增多、组织分解代谢增强以及炎症等情况下,造成组织间液中蛋白质的增多超过淋巴引流速度,另也见于淋巴回流受阻时。

3.微血管壁通透性增高

正常的毛细血管壁只容许微量的血浆蛋白滤出,其他微血管则完全不容许蛋白质滤过,因而毛细血管内外胶体渗透压梯度很大。毛细血管壁通透性增高常伴有微静脉壁通透性的增高,故合称为微血管壁通透性增高。通透性增高的最重要表现是含大量蛋白质的血管内液体渗入组织间液中,使组织间液胶体渗透压升高,降低有效胶体渗透压,而促使溶质及水分在组织间隙积聚,见于各种炎症性、过敏性疾病,可于炎症灶内产生多种炎症介质,如组胺、5-羟色胺、缓激肽、激肽、前列腺素、白三烯、胶原酶等使微血管壁的通透性增高。

4.淋巴回流受阻

在某些病理情况下,当淋巴管阻塞使淋巴回流受阻时,可使含蛋白的淋巴液在组织间隙中积聚而引起水肿。这种情况可见于:①淋巴结的摘除,如乳腺癌根治手术时广泛摘除腋部淋巴结引起该侧上肢水肿。②淋巴管堵塞,如恶性肿瘤细胞侵入并堵塞淋巴管;丝虫病时主要淋巴管被丝虫阻塞,可引起下肢和阴囊的慢性水肿。

(二)体内水钠潴留

水钠潴留是指血浆及组织间液中钠与水成比例地积聚过多,血管内液体增多时,必然引起血管外组织间液增多。若事先已有组织间液增多,则水钠潴留会加重水肿的发展。

正常时机体摄入较多的钠、水并不引起水钠潴留,这是因为机体有对钠、水的强大调节功能,肾脏的球-管平衡为保证。若出现球-管失平衡,则导致水钠潴留和细胞外液量增多。引起水钠潴留的机制,主要是因为:①肾小球滤过率下降;②肾小管对钠、水的重吸收增强。

以上是水肿发病机制中的基本因素。在不同类型的水肿发生发展中,通常是多种因素先后或同时发挥作用。

三、病因及鉴别诊断

(一)心源性水肿

心源性水肿指原发的疾病为心脏病,出现充血性心力衰竭而引起的水肿。轻度的心源性水肿可以仅表现踝部有些水肿,重度的病例不仅两下肢有水肿,上肢、胸部、背部、面部均可发生,甚至出现胸腔积液、腹水及心包积液。

心源性水肿的主要特点:①有心脏病的病史及症状表现,如有心悸、气急、端坐呼吸、咳嗽、吐白色泡沫样痰等症状;②心脏病的体征,如心脏扩大、心脏器质性杂音、颈静脉扩张、肝淤血肿大、中心静脉压增高、肺底湿性啰音等;③为全身性凹陷性水肿,与体位有关。水肿的程度与心功能的变化密切相关,心力衰竭好转水肿将明显减轻。

(二)肾源性水肿

肾源性水肿表现在皮下组织疏松和皮肤松软的部位,如眼睑部或面部显著。肾源性水肿在临床常见于肾病综合征、急性肾小球肾炎和慢性肾小球肾炎的患儿。由于肾脏疾病的不同,所引起的水肿表现及机制都有很大差异。

1.肾病综合征的水肿

常表现为全身高度水肿,而眼睑、面部更显著。尿液中含大量蛋白质并可见多量脂性和蜡样管型。血清蛋白减少,胆固醇增加。主要机制是低蛋白血症和继发性的水钠潴留。

2.急性肾炎的水肿

其水肿的程度多为轻度或中度,有时仅限于颜面或眼睑。水肿可以骤起,迅即发展到全身。急性期(2~4周)过后,水肿可以消退。发病机制主要为肾小球病变所致肾小球滤过率明显降低,球-管失衡致水钠潴留所致。

3.慢性肾炎的水肿

水肿多仅限于眼睑。常见有轻度血尿、中度蛋白尿及管型尿。肾功能显著受损,血尿素氮增高,血压升高。

(三)肝源性水肿

肝源性水肿往往以腹水为主要表现。患儿多有慢性肝炎的病史,肝脾大、质硬,腹壁有侧支循环,食管静脉曲张,有些患儿皮肤可见蜘蛛痣和肝掌。实验室检查可见肝功能明显受损,血清蛋白降低。

肝性腹水最常见的原因是肝硬化,且多见于失代偿期的肝硬化患儿。此时由于肝静脉回流受阻及门脉高压,滤出的液体主要经肝包膜渗出并滴入腹腔;同时肝脏蛋白质合成障碍使血清蛋白减少,醛固酮和抗利尿激素等在肝内灭活减少可使水钠潴留,均为肝源性水肿发生的重要因素。

(四)营养性水肿

营养性水肿是由于低蛋白血症所引起。水肿发生较慢,其分布一般是从组织疏松处开始,当水肿发展到一定程度之后,低垂部位如两下肢水肿表现明显。

(五)静脉阻塞性水肿

此型水肿由于静脉回流受阻。常发生于肿瘤压迫、静脉血栓形成等。临床上较常见的有以下几种。

1.上腔静脉阻塞综合征

早期的症状是头痛、眩晕和眼睑水肿,以后头、颈、上肢及胸壁上部静脉扩张,而水肿是上腔静脉阻塞综合征的主要体征。

2.下腔静脉阻塞综合征

其特点是下肢水肿,其症状和体征与下腔静脉阻塞的水平有关。如阻塞发生在下腔静脉的上段,在肝静脉入口的上方,则出现明显腹水,而双下肢水肿相对不明显;阻塞如发生在下腔静脉中段,肾静脉入口的上方,则下肢水肿伴腰背部疼痛;阻塞如在下腔静脉的下段,则水肿仅限于两下肢。

3.肢体静脉血栓形成及血栓性静脉炎

在浅层组织静脉血栓形成与血栓性静脉炎的区别是后者除有水肿外局部还有炎症的表现。而深层组织的静脉炎与静脉血栓形成则很难鉴别,因两者除水肿外都有疼痛及压痛,只是前者常有发热,而后者很少有发热。

4.慢性静脉功能不全

慢性静脉功能不全一般是指静脉的慢性炎症、静脉曲张、静脉的瓣膜功能不全和动静脉瘘等所致的静脉血回流受阻或障碍。水肿是慢性静脉功能不全的重要临床表现之一。水肿起初常在下午出现,夜间卧床后可消退,长期发展后还可致皮下组织纤维化,有的患儿踝部及小腿下部的皮肤出现猪皮样硬化。由于静脉淤血,局部可显青紫、色素沉着,可合并湿疹或溃疡。

(六)淋巴性水肿

淋巴性水肿为淋巴回流受阻所致的水肿。根据病因不同,可分为原发性和继发性两大类。

原发性淋巴性水肿原因不明,故又称特发性淋巴水肿,可发生在一侧下肢,也可发生在其他部位。发生这种水肿的皮肤和皮下组织均变厚,皮肤表面粗糙,有明显的色素沉着。皮下组织中有扩张和曲张的淋巴管。

继发性淋巴水肿多为肿瘤、手术、感染等造成淋巴管受压或阻塞而引起。感染的病因可以是细菌也可以是寄生虫。在细菌中最常见的是溶血性链球菌所引起的反复发作的淋巴管炎和蜂窝织炎。在寄生虫中最多见为丝虫寄生于淋巴系统引起淋巴管炎和淋巴结炎,称为丝虫病。丝虫病以下肢受侵最多见,最后演变成象皮肿,象皮肿的皮肤明显增厚,皮肤粗糙如皮革样,有皱褶。根据患儿的临床表现,血中检出微丝蚴和病变皮肤活组织检查,一般诊断不难。

(七)其他

甲状腺功能低下可出现水肿,为黏液性水肿。水、钠和黏蛋白的复合体在组织间隙中积聚,患儿常表现颜面和手足水肿,皮肤粗厚,呈苍白色。血 T_3、T_4 降低,TSH 增高有助于诊断。新生儿硬肿症,极低出生体重儿,早产儿维生素 E 缺乏及摄食盐或输注含钠液过多时,均可引起水肿。

（王　磊）

第五节　呕　吐

呕吐是致吐因素通过呕吐中枢引起食管、胃、肠逆蠕动,并伴腹肌强力痉挛性收缩,迫使胃内容物从口腔、鼻腔排出。呕吐是儿科最常见的症状之一,消化系统和全身其他系统的疾病均可引起呕吐。其表现轻重不一。剧烈呕吐可致全身水、电解质紊乱及酸碱平衡失调,甚至危及生命;长期慢性呕吐可导致营养不良和生长发育障碍。

一、诊断与鉴别诊断

呕吐病因错综复杂,根据病因分类见表 2-2。

表 2-2　呕吐分类

类型	疾病
感染	①消化道为急性胃肠炎,消化性溃疡,病毒性肝炎,胰腺炎,胆囊炎,阑尾炎,肠道寄生虫病;②呼吸道为发热,扁桃腺炎,中耳炎,肺炎;③中枢神经系统为颅内感染(脑炎、脑膜炎、脑脓肿);④尿路感染,急性肾炎或肾盂肾炎,尿毒症;⑤败血症
消化道梗阻	肠梗阻,肠套叠,中毒性肠麻痹,先天性消化道畸形(食管闭锁、肥厚性幽门狭窄、肠闭锁、肠旋转不良、巨结肠、肛门直肠闭锁)
中枢神经病变	颅内占位性病变,颅脑损伤,颅内出血,呕吐型癫痫,周期性呕吐
代谢性疾病	糖尿病,酮症酸中毒,肾小管性酸中毒,低钠血症,肾上腺危象
中毒及其他	药物、农药、有机溶剂、金属中毒,误吞异物,晕车(船)

(一)诊断程序

1.首先要了解呕吐的时间、性质、内容物及伴有的症状

(1)时间:呕吐的时间随疾病不同而异。出生后即出现呕吐多为消化道畸形,幽门肥厚性狭

窄的患儿常在出生后2周发生呕吐。进食后立即出现呕吐多提示食管和贲门部位病变。突然发生的呕吐且与进食相关者,考虑急性胃(肠)炎或食物中毒。

(2)性质:呕吐可分为3种类型,即溢乳、普通呕吐、喷射性呕吐。溢乳是奶汁从口角溢出,多发生在小婴儿;普通呕吐是呕吐最常见的表现;喷射性呕吐是大量的胃内容物突然从口腔、鼻孔喷涌而出。常由于颅内高压、中枢神经系统感染、幽门梗阻等引起。

(3)内容物:酸性呕吐物混有食物或食物残渣,常见于急性胃炎、溃疡病;呕吐物含有隔天宿食,见于幽门梗阻;呕吐物为咖啡色内容物时,考虑为上消化道出血、肝硬化食管胃底静脉曲张破裂出血;呕吐物伴胆汁,提示胆汁反流性胃炎,呕吐严重者可见于高位小肠梗阻及胆管蛔虫症;呕吐物有粪汁或粪臭,见于低位肠梗阻。

(4)伴随的症状:呕吐伴腹泻提示急性胃肠炎;呕吐伴便血多为消化道出血;呕吐伴腹胀,无大便,可能消化道梗阻;呕吐伴婴儿阵发性哭吵可见于肠套叠、嵌顿疝;呕吐伴腹痛要排除胆囊炎、胰腺炎、腹膜炎;呕吐伴有发热要考虑感染性疾病;呕吐伴有头痛、嗜睡、惊厥多为中枢神经系统感染。

2.体格检查

全身状态的检查不可忽视,如体温、脉搏、呼吸、血压、神志、精神状态等常可反映病情的轻重。重点检查腹部体征,是否有肠型、压痛、包块、肠鸣音等。如腹胀,甚至皮肤发亮并伴有静脉怒张,有肠型,说明有肠梗阻可能;右上腹触及包块,可能为幽门肥厚性狭窄;疑有中枢病变,应仔细检查脑膜刺激征及病理反射。

3.辅助检查

(1)常规检查:有以下项目。①血、尿、大便常规检查:常可初步明确呕吐原因。②血电解质检查:常可了解呕吐的程度及电解质紊乱情况。

(2)特殊检查:有以下项目。①腰穿:疑有颅内感染的患者应进行脑脊液检查。②肝功能:可帮助了解肝胆疾病的情况。③腹部B超:可了解腹部脏器及包块性疾病。④腹部X线与钡餐、电子胃镜检查:有助于诊断消化道的畸形、梗阻,食管、胃部炎症和溃疡性疾病。⑤头颅CT和MRI(磁共振成像):可确诊有无颅内出血、占位性病变。

(二)诊断思维

1.不同年龄阶段引起的呕吐

不同年龄阶段引起呕吐的疾病见表2-3。

表2-3 不同年龄阶段引起呕吐的疾病

	内科疾病	外科疾病
新生儿期	新生儿感染、颅脑损伤、羊水吞入	消化道畸形、幽门肥厚性狭窄
婴幼儿期	喂养不当、胃食管反流、消化道感染、中枢感染、中毒性疾病	消化道畸形、胃食管异物、急腹症(肠梗阻、胆管蛔虫症、肠套叠)
儿童期	消化道炎症、溃疡、中枢感染、周期性呕吐	急腹症(阑尾炎、腹膜炎、嵌顿疝、胆管蛔虫症)、颅内病变(肿瘤、出血)

2.感染性与非感染性呕吐的鉴别

感染性与非感染性呕吐的鉴别见图2-1。

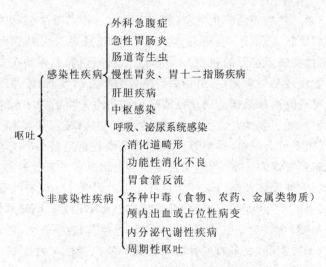

图 2-1 感染性与非感染性呕吐的鉴别

3.鉴别诊断

呕吐有以下疾病需鉴别。

(1)消化道畸形:包括食管闭锁、食管气管漏、膈疝,往往出生后不久即出现呕吐;幽门肥厚性狭窄常在出生后 2 周左右出现呕吐,同时可见胃蠕动波,在右上腹可扪及枣核样肿块;肠旋转不良、消化道重复畸形除呕吐外,常伴腹胀;先天性巨结肠及肛门闭锁行肛指检查时可发现,如有较多的粪便和气体随手指拔出而喷出,可能为巨结肠。消化道的畸形,常常出现腹部梗阻性的症状,要注意腹胀的情况、呕吐物的性质。如含胆汁和粪汁要考虑下消化道梗阻。可进行 X 线腹部平片或钡剂灌肠检查,对确诊食管闭锁、肠旋转不良、消化道重复畸形、先天性巨结肠及肛门闭锁有重要意义;B 超检查有助于先天性幽门肥厚性狭窄的诊断。

(2)急腹症:包括阑尾炎、腹膜炎、肠套叠、嵌顿疝、胆管蛔虫症、肠梗阻等疾病,起病急,往往伴有呕吐,但腹痛症状突出,腹部检查压痛、肌紧张、反跳痛等明显,肠套叠、嵌顿疝在腹部或腹股沟处可扪及块物。除肠套叠、嵌顿疝外,周围血象检查示白细胞和中性粒细胞均增多。腹部X线检查有助于腹膜炎、胆管蛔虫症、肠梗阻的诊断;B超检查和空气灌肠可确诊肠套叠。

(3)感染性疾病:可分普通感染和颅内感染。①普通感染:如急慢性咽喉炎、中耳炎、急性肺炎、泌尿道感染、败血症等感染在发病的急性期都可以有呕吐表现,但同时应伴有鼻塞、流涕、打喷嚏、咽痛、咳嗽、耳痛等呼吸道症状,以及尿频、尿急、尿痛、血尿等泌尿道症状。血、尿常规和X线胸片检查可助诊断。②颅内感染:发热、头痛、嗜睡、呕吐、惊厥,且呕吐呈喷射状,提示中枢神经系统感染,应进行神经系统和脑脊液的检查,尽早做出脑炎、脑膜炎、脑脓肿等中枢感染性疾病的诊断。

(4)消化系统疾病:可有以下几种。①急性胃肠炎:是由肠道病毒和细菌引起的胃肠道的急性病变,主要表现为发热、恶心、呕吐、腹泻,但临床上常起病急,呕吐在先,在腹泻出现前容易误诊。临床诊断依赖病史、临床表现和大便的形状、肠道病原学的检测。②胃食管反流:典型的症状是反酸、反胃、打嗝、胃灼热,但儿童表现常不典型。新生儿常表现为频繁溢乳,婴幼儿常见反复呕吐,年长儿可有腹痛、胸痛、胸闷、反胃等。部分患者可有吸入综合征,引起口腔溃疡、咽喉炎、哮喘;婴幼儿重者可突然窒息死亡。24 小时食管 pH 监测、食管胆汁反流检测和核素胃食管反流检查可以帮助诊断。③功能性消化不良:其表现是近 1 年内至少 12 周持续或反复出现上腹不适或疼痛,伴有餐后饱胀、腹部胀气、嗳气、恶心、呕吐等,且通过 X 线钡餐和胃镜检查没有发现食管、胃、肠等器质性疾病可解释的症状。④胃十二指肠疾病:急性胃炎或慢性胃炎急性发作可表现为腹痛,以上腹痛或脐周痛为主,可伴餐后呕吐、恶心、嗳气、腹胀,寒冷及刺激性食物可加重,伴胃黏膜糜烂者可有呕血和黑便。消化性溃疡主要是指胃和十二指肠的溃疡,可发生在任何年龄,但学龄儿童明显增加。婴幼儿的主要症状是呕吐、食欲缺乏;学龄期儿童可有腹痛、腹胀、反酸、嗳气等表现,严重者可有呕血、黑便等症状。胃镜检查是急慢性胃炎和胃十二指肠溃疡的可靠方法,可直接观察到炎症的轻重、溃疡的变化。上消化道的钡餐造影也能帮助我们了解病变的情况。其他血常规、大便隐血和幽门螺杆菌检查能协助诊断。⑤周期性呕吐:表现为突然发生的反复、刻板的恶心、呕吐,呕吐症状很严重,可持续数小时和几天。呕吐的特点是在晚上和清早发生,50%的呕吐可呈喷射性,含有胆汁、黏液和血液,可伴有腹痛、头痛、心动过速等。呕吐发作严重者伴有脱水和电解质紊乱,大多的患者需要静脉补液。需做详细检查,排除器质性的疾病,方可诊断。

(5)各种中毒(药物、农药、金属类物质):其特点为病情呈急进性加剧;临床症状可累及全身各系统。误服或吸入是造成各种中毒的首要条件,应尽快了解误服的病史,或可以从患儿的气味辨别,或对血、尿、呕吐物和胃液进行快速检验,以利于及早诊治。

(6)内分泌代谢性疾病:尤其是糖尿病酮症酸中毒,其表现恶心、呕吐、嗜睡,甚至昏迷。有时由于脱水、腹痛、白细胞计数增高而误诊为急腹症。临床上血糖增高和尿酮体阳性、血气酸中毒及原有的糖尿病病史有助诊断。

(7)颅内占位性病变:起病急骤,表现剧烈头痛、头晕、恶心、呕吐等,需做头颅 CT 和 MRI 明确诊断。

二、处理措施

(一)确立是否需要外科处理
决不能因对症治疗而延误诊断。

(二)一般治疗
对呕吐严重者应暂时禁食,防止呕吐物吸入到肺,引起窒息或吸入性肺炎;对有脱水和电解质紊乱的应积极纠正。

(三)对症治疗
根据不同病因,临床症状选用不同药物。

1.周围性镇吐药

(1)阿托品、颠茄可解除平滑肌的痉挛,抑制反应性的呕吐。

(2)吗丁啉为外周多巴胺受体拮抗剂,可增加食管下部括约肌的张力,增加胃蠕动,促进胃排空,防止胃、食管反流,抑制恶心、呕吐。

(3)莫沙必利。

2.中枢性镇吐药

(1)氯丙嗪为多巴胺受体阻滞剂,可抑制呕吐中枢,有强大的止吐作用;但肝功能衰竭和心血管疾病者禁用。

(2)甲氧氯普胺对中枢及周围性的呕吐都有抑制作用,不良反应为直立性低血压,消化性溃疡患者不宜应用。

(3)舒必利:除有抗精神病作用外,可用作中枢性止吐药,常用于周期性呕吐。

(4)维生素 B_6 及谷维素可调节自主神经,有轻度制吐作用,对使用红霉素和抗肿瘤药物引起的呕吐有效。

(四)病因治疗

根据不同的病因做出相应的治疗。

(王　磊)

第六节　腹　痛

腹痛是小儿常见的症状之一,除腹部疾病引起外,也可由腹外疾病所致。可为内脏器质性病变,也可为功能异常。疼痛的部位多与所在脏器有关,按腹痛发作的病期可分为急性腹痛与慢性腹痛。急性腹痛首先应排除外科急腹症,必要时需外科治疗,甚至需急症处理;慢性腹痛多因内科疾病所致。小儿腹痛常与年龄、季节因素有密切关系。另外,小儿年龄越小越不能准确表达腹痛的部位及程度,往往给诊断带来一定的困难。

一、病因

(一)急性腹痛

1.腹部疾病

急性胃肠炎、感染性腹泻病、肝炎、伤寒、肝脓肿、急性胰腺炎、急性肠系膜淋巴结炎、腹膜炎、胆道蛔虫症或结石、麻痹性肠梗阻、婴儿肠绞痛、食物过敏及各种泌尿系统疾病。

2.急腹症

异物、急性阑尾炎、胆囊炎、急性肠扭转、出血性小肠炎、肠套叠、嵌顿疝、阻塞性肠梗阻、大网膜扭转、睾丸扭转、胃肠穿孔、破裂、梅克尔憩室穿孔、脾破裂及腹部外伤。

3.腹外疾病

急性心包炎、心功能不全、胸膜炎、大叶性肺炎、剧烈咳喘、溶血危象、过敏性紫癜、肿瘤、卟啉病、尿毒症、糖尿病酮症酸中毒,以及药物因素如铁剂、红霉素等。

(二)慢性腹痛

1.内科性疾病

慢性食管炎、慢性胃、十二指肠炎、食道裂孔滑疝、消化性溃疡、肠系膜上动脉综合征、炎症性肠病、腹腔结核、肠寄生虫病、便秘、慢性胰腺炎肾盂肾炎及精神因素。

2.外科疾病

慢性阑尾炎、梅克尔憩室、不完全性肠旋转不良所致十二指肠梗阻、肠粘连、胆总管囊肿、腹腔及腹膜后肿瘤等。

二、诊断

详细的了解病史,进行仔细的体格检查。

(一)临床资料判断

1.首先应判断小儿是否有腹痛

婴儿尖声号哭可能是剧痛,如抱起哭叫立即停止,一般可除外剧痛。较大儿童,若腹痛不影响玩耍及食欲,不伴面色改变,往往表示腹痛不严重,若两手捧腹或两腿卷曲,则表示腹痛严重。

2.确定腹内疾病还是腹外疾病

腹外疾病除腹痛外还有其他症状和体征。

3.判断腹痛为外科性或内科性

一般而言,腹痛离脐周越远,则器质性疾病可能性越大,而疼痛在右侧者外科性疾病比左侧更为多见。有下列情况时要多考虑外科性疾病的可能。

(1)起病急骤、疼痛剧烈,特别是疼痛持续超过3小时。

(2)先有腹痛,后有发热,如急性阑尾炎,出血性小肠炎。

(3)先有腹痛,后有呕吐,不排便,肛门不排气、腹胀等,提示有梗阻性疾病的可能。

(4)腹部扪及肿块。

(5)有压痛及腹肌紧张。

4.确定腹痛部位与疾病的关系

急性腹痛起病部位多是病变器官所在的部位,但也有例外。

(二)临床资料分析

1.病史

(1)发病年龄:婴儿期以肠炎、肠套叠、嵌顿疝、肠绞痛等为主,由于乳糖不耐受、乳类过敏引起的腹痛腹泻也较常见;较大儿童,多见肠寄生虫病、急慢性胃肠炎、消化性溃疡、急性胰腺炎、胆囊炎、肝炎、阑尾炎、十二指肠瘀滞症、急性肠系膜淋巴结炎、过敏性紫癜等。

(2)发作时间及发作情况:起病急骤、病程短暂多系外科性疾病。反复慢性腹痛有三种类型,器质性、功能性和精神性。

(3)腹痛的性质:婴儿腹痛时多表现为啼哭,烦躁不安,表情痛苦。阵发性剧烈绞痛多见肠寄生虫病、肠套叠、出血性肠炎等。钝痛则多见消化性溃疡。持续性剧烈腹痛多见于胃肠穿孔及腹膜炎。在持续性钝痛的基础上发生阵发性绞痛,多提示炎症伴梗阻。

(4)部位:一定部位的腹痛与该部位的脏器有关,而且最先疼痛的部位,常常是病变所在部位。

(5)腹痛的诱因:如受凉、饮食不洁、服药、变态反应等。

(6)腹痛伴随的症状:发热、呕吐、排便及排气、黄疸、排尿异常、便秘、呼吸系统症状、循环系统症状、过去史及其他。

2.体格检查

体温、脉搏、精神状态、皮肤紫癜、咽部、胸部、腹部(望、触、叩)腹股沟、肛诊及其他。

3.实验室检查

血、尿、大便常规必做,根据患儿病情可选做肝肾功能,血、尿淀粉酶,血糖、尿糖测定,抗O、血沉、结核抗体等。

一般检查及特殊检查。腹部平片最好是立位,腹部B超,上消化道钡餐,内窥镜检查,腹部CT检查。

(王　磊)

第三章

小儿神经系统疾病

第一节 惊　厥

惊厥是小儿时期常见的症状,小儿惊厥的发生率是成人的 10～15 倍,是儿科重要的急症。其发生是由大脑神经元的异常放电引起。临床上多表现为突然意识丧失,全身骨骼肌群阵挛性、强直性或局限性抽搐,一般经数秒至数分钟后缓解,惊厥时间超过 30 分钟或频繁惊厥中间无清醒者,称之为惊厥持续状态。50％惊厥持续状态发生于 3 岁以内,特别在第一年内最常见。惊厥性癫痫持续所致的惊厥性脑损伤与癫痫发生率为 4％～40％。

一、病因

(一)有热惊厥(感染性惊厥)

感染性惊厥多数伴有发热,但严重感染以及某些寄生虫脑病可以不伴发热。感染性病因又分为颅内感染与颅外感染。

1.颅内感染

各种病原如细菌、病毒、隐球菌、原虫或寄生虫等所致的脑膜炎、脑炎。惊厥反复发作,年龄越小,越易发生惊厥。常有发热与感染伴随症状、颅内压增高或脑实质受损症状。细菌性脑膜炎、病毒性脑膜炎及病毒性脑炎常急性起病;结核性脑膜炎多亚急性起病,但婴幼儿时期可急性起病,进展迅速,颅神经常常受累;隐球菌脑膜炎慢性起病,头痛明显并逐渐加重;脑寄生虫病特别是脑囊虫病往往以反复惊厥为主要表现。体格检查可发现脑膜刺激征及锥体束征阳性。脑脊液及脑电图等检查异常帮助诊断,特别是脑脊液检查、病原学检测、免疫学及分子生物学检查帮助明确可能的病原。

2.颅外感染

(1)热性惊厥:为小儿惊厥最常见的原因,其发生率为 4％～8％。热性惊厥是指婴幼儿时期发热 38 ℃以上的惊厥,而无中枢神经系统感染、水及电解质紊乱等异常病因所致者。目前仍使用 1983 年全国小儿神经病学专题讨论会诊断标准:好发年龄为 4 个月～3 岁,复发年龄不超过 6 岁;惊厥发作在体温骤升 24 小时内,发作次数为 1 次;表现为全身性抽搐,持续时间在 10～15 分钟内;可伴有呼吸道或消化道等急性感染,热性惊厥也可发生在预防接种后。神经系统无异常体征,脑脊液检查无异常,脑电图 2 周内恢复正常,精神运动发育史正常,多有家族病史。以上典型发作又称之为单纯性热性惊厥。部分高热惊厥临床呈不典型发作表现,称之为复杂性高热惊厥:24 小时内反复多次发作;发作惊厥持续时间超过 15 分钟;发作呈局限性,或左右明显不对称。清醒后可能有神经系统异常体征。惊厥停止 7 天后脑电图明显异常。某一患儿具有复杂性高热惊厥发作的次数越多,今后转为无热惊厥及癫痫的危险性越大。

自贡会议明确指出凡发生以下疾病中的发热惊厥均不要诊断为高热惊厥:①中枢神经系统感染;②中枢神经系统疾病(颅脑外伤、出血、占位性病变、脑水肿和癫痫发作);③严重的全身性代谢紊乱,如缺氧、水和电解质紊乱、内分泌紊乱、低血糖、低血钙、低血镁、维生素缺乏及中毒等;④明显的遗传性疾病、出生缺陷、神经皮肤综合征(如结节性硬化)、先天性代谢异常(如苯丙酮尿症)及神经结节苷脂病;⑤新生儿期惊厥。

(2)中毒性脑病:颅外感染所致中毒性脑病常见于重症肺炎、中毒性菌痢,以及败血症等急性感染过程中出现类似脑炎的表现,但并非病原体直接侵入脑组织。惊厥的发生为脑缺氧、缺血、水肿或细菌毒素直接作用等多因素所致。这种惊厥的特点是能找到原发病症,且发生在原发病的极期,惊厥发生次数多,持续时间长,常有意识障碍,脑脊液检查基本正常。

(二)无热惊厥(非感染性惊厥)

1.颅内疾病

小儿时期原发性癫痫最为多见。其他还有颅内出血(产伤、窒息、外伤或维生素缺乏史),颅脑损伤(外伤史),脑血管畸形,颅内肿瘤,脑发育异常(脑积水、颅脑畸形),神经皮肤综合征,脑炎后遗症及脑水肿等。

2.颅外疾病

(1)代谢异常:如低血钙、低血糖、低血镁、低血钠、高血钠、维生素 B_1 和维生素 B_6 缺乏症,均是引起代谢紊乱的病因,并有原发疾病表现。

(2)遗传代谢疾病:如苯丙酮尿症、半乳糖血症、肝豆状核变性以及黏多糖病等,较为少见。多有不同疾病的临床特征。

(3)中毒性因素:如药物中毒(中枢兴奋药、氨茶碱、抗组胺类药物、山道年、异烟肼、阿司匹林、安乃近及氯丙嗪)、植物中毒(发芽马铃薯、白果、核仁、蓖麻子及地瓜子等)、农药中毒(有机磷农药如 1605、1509、敌敌畏、敌百虫、乐果、666 及 DDT 等)、杀鼠药及有害气体中毒等。接触毒物史及血液毒物鉴定可明确诊断。

(4)其他:全身性疾病如高血压脑病、阿-斯综合征和尿毒症等,抗癫痫药物撤退,预防接种如百白破三联疫苗等均可发生惊厥。

二、临床表现

小儿惊厥多表现为全身性发作,患儿意识丧失,全身骨骼肌不自主、持续地强直收缩,或有节律地阵挛性收缩;也可表现为部分性发作,神志清楚或意识丧失,局限于单个肢体、单侧肢体半身性惊厥,有时半身性惊厥后产生暂时性肢体瘫痪,称为 Todd 麻痹。小婴儿,特别是新生儿惊厥表现不典型,可表现为阵发性眨眼、眼球转动、斜视、凝视或上翻,面肌抽动似咀嚼、吸吮动作,口角抽动,也可以表现为阵发性面部发红、发绀或呼吸暂停而无明显的抽搐。

三、诊断

惊厥是一个症状,通过详细的病史资料、全面的体格检查以及必要的实验室检查,尽快明确惊厥的病因是感染性或非感染性,原发病在颅内还是在颅外。

(一)病史

有无发热及感染伴随症状,了解惊厥的特点,惊厥发作是全身性还是局限性、惊厥持续时间、有否意识障碍以及大小便失禁,有否误服毒物或药物史。出生时有否窒息抢救史或新生儿期疾病史。既往有否类似发作史。家族中有否惊厥患者。联系发病年龄及发病季节综合考虑。①新生儿时期惊厥发作常见于缺氧缺血性脑病、颅内出血、颅脑畸形、低血糖、低血钙、低血镁、低血钠、高血钠、化脓性脑膜炎、破伤风以及高胆红素血症等;②婴儿时期惊厥常见于低血钙、化脓性脑膜炎、热性惊厥(4个月后)、中毒性脑病、低血糖及头部跌伤等;③幼儿及年长儿惊厥常见于癫痫、颅内感染、中毒性脑病及头部外伤等。

(二)体格检查

惊厥发生时注意生命体征 T、R、HR、BP、意识状态以及神经系统异常体征、头围测量。检查有否颅内压增高征(前囟是否紧张与饱满,颅缝是否增宽)、脑膜刺激征和阳性神经征,以及全身详细的体格检查,如皮肤有无瘀点、瘀斑、肝、脾是否大;有否牛奶咖啡斑、皮肤脱失斑或面部血管瘤;有否毛发或头部畸形;并观察患儿发育进程是否迟缓以帮助明确病因。

(三)实验室检查

(1)血、尿、粪三大常规,有助于中毒性菌痢及尿路感染等感染性疾病诊断。

(2)血生化检查,如钙、磷、钠、钾、肝、肾功能帮助了解有否代谢异常,所有惊厥病例均检查血糖,了解有否低血糖。

(3)选择血、尿、粪及脑脊液等标本培养明确感染病原。

(4)毒物及抗癫痫药物浓度测定。

(5)疑颅内病变,选择腰椎穿刺、眼底检查、头颅B超及脑电图等检查。神经影像学检查的指征为局灶性发作、异常神经系统体征以及怀疑颅内病变时;疑外伤颅内出血时,首选头颅CT;疑颅内肿瘤、颞叶病变、脑干及小脑病变和陈旧性出血时,首选MRI。

四、治疗

(一)一般治疗

保持气道通畅,及时清除咽喉部分泌物;头部侧向一侧,避免呕吐物及分泌物吸入呼吸道;吸氧以减少缺氧性脑损伤发生;退热,应用物理降温或药物降温;保持安静,避免过多的刺激。要注意安全,以免外伤。

(二)止痉药物

首选静脉或肌内注射途径。

1.地西泮

地西泮为惊厥首选用药,1~3分钟起效,每次 0.2~0.5 mg/kg(最大剂量 10 mg),静脉推注,注入速度为 1~1.5 mg/min,作用时间 5~15 分钟,必要时每 15~30 分钟可重复使用 2~3 次。过量可致呼吸抑制及低血压;勿肌内注射,因吸收慢,难以迅速止惊。

2.劳拉西泮

劳拉西泮与蛋白结合含量仅为地西泮的 1/6,入脑量随之增大,止惊作用显著加强。因外周组织摄取少,2~3分钟起效,止惊作用可维持 12~24 小时。首量 0.05~0.1 mg/kg,静脉注射,注速 1 mg/min,每次极量为 4 mg,必要时可 15 分钟后重复一次。降低血压及抑制呼吸的不良反应比地西泮小而轻,为惊厥持续状态首选药。国内尚未广泛临床应用。

3.氯硝西泮

惊厥持续状态首选用药,起效快,作用比地西泮强 5～10 倍,维持时间长达 24～48 小时。剂量为每次 0.03～0.1 mg/kg,每次极量为 10 mg,用原液或生理盐水稀释静脉推注,也可肌内注射。12～24 小时可重复。呼吸抑制发生较少,但有支气管分泌物增多和血压下降等不良反应。

4.苯巴比妥

脂溶性低,半衰期长,起效慢,静脉注射 15～20 分钟开始见效,作用时间 24～72 小时。多在地西泮用药后,首次剂量 10 mg/kg,若首选止惊用药时,应尽快饱和用药,即首次剂量 15～20 mg/kg,在 12 小时后给维持量每天 4～5 mg/kg,静脉(注速为每分钟 0.5～1 mg/kg)或肌内注射。较易出现呼吸抑制和心血管系统异常,尤其是在合用地西泮时。新生儿惊厥常常首选苯巴比妥,起效较快,疗效可靠,不良反应也较少。

5.苯妥英钠

苯妥英钠为惊厥持续状态的常见药,可单用,或一开始就与地西泮合用,或作为地西泮奏效后的维持用药,或继用于地西泮无效后,效果均好。宜用于部分性发作惊厥持续状态或脑外伤惊厥持续状态。对婴儿安全性也较大。负荷量 15～20 mg/kg(注速每分钟 0.5～1.0 mg/kg),10～30 分钟起效,2～3 小时后方能止惊,必要时,2～3 小时后可重复一次,作用维持 12～24 小时,12 小时后给维持量每天 5 mg/kg,静脉注射。应密切注意心率、心律及血压,最好用药同时进行心电监护。Fosphenytoin 为新的水溶性苯妥英钠药物,在体内转化成苯妥英钠,两药剂量可换算,血压及心血管不良反应相近,但局部注射的反应如静脉炎和软组织损伤在应用 Fosphenytoin 时较少见。

6.丙戊酸

目前常用为丙戊酸钠。对各种惊厥发作均有效,脂溶性高,迅速入脑,首次剂量 10～15 mg/kg,静脉推注,以后每小时 0.6～1 mg/kg 滴注,可维持 24 小时,注意肝功能随访。

7.灌肠药物

当静脉用药及肌内注射无效或无条件注射时选用直肠保留灌肠:5％副醛每次 0.3～0.4 mL/kg;10％水合氯醛每次 0.3～0.6 mL/kg;其他脂溶性药物如地西泮和氯硝西泮、丙戊酸钠糖均可使用。

8.严重惊厥不止者考虑其他药物或全身麻醉药物

(1)咪达唑仑静脉注射每次 0.05～0.2 mg/kg,1.5～5.0 分钟起效,作用持续 2～6 小时,不良反应同地西泮。

(2)硫喷妥钠每次 10～20 mg/kg,配制成 1.25％～2.5％溶液,先按 5 mg/kg 静脉缓注、余者静脉滴速为 2 mg/min,惊厥控制后递减滴速,应用时需严密监制呼吸、脉搏、瞳孔、意识水平及血压等生命体征。

(3)异丙酚负荷量为 3 mg/kg,维持量为每分钟 100 μg/kg,近年来治疗难治性惊厥获得成功。

(4)对难治性惊厥持续状态,还可持续静脉滴注苯巴比妥 0.5～3 mg/(kg·h),或地西泮 2 mg/(kg·h),或咪达唑仑,开始 0.15 mg/kg,然后 0.5～1 μg/(kg·min)。

(三)惊厥持续状态的处理

惊厥持续状态的预后不仅取决于不同的病因、年龄及惊厥状态本身的过程,还取决于可能出现的危及生命的病理生理改变,故治疗除有效选择抗惊厥药物治疗外,还强调综合性治疗措施:①20%甘露醇每次 0.5~1 g/kg 静脉推注,每 4~6 小时 1 次;或复方甘油 10~15 mL/kg 静脉滴注,每天 2 次,纠正脑水肿。②25%葡萄糖 1~2 g/kg,静脉推注或 10%葡萄糖静脉注射,纠正低血糖,保证氧和葡萄糖的充分供应,是治疗惊厥持续状态成功的基础。③5%NaHCO$_3$ 5 mL/kg,纠正酸中毒。④防止多系统损害,如心肌损害、肾衰竭、急性肺水肿及肺部感染。⑤常规给予抗癫痫药物治疗 2 年以上。

(四)病因治疗

尽快找出病因,采取相应的治疗。积极治疗颅内感染;纠正代谢失常;对复杂性热性惊厥可预防性用药,每天口服苯巴比妥 3 mg/kg,或口服丙戊酸钠每天 20~40 mg/kg,疗程数月至 1~2 年,以免复发;对于癫痫患者强调规范用药。

(魏丽夏)

第二节　化脓性脑膜炎

化脓性脑膜炎亦称细菌性脑膜炎,是由各种化脓菌引起的以脑膜炎症为主的中枢神经系统感染性疾病。婴幼儿多见,2 岁以内发病者约占该病的 75%,发病高峰年龄是 6~12 个月,冬春季是本病的好发季节。本病的主要临床特征是发热、头痛、呕吐、惊厥、意识障碍、精神改变、脑膜刺激征阳性及脑脊液的化脓性改变等。近年来,该病的治疗虽有很大进展,但仍有较高的死亡率和致残率,早期诊断和及时治疗是改善预后的关键。

一、病因

(一)病原学

许多化脓菌都可引起脑膜炎,但在不同的年代,不同的地区,引起脑膜炎的各种细菌所占比例有很大差异。在我国脑膜炎双球菌、肺炎链球菌和流感嗜血杆菌引起者占小儿化脑的 2/3 以上。近年来国内有人统计流感嗜血杆菌引起的本病比肺炎链球菌引起的还多,而国外由于 B 型流感嗜血杆菌菌苗接种工作的开展,近年来该菌引起的本病明显减少。不同年龄小儿感染的致病菌也有很大差异,新生儿及出生 2~3 个月以内的婴儿化脓性脑膜炎,常见的致病菌是大肠埃希菌、B 族溶血性链球菌和葡萄球菌,此外还有肠道革兰阴性杆菌、李氏单胞菌等。出生 2~3 个月后的小儿化脓性脑膜炎多由 B 型流感嗜血杆菌、肺炎链球菌和脑膜炎双球菌引起,5 岁以上儿童患者的主要致病菌是脑膜炎双球菌和肺炎链球菌。

(二)机体的免疫与解剖缺陷

小儿机体免疫力较弱,血-脑屏障功能也差,因而小儿,特别是婴幼儿化脓性脑膜炎的患病率高。如果患有原发性或继发性免疫缺陷病,则更易感染,甚至平时少见的致病菌或条件致病菌也可引起化脓性脑膜炎,如表皮葡萄球菌、绿脓杆菌等。另外颅底骨折、颅脑手术、脑脊液引流、皮肤窦道、脑脊膜膨出等,均易继发感染而引起化脓性脑膜炎。

二、发病机制

多数化脓性脑膜炎是由于体内感染灶(如上呼吸道、皮肤)的致病菌通过血行播散至脑膜。

脑膜炎的产生通常需要以下4个环节:①上呼吸道或皮肤等处的化脓菌感染。②致病菌由局部感染灶进入血流,产生菌血症或败血症。③致病菌随血流通过血-脑屏障到达脑膜。④致病菌大量繁殖引起蛛网膜和软脑膜为主要受累部位的化脓性脑膜炎。小儿化脓性脑膜炎最常见的前驱感染是上呼吸道感染,多数病例局灶感染的症状轻微甚至缺如。

细菌由局部病灶进入血循环后能否引起持续性的菌血症取决于机体的抵抗力和细菌致病力的相对强弱。机体抵抗力包括特异抗体的产生、单核巨噬细胞系统和补体系统功能是否完善等。随年龄增长,机体特异性抗体如抗B型流感嗜血杆菌荚膜多核糖磷酸盐(PRP)抗体水平增加,脑膜炎的发生随之减少。细菌的致病力主要决定于其数量及是否具有荚膜。荚膜是细菌对抗机体免疫反应的主要因子,对于巨噬细胞的吞噬作用和补体活性等可发挥有效的抑制作用,有利于细菌的生存和繁殖。婴幼儿抵抗力弱,且往往缺乏抗荚膜抗体IgA或IgM,因而难以抵抗病原的侵入。病原体通过侧脑室脉络丛及脑膜播散至蛛网膜下腔,由于小儿脑脊液中补体成分和免疫球蛋白水平相对低下,使细菌得以迅速繁殖。革兰阴性菌细胞壁的脂多糖(LPS)和肺炎链球菌细胞壁成分磷壁酸、肽聚糖等均可刺激机体引起炎症反应,并可促使局部肿瘤坏死因子(TNF)、白细胞介素-1(IL-1)、血小板活化因子(platelet activating factor,PAF)、前列腺素 E_2(PGE$_2$)等细胞因子的释放,从而导致中性粒细胞浸润、血管通透性增加、血-脑屏障的改变和血栓形成等病理改变。由细胞因子介导的炎症反应在脑脊液无菌后仍可持续存在,这可能是化脓性脑膜炎发生慢性炎症性后遗症的原因之一。

少数化脓性脑膜炎可由邻近组织感染扩散引起,如鼻窦炎、中耳炎、乳突炎、头面部软组织感染、皮毛窦感染、颅骨或脊柱骨髓炎、颅脑外伤或脑脊膜膨出继发感染等。此外,脉络丛及大脑皮质表面的脓肿破溃也可引起化脓性脑膜炎。

三、病理

患儿蛛网膜下腔增宽,蛛网膜和软脑膜普遍受累。血管充血,脑组织表面、基底部、脑沟、脑裂等处均有不同程度的炎性渗出物覆盖,脊髓表面也受累,渗出物中有大量的中性粒细胞、纤维蛋白和部分单核细胞、淋巴细胞,用革兰染色可找到致病菌。病变严重时,动静脉均可受累,血管周围及内膜下有中性粒细胞浸润,可引起血管痉挛、血管炎、血管闭塞、坏死出血或脑梗死。感染扩散至脑室内膜则形成脑室膜炎,在软脑膜下及脑室周围的脑实质亦可有细胞浸润、出血、坏死和变性,形成脑膜炎。脓液阻塞、粘连及纤维化,可使马氏孔、路氏孔或大脑导水管流通不畅,引起阻塞性脑积水。大脑表面或基底部蛛网膜颗粒因炎症发生粘连、萎缩而影响脑脊液的回吸收时,则形成交通性脑积水。颅内压的增高,炎症的侵犯,或有海绵窦栓塞时,可使视神经、动眼神经、面神经和听神经等受损而引起功能障碍。由于血管的通透性增加及经脑膜间的桥静脉发生栓塞性静脉炎,常见硬膜下积液,偶有积脓。

由于炎症引起的脑水肿和脑脊液循环障碍可使颅内压迅速增高,如有抗利尿激素的异常分泌或并发脑脓肿、硬膜下积液等,更加重脑水肿和颅内高压,甚至出现脑疝。由于血管通透性增加,可使脑脊液中蛋白增加;由于葡萄糖的转运障碍和利用增加,使脑脊液中葡萄糖含量降低,甚至出现乳酸酸中毒。

由于脊神经及神经根受累可引起脑膜刺激征。血管病变可引起脑梗死、脑缺氧,加之脑实质炎症、颅内高压、乳酸酸中毒、脑室炎,以及中毒性脑病等,可使化脓性脑膜炎患儿在临床上出现意识障碍、惊厥、运动障碍及感觉障碍等。

四、临床表现

(一)起病

多数患儿起病较急,发病前数天常有上呼吸道感染或胃肠道症状。暴发型流行性脑脊髓膜炎则起病急骤,可迅速出现进行性休克、皮肤出血点或瘀斑、弥漫性血管内凝血及中枢神经系统功能障碍。

(二)全身感染中毒症状

全身感染或菌血症,可使患儿出现高热、头痛、精神萎靡、疲乏无力、关节酸痛、皮肤出血点、瘀斑或充血性皮疹等。小婴儿常表现为拒食、嗜睡、易激惹、烦躁哭闹、目光呆滞等。

(三)神经系统表现

1.脑膜刺激征

脑膜刺激征表现为颈项强直、Kernig 征和 Brudzinski 征阳性。

2.颅内压增高

颅内压增高主要表现为头痛和喷射性呕吐,可伴有血压增高、心动过缓。婴儿可出现前囟饱满且紧张,颅缝增宽。重症患儿可有呼吸循环功能受累、昏迷、去脑强直,甚至脑疝。眼底检查一般无特殊发现。若有视盘水肿,则提示颅内压增高时间较长,可能已有颅内脓肿、硬膜下积液或静脉栓塞等发生。

3.惊厥

20%～30%的患儿可出现全身性或部分性惊厥,以 B 型流感嗜血杆菌及肺炎链球菌脑膜炎多见。惊厥的发生与脑实质的炎症、脑梗死及电解质代谢紊乱等有关。

4.意识障碍

颅内压增高、脑实质病变均可引起嗜睡、意识模糊、昏迷等意识改变,并可出现烦躁不安、易激惹、迟钝等精神症状。

5.局灶体征

部分患儿可出现第 Ⅱ、Ⅲ、Ⅳ、Ⅵ、Ⅶ、Ⅷ 对颅神经受累、肢体瘫痪或感觉异常等,多由血管闭塞引起。

新生儿特别是早产儿化脓性脑膜炎常缺乏典型的症状和体征,颅内压增高和脑膜刺激征常不明显,发热可有可无,甚至体温不升。主要表现为少动、哭声弱或呈高调、拒食、呕吐、吸吮力差、黄疸、发绀、呼吸不规则,甚至惊厥、休克、昏迷等。

五、并发症

(一)硬膜下积液

30%～60%的化脓性脑膜炎患儿出现硬膜下积液,1 岁以内的流感嗜血杆菌或肺炎链球菌脑膜炎患儿较多见。其发生机制尚未完全明确,可能与以下 2 个因素有关:①化脓性脑膜炎时,血管通透性增加,血浆成分易进入硬膜下腔而形成积液。②在化脓性脑膜炎的发病过程中,硬脑膜及脑组织表浅静脉发生炎性栓塞,尤其是以穿过硬膜下腔的桥静脉炎性栓塞的影响更大,可引起渗出或出血,局部渗透压增高,因此水分进入硬膜下腔形成积液。

硬膜下积液多发生在化脓性脑膜炎起病 7～10 天后,其临床特征:①化脓性脑膜炎在积极的治疗过程中体温不降,或退而复升。②病程中出现进行性前囟饱满、颅缝分离、头围增大、呕吐、惊厥、意识障碍,或叩诊有破壶音等。怀疑硬膜下积液时可做头颅透光检查,必要时行 B 超检查或 CT 扫描,前囟穿刺可以明确诊断。正常小儿硬膜下腔液体小于 2 mL,蛋白质定量在0.4 g/L以下。并发硬膜下积液时,液体量增多,蛋白含量增加,偶可呈脓性,涂片可找到细菌。

(二)脑室管膜炎

致病菌经血行播散、脉络膜裂隙直接蔓延或经脑脊液逆行感染等均可引起脑室管膜炎。临床多见于诊断治疗不及时的革兰阴性杆菌引起的小婴儿脑膜炎。一旦发生则病情较重,发热持续不退、频繁惊厥,甚至出现呼吸衰竭。临床治疗效果常不满意,脑脊液始终难以转为正常,查体前囟饱满,CT 扫描显示脑室扩大。高度怀疑脑室管膜炎时可行侧脑室穿刺,如果穿刺液白细胞数≥$50×10^6$/L,糖<1.6 mmol/L,蛋白质>0.4 g/L,或细菌学检查阳性,即可确诊。

(三)抗利尿激素异常分泌综合征

如果炎症累及下丘脑或垂体后叶,可引起抗利尿激素不适当分泌,即抗利尿激素异常分泌综合征(SIADH)。SIADH 引起低钠血症和血浆渗透压降低,可加重脑水肿,促发惊厥发作并使意识障碍加重。

(四)脑积水

炎性渗出物粘连堵塞脑脊液之狭小通道可引起梗阻性脑积水,颅底及脑表面蛛网膜颗粒受累或静脉窦栓塞可导致脑脊液吸收障碍,引起交通性脑积水。严重脑积水可使患儿头围进行性增大,骨缝分离,前囟扩大而饱满,头皮静脉扩张,叩颅呈破壶音,晚期出现落日眼,神经精神症状逐渐加重。

(五)其他

如颅神经受累可引起耳聋、失明等;脑实质受损可出现继发性癫痫、瘫痪、智力低下等。

六、辅助检查

(一)外周血常规

白细胞总数明显增高,分类以中性粒细胞为主。重症患儿特别是新生儿化脓性脑膜炎,白细胞总数也可减少。

(二)脑脊液检查

1.常规检查

典型化脓性脑膜炎的脑脊液压力增高、外观混浊;白细胞总数明显增多,多在 $1 000×10^6$/L以上,分类以中性粒细胞为主;糖含量明显降低,常在 1.1 mmol/L 以下;蛋白质含量增高,多在1 g/L以上。脑脊液沉渣涂片检菌是明确化脓性脑膜炎病原的重要方法,将脑脊液离心沉淀后涂片,用革兰染色,检菌阳性率可达70%～90%。脑脊液涂片是否阳性取决于其细菌含量,每毫升细菌数<10^3 cfu 时阳性率仅 25%,若大于 10^5 cfu/mL 则阳性率可达 95%。脑脊液培养是确定病原菌的可靠方法,在患儿情况许可的情况下,尽可能地于抗生素使用前采集脑脊液标本,以提高培养阳性率。

2.脑脊液特殊检查

(1)特异性细菌抗原测定:利用免疫学方法检查患儿脑脊液中的细菌抗原,有助于快速确定致病菌。如对流免疫电泳法(CIE),可快速确定脑脊液中的流感嗜血杆菌、肺炎链球菌和脑膜炎双球菌等。乳胶凝集试验,可检测 B 族溶血性链球菌、流感嗜血杆菌和脑膜炎双球菌。免疫荧光试验也可用于多种致病菌抗原检测,特异性及敏感性均较高。

（2）脑脊液中乳酸脱氢酶（LDH）、乳酸、C-反应蛋白、肿瘤坏死因子（TNF）、免疫球蛋白（Ig）及神经元特异性烯醇化酶（NSE）等测定，虽无特异性，但对于化脓性脑膜炎的诊断和鉴别诊断均有参考价值。

（三）其他检查

（1）血培养：早期未用抗生素的患儿，血培养阳性的可能性大；新生儿化脓性脑膜炎时血培养的阳性率较高。

（2）皮肤瘀点涂片检菌是流行性脑脊髓膜炎重要的病原诊断方法之一。

（3）局部病灶分泌物培养：如咽培养、皮肤脓液或新生儿脐部分泌物培养等，对确定病原均有参考价值。

（4）影像学检查：急性化脓性脑膜炎一般不常规做 CT 扫描，但对于出现异常定位体征、治疗效果不满意、持续发热、头围增大或有显著颅内压增高等情况而疑有并发症的患儿，应尽早进行颅脑 CT 检查。

七、诊断

因为早期诊断及时治疗对化脓性脑膜炎患儿非常重要，所以发热患儿，一旦出现神经系统的异常症状和体征时，应尽快进行脑脊液检查，以明确诊断。有时在疾病早期脑脊液常规检查可无明显异常，此时若高度怀疑化脓性脑膜炎，可在 24 小时后再复查脑脊液。另外经过不规则抗生素治疗的化脓性脑膜炎，其脑脊液改变可以不典型，涂片与细菌培养均可为阴性，此时必须结合病史、症状、体征及治疗过程综合分析判断。

对于化脓性脑膜炎的诊断和致病菌的确认，脑脊液检查是非常重要的。但是对于颅内压增高明显、病情危重的患儿做腰穿应特别慎重。如颅内压增高的患儿必须做腰穿时，应先静脉注射 20％甘露醇，待颅内压降低后再行穿刺，以防发生脑疝。

八、鉴别诊断

各种致病微生物如细菌、病毒、真菌等引起的脑膜炎，在临床表现上都有许多相似之处，其鉴别主要靠脑脊液检查（表 3-1）。经过治疗的化脓性脑膜炎患儿或不典型病例，有时与病毒性脑膜炎或结核性脑膜炎容易混淆，应注意鉴别。

（一）病毒性脑膜炎

一般全身感染中毒症状较轻，脑脊液外观清亮，细胞数零至数百个，以淋巴细胞为主，蛋白质轻度升高或正常，糖含量正常，细菌学检查阴性。有时在疾病的早期，细胞数可以较高，甚至以中性粒细胞为主，此时应结合糖含量和细菌学检查及临床表现等综合分析。

（二）结核性脑膜炎

该病与经过不规则治疗的化脓性脑膜炎有时容易混淆，但结核性脑膜炎多数起病较缓（婴幼儿可以急性起病），常有结核接触史和肺部等处的结核病灶。脑脊液外观呈毛玻璃状，细胞数多小于 500×10^6/L，以淋巴细胞为主，蛋白质较高，糖和氯化物含量降低；涂片无化脓菌可见；静置 12～24 小时可见网状薄膜形成，薄膜涂片检菌可提高阳性率。PCR 技术、结核菌培养等均有利于诊断。另外 PPD 试验和血沉检查有重要参考价值。

表 3-1　神经系统常见感染性疾病的脑脊液改变

	压力/kPa	外观	潘氏试验	白细胞数 /(×10^{6-1}·L)	蛋白质 /(g·L^{-1})	糖 /mmol·L^{-1}	氯化物 /mmol·L^{-1}	其他
正常	0.69~1.96 新生儿 0.29~0.78	清	—	0~10 小婴儿 0~20	0.2~0.4 新生儿 0.2~1.2	2.8~4.5 婴儿 3.9~5.0	117~127 婴儿 110~122	
化脓性脑膜炎	升高	浑浊	++~+++	数百~数万 多核为主	明显增加	减低	正常或降低	涂片或培养可发现致病菌
结核性脑膜炎	升高阻塞时低	不太清毛玻璃样	+~+++	数十~数百 淋巴为主	增高,阻塞时明显增高	降低	降低	涂片或培养可见抗酸杆菌
病毒性脑炎脑膜炎	正常后升高	多数清	±~++	正常~数百 淋巴为主	正常或稍增高	正常	正常	病毒分离有时阳性
真菌性脑膜炎	高	不太清	+~+++	数十~数百 单核为主	增高	降低	降低	墨汁染色查病原
脑脓肿	常升高	清或不太清	-~++	正常~数百	正常或稍高	正常	正常	
中毒性脑病	升高	清	-~+	正常	正常或稍高	正常	正常	

(三)新型隐球菌性脑膜炎

起病较慢,以进行性颅内压增高而致剧烈头痛为主要表现,脑脊液改变与结核性脑膜炎相似,脑脊液墨汁染色见到厚荚膜的发亮圆形菌体,培养或乳胶凝集阳性可以确诊。

(四)Mollaret 脑膜炎

病因不明,反复出现类似化脓性脑膜炎的临床表现和脑脊液改变,但脑脊液病原学检查均为阴性,可找到 Mollaret 细胞,用肾上腺皮质激素治疗有效,应注意与复发性化脓性脑膜炎鉴别。

九、治疗

(一)抗生素治疗

1.用药原则

对于化脓性脑膜炎患儿应尽早使用抗生素治疗;以静脉用药为主;力争选药准确,而且所选药物应对血-脑屏障有良好的通透性,联合用药时还应注意药物之间的相互作用;用药量要足,疗程要适当;注意药物毒副作用。

2.药物选择

(1)病原菌未明时:以往多选用氨苄西林或氯霉素,或氨苄西林与青霉素合用。氨苄西林每天 300 mg/kg,分次静脉注射;氯霉素每天 60~100 mg/kg,分次静脉滴注。有的病原菌对青霉素类耐药,氯霉素不良反应较大,而第三代头孢菌素抗菌谱广,疗效好,因此目前主张选用对血-脑屏障通透性较好的第三代头孢菌素,如头孢曲松钠或头孢噻肟钠。头孢噻肟钠每天 200 mg/kg,分次静脉滴注;头孢曲松钠半衰期较长,每天 100 mg/kg。近年来肺炎链球菌、大肠埃希菌引起的脑膜炎,耐药病例逐渐增多,应予注意。

(2)病原菌明确后:应参照细菌药物敏感试验结果选用抗生素。①流感嗜血杆菌脑膜炎:如对氨苄西林敏感可继续应用,如不敏感或有并发症可改用第二、三代头孢菌素。②肺炎链球菌脑膜炎:对青霉素敏感者可继续应用大剂量青霉素,青霉素耐药者可选用头孢曲松钠、头孢噻肟钠、氯霉素、万古霉素等。③脑膜炎双球菌脑膜炎:首选青霉素,耐药者可给予第三代头孢菌素治疗。④大肠埃希菌脑膜炎:对氨苄西林敏感者可继续应用,耐药者可换用头孢呋辛、头孢曲松或加用氨基糖苷类抗生素。必要时可给予美罗培南等药物治疗。

具体病原菌引起的化脓性脑膜炎,抗生素的选用可参考表 3-2。但各类抗生素,特别是氨基糖甙类抗生素应根据国家有关规定选用。

表 3-2　治疗化脓性脑膜炎的抗生素选择

致病菌	抗生素选择
流感嗜血杆菌	氨苄西林、头孢呋辛、头孢曲松、氯霉素
肺炎链球菌	苄星青霉素、头孢噻肟、头孢曲松、美罗培南、万古霉素
脑膜炎双球菌	苄星青霉素、磺胺嘧啶、氯霉素、头孢呋辛、头孢曲松
大肠埃希菌	头孢呋辛、头孢曲松、阿米卡星、美罗培南
金黄色葡萄球菌	萘夫西林、氨基糖苷类、头孢噻肟、头孢呋辛、万古霉素、利福平

3.疗程

疗程与病原种类、治疗早晚、是否有并发症及机体的抵抗力等因素有关。一般认为流感嗜血杆菌脑膜炎和肺炎链球菌脑膜炎治疗不少于 3 周,脑膜炎双球菌脑膜炎疗程为 7~10 天,而大肠埃希菌和金黄色葡萄球菌脑膜炎疗程应达 3 周以上。因为化脓性脑膜炎是一种严重的中枢神经系统感染,其预后与治疗密切相关,尽管国外有人主张治疗顺利的化脓性脑膜炎疗程 10~12 天,但国内仍要求严格掌握停药指征,即症状消失、热退 1 周以上,脑脊液完全恢复正常后方可停药。对于无并发症的流感嗜血杆菌、肺炎链球菌和脑膜炎双球菌引起的脑膜炎,一般不需反复复查脑脊液,仅需在临床症状消失、接近完成疗程时复查一次,若已正常即可在疗程结束后停药;否则需继续治疗。若治疗不顺利,特别是新生儿革兰阴性杆菌脑膜炎,遇有治疗后症状无好转,或好转后又恶化者,应及时复查脑脊液,并进行必要的影像学检查,以指导下一步的治疗。近年来鞘内注射抗生素的疗法在临床上应用得越来越少,只有遇难治性病例时方可考虑,但一定要注意药物剂量和操作方法。

(二)肾上腺皮质激素

可以降低多种炎症递质如 PGE_2、TNF、IL-1 的浓度,减少因抗生素快速杀菌所产生的内毒素;降低血管通透性,减轻脑水肿,降低颅内压;减轻颅内炎症粘连,减少脑积水和颅神经麻痹等后遗症;减轻中毒症状,有利于退热。因此对于化脓性脑膜炎患儿常给予激素治疗。通常用地塞米松每天 0.2～0.6 mg/kg,分次静脉注射,连用 3～5 天。

(三)对症和支持疗法

(1)对急性期患儿应严密观察病情变化,如各项生命体征及意识、瞳孔的改变等,以便及时给予相应的处理。

(2)及时处理颅内高压、高热、惊厥和感染性休克有颅内高压者,应及时给予脱水药物,一般用 20％甘露醇每次 0.5～1.0 g/kg,4～6 小时 1 次。对于颅内压增高严重者,可加大剂量(每次不超过 2 g/kg)或加用利尿药物,以防脑疝的发生。高热时给予物理降温或药物降温。有惊厥者及时给予抗惊药物如地西泮、苯巴比妥等。流行性脑脊髓膜炎较易发生感染性休克,一旦出现,应积极给予扩容、纠酸、血管活性药物等治疗。

(3)支持疗法要注意热量和液体的供应,维持水电解质平衡。对于新生儿或免疫功能低下的患儿,可少量输注新鲜血液或静脉输注丙种球蛋白等。

(四)并发症的治疗

1.硬膜下积液

少量液体不需要处理,积液较多时特别是已引起颅内压增高或局部刺激症状时,应进行穿刺放液。开始每天或隔天 1 次,每次一侧不超过 20 mL,两侧不超过 50 mL。放液时应任其自然流出,不能抽吸。1～2 周后酌情延长穿刺间隔时间。若穿刺达 10 次左右积液仍不见减少,可暂停穿刺并继续观察,一旦出现症状再行穿刺,这些患儿有时需数个月方可治愈。有硬膜下积脓时可予局部冲洗并注入适当抗生素。

2.脑室管膜炎

除全身抗生素治疗外,可做侧脑室穿刺引流,减低脑室内压,并注入抗生素。注入抗生素时一定要严格掌握剂量,如庆大霉素每次 1 000～3 000 U,阿米卡星每次 5～20 mg,青霉素每次 5 000～10 000 U,氨苄西林每次 50～100 mg 等。

3.脑性低钠血症

应适当限制液体入量,酌情补充钠盐。

4.脑积水

一旦发生应密切观察,随时准备手术治疗。

十、预防

应以普及卫生知识、改善人类生活环境、提高人体免疫力为主。①要重视呼吸道感染的预防,因为化脓性脑膜炎多数由上呼吸道感染发展而来,因此对婴幼儿的上呼吸道感染必须予以重视。平时让小儿多做户外锻炼,增强体质;在上呼吸道感染和化脓性脑膜炎的好发季节,注意易感小儿的保护,如衣着适宜、避免相互接触传染等。②预防注射:国内已有流脑菌苗用于易感人群。③药物预防:对于流脑密切接触者,可给予适当的药物预防。

(魏丽夏)

第三节 癫 痫

癫痫是一组反复发作的神经元异常放电所致的暂时性中枢神经系统功能失常的慢性疾病。癫痫的患病率,发达国家为 5.0‰(4‰~8‰),发展中国家为 7.2‰,不发达国家为 11.2‰,估计全球约有 5 000 万癫痫患者,中国在 3.6‰~7.0‰。儿童是癫痫的发病高峰年龄,其中男性最为明显,9 岁以前发病者接近 50%,以后发病率随年龄升高而下降。癫痫的发病率与性别有关,男性的患病率与发病率均明显高于女性。我国 6 城市调查表明,男女发病率和患病率之比均为 1.3:1。

癫痫的死亡率明显高于非癫痫患者,多死于并发症肺炎;由癫痫发作直接导致死亡的占 6%~9%;死于意外事故,特别是溺水占 10%~20%;原因不明的突然死亡,约占 10%。国内报道癫痫的死亡率为 2.42/10 万~7.82/10 万,真正因癫痫死亡(死于癫痫持续状态)的只占所有死因的 20%,40.2% 因意外事件死亡,死于自杀者占 5.51%,不明原因死亡为 4.13%。癫痫的发病率,城市略高于农村。不同地区之间患病率存在明显差异,不同种族之间的患病率也存在差异。

一、癫痫发作与分类

癫痫发作是大脑神经元异常放电引起的发作性脑功能异常。发作大多短暂并有自限性、重复性。由于异常放电所累及的脑功能区不同,临床可有多种发作表现,包括局灶性或全身性的运动、感觉异常,或行为认知、自主神经功能障碍。全身性发作时涉及较大范围皮层功能障碍,往往伴有程度不同的意识障碍。结合发作时的临床表现和相伴随的脑电图特征,国际抗癫痫联盟提出对发作类型的国际分类,迄今仍是临床工作的重要指南。我国小儿神经学术会议将其简化,如表 3-3 所示。

表 3-3 痫性发作的国际分类

Ⅰ 局灶性发作	Ⅱ 全部性发作	Ⅲ 不能分类的发作
单纯局灶性(不伴意识障碍)	强直-阵挛发作	强直-阵挛
运动性发作	强直性发作	癫痫性痉挛
感觉性发作	阵挛性发作	行为停止
自主神经性发作	失神发作	
精神症状发作	典型失神	
复杂局灶性(伴有意识障碍)	不典型失神	
单纯局灶性发作继发意识障碍	肌阵挛发作	
发作起始即有意识障碍的局灶性发作	失张力发作	
局灶性发作继发全身性发作	痉挛发作	

二、分类与病因

(一)分类

根据病因,可粗略地将癫痫分为三大类。

1.特发性癫痫

特发性癫痫又称原发性癫痫,是指由遗传因素决定的长期反复癫痫发作,不存在症状性癫痫可能性者。

2.症状性癫痫

症状性癫痫又称继发性癫痫。痫性发作与脑内器质性病变密切关联。

3.隐源性癫痫

隐源性癫痫虽未能证实有肯定的脑内病变,但很可能为症状性者。

(二)病因

随着脑的影像学和功能影像学技术发展,近年对癫痫的病因有了重新认识。与遗传因素相关者占癫痫总病例数的20%~30%,故多数(70%~80%)患儿为症状性或隐源性癫痫,其癫痫发作与脑内存在或可能存在的结构异常有关。国内有报道0~9岁小儿症状性癫痫的病因是围产期损伤(21.0%)、脑发育不良(18.9%)、颅内感染(10.5%)、脑外伤(9.1%)、颅内软化灶(8.4%)、海马病变(4.9%)、脑肿瘤(2.8%)、脑血管病(2.1%)及其他(22.4%)。

1.脑内结构异常

先天或后天性脑损伤可产生异常放电的致痫灶或降低了痫性发作阈值,如各种脑发育畸形、染色体病和先天性代谢病引起的脑发育障碍、脑变性和脱髓鞘性疾病、宫内感染、肿瘤、颅内感染、产伤或脑外伤后遗症等。

2.遗传因素

遗传因素包括单基因遗传、多基因遗传、染色体异常伴癫痫发作、线粒体脑病等。过去主要依赖连锁分析和家族史来认定其遗传学病因。近年依靠分子生物学技术,至少有10种特发性癫痫或癫痫综合征的致病基因得到克隆确定,其中大多数为单基因遗传,是病理基因致神经细胞膜的离子通道功能异常,降低了痫性发作阈值而患病。

3.诱发因素

许多体内、外因素可促发癫痫的临床发作,如遗传性癫痫常好发于某一特定年龄阶段,有的癫痫则主要发生在睡眠或初醒时;女性患儿青春期来临时易有癫痫发作或加重等。此外,饥饿、疲劳、睡眠不足、过度换气、预防接种等均可能成为某些癫痫的诱发因素。

三、临床表现

(一)局灶性(部分性、局限性)发作

1.单纯局灶性发作

发作中无意识丧失,也无发作后不适现象。持续时间平均为10~20秒,其中以局灶性运动性发作最常见,表现为面、颈或四肢某部分的强直或阵挛性抽动,特别易见头、眼持续性同侧偏斜的旋转性发作。年长儿可能会诉说发作初期有头痛、胸部不适等先兆。有的患儿于局限性运动发作后出现抽搐后肢体短暂麻痹,持续数分钟至数小时后消失,称为Todd麻痹。局灶性感觉发作(躯体或特殊感觉异常)、自主神经性发作和局灶性精神症状发作在小儿时期少见,部分与其年幼无法表达有关。

2.复杂局灶性发作

见于颞叶和部分额叶癫痫发作。可从单纯局灶性发作发展而来,或一开始即有意识部分丧失伴精神行为异常。50%~75%的儿科病例表现为意识浑浊情况下自动症,如吞咽、咀嚼、

解衣扣、摸索行为或自言自语等。少数患者表现为发作性视物过大或过小、听觉异常、冲动行为等。

3.局灶性发作演变为全部性发作

由单纯局灶性或复杂局灶性发作扩展为全部性发作。

(二)全部性发作

全部性发作指发作中两侧半球同步放电,均伴有程度不等的意识丧失。

1.强直-阵挛发作

强直-阵挛发作是临床常见的发作类型,包括原发性以及从局灶性扩展而来的继发性全面性强直-阵挛发作。发作主要分为两期:①开始为全身骨骼肌伸肌或屈肌强直性收缩伴意识丧失、呼吸暂停与发绀,即强直期。②紧接着全身反复、短促的猛烈屈曲性抽动,即阵挛期。常有头痛、嗜睡、疲乏等发作后现象。发作中 EEG 呈全脑棘波或棘-慢复合波放电,继发性者从局灶放电扩散到全脑。部分年长儿能回忆发作前先有眼前闪光、胸中一股气向上冲等先兆,直接提示继发性全面性癫痫的可能性。

2.失神发作

发作时突然停止正在进行的活动,意识丧失但不摔倒,手中物品不落地,两眼凝视前方,持续数秒钟后意识恢复,对刚才的发作不能回忆,过度换气往往可以诱发其发作。EEG 有典型的全脑同步 3 Hz 棘-慢复合波。

3.非典型失神发作

非典型失神发作与典型失神发作表现类似,但开始及恢复速度均较典型失神发作慢,EEG 为 1.5～2.5 Hz 的全脑慢-棘慢复合波。多见于伴有广泛性脑损害的患儿。

4.肌阵挛发作

肌阵挛发作为突发的全身或部分骨骼肌触电样短暂(<0.35 秒)收缩,常表现为突然点头、前倾或后仰,而两臂快速抬起。重症者致跌倒,轻症者感到患儿"抖"了一下。发作中通常伴有全脑棘-慢或多棘-慢复合波爆发。大多见于有广泛性脑损伤的患儿。

5.阵挛性发作

仅有肢体、躯干或面部肌肉节律性抽动而无强直发作成分。

6.强直性发作

突发的全身肌肉强直收缩伴意识丧失,使患儿固定于某种姿势,但持续时间较肌阵挛长 5～60 秒。常见到角弓反张、伸颈、头仰起、头躯体旋转或强制性张嘴、睁眼等姿势。通常有跌倒和发作后症状。发作间期 EEG 背景活动异常,伴多灶性棘-慢或多棘-慢复合波爆发。

7.失张力性发作

全身或躯体某部分的肌肉张力突然短暂性丧失伴意识障碍。全身性失张力发作者表现为患儿突然跌倒,头着地甚至头部碰伤。部分性失张力发作者表现为点头样或肢体突然下垂动作。EEG 见节律性或不规则、多灶性棘-慢复合波。

8.痉挛

这种发作最常见于婴儿痉挛,表现为同时出现点头、伸臂(或屈肘)、弯腰、踢腿(或屈腿)或过伸样等动作,其肌肉收缩的整个过程 1～3 秒,肌收缩速度比肌阵挛发作慢,持续时间较长,但比强直性发作短。

（三）癫痫（或惊厥）持续状态和癫痫综合征

1.癫痫（或惊厥）持续状态

凡一次性癫痫发作（或惊厥发作）持续 30 分钟以上，或反复发作而间歇期意识无好转超过 30 分钟者，均称为癫痫或惊厥持续状态（SE）。各种癫痫发作均可发生持续状态，但临床以强直-阵挛持续状态最常见。

2.小儿时期常见的几种癫痫和癫痫综合征

大多数癫痫患儿均以前述某一种发作类型为其主要临床表现。全身性发作中，以原发性或继发性强直-阵挛发作或阵挛性发作最常见。局灶性发作中以局灶性运动和复杂局灶性发作居多，后者又称颞叶癫痫。部分患儿因具有一组相同发作症状与体征，同属于某种特殊癫痫综合征，在治疗和预后的估计上有其特殊性。为此，国际抗癫痫联盟进一步提出了癫痫和癫痫综合征的分类。以下介绍儿科常见的几种癫痫综合征。

（1）伴中央颞区棘波的儿童良性癫痫是儿童最常见的一种癫痫综合征，占小儿时期癫痫的 15%～20%。约 30%患者有类似家族史，多认为属常染色体显性遗传，但外显率低且有年龄依赖性。通常于 2～14 岁发病，9～10 岁为发病高峰期，男孩略多于女孩。3/4 的发作在入睡后不久及睡醒前。发作大多起始于口面部，呈局灶性发作，如唾液增多、喉头发声、不能主动发声或言语以及面部抽搐等，但很快继发全身性强直-阵挛发作伴意识丧失，此时才被家人发现，因此经常被描述为全身性抽搐。体检无异常。发作间期 EEG 背景正常，在中央区和颞中区可见棘、尖波或棘-慢复合波，一侧、两侧或交替出现，30%的患儿仅在睡眠记录中出现异常（图 3-1）。本病预后良好，药物易于控制，生长发育不受影响，大多在 15～19 岁前停止发作，但不到 2%的病例可能继续癫痫发作。

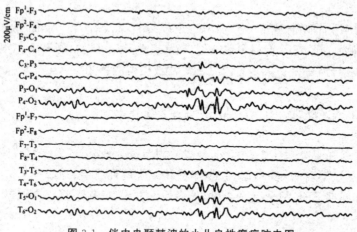

图 3-1　伴中央颞棘波的小儿良性癫痫脑电图

（2）儿童失神癫痫：大多于 3～13 岁发病，6～7 岁为高峰，近 2/3 为女孩，有明显遗传倾向。表现为频繁的失神发作，一天数次甚至上百次。每次发作数秒钟，不超过 30 秒，因而不跌倒，也无明显体位改变。患儿对发作中情况不能回忆，无头痛、嗜睡等发作后症状，体格检查无异常。EEG 为特征性全部性棘-慢复合波爆发，过度换气常可诱发特征 EEG 爆发图形和临床发作（图 3-2）。药物易于控制，预后大多良好。

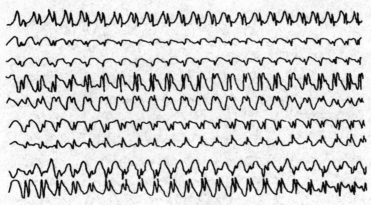

图 3-2　小儿失神癫痫脑电图

（3）婴儿痉挛（又称 West 综合征）：本病以 1 岁前婴儿期起病（生后 4～8 月为高峰）、频繁的痉挛发作、特异性高幅失律 EEG 图形以及病后精神运动发育倒退为其基本临床特征。痉挛发作主要表现为屈曲型、伸展型和混合型 3 种形式，但以混合型和屈曲型居多。屈曲型痉挛发作时，婴儿呈点头哈腰屈（或伸）腿状。伸展型发作时婴儿呈角弓反张样。痉挛多成串地发作，每串连续数次或数十次，动作急速，可伴有婴儿哭叫。常于思睡和睡醒时加重。高幅失律 EEG 对本病诊断有价值，在不同步、不对称，并有爆发抑制交替倾向的高波幅慢波背景活动中，混有不规则的、多灶性棘、尖与多棘慢波爆发（图 3-3）。睡眠记录更易获得典型高幅失律图形。其病因复杂，大致可分为隐源性和症状性两大类。后者是指发病前已有宫内、围产期或生后脑损伤证据，如精神运动发育迟缓、异常神经系统体征或头颅影像学改变等，治疗效果差，80％以上存在遗留智力低下。约 20％的婴儿痉挛病例属隐源性，病前无脑损伤证据可寻，若早期治疗 40％患儿可望获得基本正常的智能和运动发育。

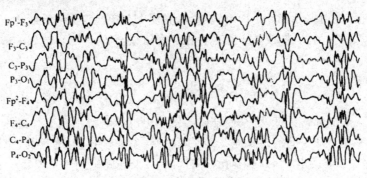

图 3-3　婴儿痉挛脑电图

（4）Lennox-Gastaut 综合征（简称 LGS）：本综合征以儿童期（1～8 岁）起病、频繁而多样的发作形式、EEG 呈慢-棘慢（<3 Hz）复合波及智力运动发育倒退为基本特征。25％以上有婴儿痉挛病史。一天内可同时有多种形式发作，其中以强直性最多见，次为肌阵挛或失张力发作，还可有强直-阵挛、不典型失神等。非快速眼动（NREM）睡眠期较清醒时有更频繁发作。多数患儿的智力和运动发育倒退。EEG 显示在异常慢波背景活动上重叠 1.5～2.5 Hz 慢-棘慢复合波（图 3-4）。治疗困难，1/3 以上患儿对多种抗癫痫药物无效，是儿童期一种主要的难治性癫痫。

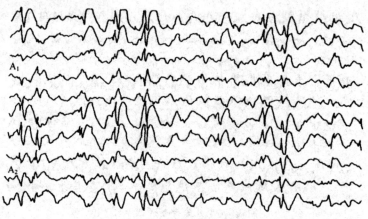

图 3-4　Lennox-Gastaut 综合征

(5)全面性癫痫伴热性惊厥附加症(GEFS⁺)：近年,国际多数学者建议不再把热性惊厥(FS)诊断为癫痫,但认定为一种儿童时期常见的癫痫综合征 GEFS⁺。然而,与一般 FS 不同,GEFS⁺患儿于 6 岁后继续有频繁的、伴发热或无热的痫性发作,总发作次数超过一般 FS,甚至可达数十次(二至百余次)。小于 3 Hz 的慢棘-慢复合波为本病的 EEG 特征。GEFS⁺常有癫痫或 FS 家族史,一个家族中可有多种发作形式,多数仅表现为一般 FS,但部分于 6 岁后继续频繁的 FS(强直-阵挛性发作)发作,称为 FS⁺。

GEFS⁺的发生受遗传因素影响,一些人根据家系分析认定属常染色体显性遗传,由于不完全外显率,导致了临床各种表型。但有学者主张为复杂性多基因遗传,以此解释 GEFS⁺的表型异质性。近年初步锁定本病的两个基因座分别在 19q 和 2q 上。

四、诊断

确立癫痫诊断,应力求弄清以下 3 个问题：①其发作究竟是否为痫性发作；②若为痫性发作,进一步弄清是什么发作类型,抑或属于某一特殊的癫痫综合征；③尽可能明确或推测癫痫发作的病因。

(一)相关病史

1.发作史

癫痫患儿可无明显异常体征,详细而准确的发作史对诊断特别重要。癫痫发作应具有发作性和重复性这一基本特征。问清楚从先兆、发作起始到发作全过程,有无意识障碍,是局限性还是全身性发作,发作次数及持续时间,有无任何诱因,以及与睡眠的关系等。

2.提示与脑损伤相关的个人与过去史

如围产期异常、运动及智力发育落后、颅脑疾病与外伤史等。

3.家族病史

癫痫、精神病及遗传代谢病家族史。

(二)体格检查

尤其是与脑部疾病相关的阳性体征,如头围、智力低下、瘫痪、锥体束征或各种神经皮肤综合征等。

(三)辅助检查

癫痫定位检查的方法分为三大类,即：①脑电生理检查,如各种 EEG。②脑形态学检查,如

CT、MRI 等。③脑功能显像,如 MAR、DSA、脑代谢显像及脑神经受体显像。

1.脑电图(EEG)

脑电图是诊断癫痫最重要的实验室检查,不仅对癫痫的确诊,而且对临床发作分型和转归分析均有重要价值。EEG 中出现棘波、尖波、棘-慢复合波等痫样放电者,有利癫痫的诊断。多数痫样波的发放是间歇性的,EEG 描记时间越长,异常图形发现率越高。若仅做常规清醒描记,EEG 阳性率不到 40%,加上睡眠等各种诱发试验可增至 70%。故一次常规 EEG 检查正常不能排除癫痫的诊断。必要时可进一步做动态脑电图(AEEG)或录像脑电图(VEEG),连续做 24 小时或更长时程记录,可使阳性率提高至 80%～85%。若在长时程记录中出现"临床发作",不仅能获得发作期痫性发放图形,还可弄清楚癫痫波发放的皮层起源区,区分原发与继发性癫痫。实时的观察"临床发作"录像,能更好确认发作类型。若"临床发作"中无癫痫发作 EEG 伴随,癫痫发作的可能性就很小了。

2.影像学检查

当临床表现或脑电图提示为局灶性发作或局灶-继发全身性发作的患儿,应做颅脑影像学包括 CT、MRI 甚至功能影像学检查。

五、鉴别诊断

(一)婴幼儿擦腿综合征

发作时婴儿双腿用劲内收,或相互摩擦,神情贯注,目不转睛,有时两上肢同时用劲,伴出汗。本病发作中神志始终清楚,面红而无苍白青紫,可随时被人为中断,发作期和发作间期 EEG 正常,可与癫痫区别。

(二)婴幼儿屏气发作

多发生于 6～18 个月婴儿。典型表现是当遇到不愉快而引起啼哭时,立即出现呼吸停止,青紫和全身肌张力低下,可有短暂意识障碍,一般不超过 1 分钟。再现自主呼吸后随即一切恢复正常。与癫痫的区别在于本病明显以啼哭为诱因,意识丧失前先有呼吸暂停及青紫,EEG 无异常,随年龄增大发作逐渐减少,5 岁以后不再发作。

(三)睡眠障碍

1.夜惊

常见于 4～7 岁儿童,属非动眼睡眠期(NREM)的睡眠障碍。深睡中患儿突然坐起哭叫,表情惊恐,伴有瞳孔散大、出汗、呼吸急促等交感神经兴奋表现,不易唤醒。数分钟后即再度安静入睡。次日对发作无记忆。根据其发作的自限性,EEG 正常,可与癫痫区别。

2.梦魇

以学龄前或学龄期儿童居多。常发生在后半夜和动眼睡眠期(REM),患儿因噩梦而引起惊恐状发作。与夜惊不同,梦魇中患儿易被唤醒,醒后对刚才梦境能清楚回忆,并因此心情惶恐无法立即再睡。根据其 EEG 正常,对发作中梦境的清楚回忆,可与癫痫鉴别。

3.梦游症

梦游症也是 NREM 深睡期障碍。患儿从睡中突然起身,从事一些无目的的活动,如穿衣、搜寻、进食甚至开门窗等。发作中表情呆滞,自言自语地说一些听不懂的言词。醒后对发作无记忆。与精神运动性癫痫发作的区别在于各次发作中梦游症的异常行为缺少一致性,发作中 EEG 正常,患儿易被劝导回床,也无发作后意识恍惚或乏力等表现。

(四)偏头痛

本病是小儿时期反复头痛发作的主要病因。典型偏头痛主要表现为视觉先兆、偏侧性头痛、呕吐、腹痛和嗜睡等。儿童以普通型偏头痛多见,无先兆,头痛部位也不固定。常有偏头痛家族史,易伴恶心、呕吐等胃肠道症状。实际上临床极少有单纯的头痛性或腹痛性癫痫者,偏头痛决不会合并惊厥性发作或自动症,EEG 中也不会有局灶性痫性波放电。

(五)抽动性疾病

抽动是指突发性不规则肌群重复而间断的异常收缩(即所谓运动性抽动)或发声(即声音性抽动)。大多原因不明,精神因素可致发作加剧。主要表现为以下 3 种形式。

1.简单性抽动

仅涉及一组肌肉的短暂抽动如眨眼、头部抽动或耸肩等,或突然爆发出含糊不清的单音如吸气、清喉、吸吮、吹气甚至尖叫声。

2.复杂性抽动:多组肌群的协同动作,如触摸、撞击、踢腿、跳跃等,缺乏目的性,成为不适时机的异常突发动作,或模仿性姿势。

3.Tourette 综合征

Tourette 综合征是指多种运动性和语声性抽动症状持续 1 年以上的 21 岁以下儿童及青少年患者。可能与遗传因素有关。发作程度时轻时重,形式常有变化。5～10 岁发病,男孩更多见。初期可能仅为简单性抽动,以后发展为复杂性抽动,病情波动,并反复迁延不愈,甚至持续到成年。

(六)晕厥

晕厥是暂时性脑血流灌注不足引起的一过性意识障碍。年长儿多见,尤其青春期。常发生在患儿持久站立,或从蹲位骤然起立以及剧痛、劳累、阵发性心律不齐、家族性 QT 间期延长等情况中。晕厥前,患儿常有眼前发黑、头晕、苍白、出汗、无力等先兆,继而短暂意识丧失,偶有肢体强直或抽动,清醒后对发作情况不能回忆,并有疲乏感。与癫痫不同,晕厥患者意识丧失和倒地均逐渐发生,发作中少有躯体损伤,EEG 正常,头竖直 平卧倾斜试验呈阳性反应。

(七)癔症性发作

可与多种癫痫发作类型混淆。但癔症发作并无真正意识丧失,发作时慢慢倒下不会有躯体受伤,无大、小便失禁或舌咬伤。抽搐动作杂乱无规律,瞳孔散大,深、浅反射存在,发作中面色正常,无神经系统阳性体征,无发作后嗜睡,常有夸张色彩。发作期与发作间期 EEG 正常,暗示治疗有效,与癫痫鉴别不难。

六、治疗

早期合理的治疗,能使 90% 以上癫痫患儿的发作得到完全或大部分控制,多数患儿可不再复发。家长、学校及社会应树立信心,批驳"癫痫是不治之症"这一错误观念。在帮助患儿接受正规治疗同时,应安排规律的生活、学习、作息,并注意其安全。

(一)药物治疗

合理使用抗癫痫药物是当前治疗癫痫的主要手段。

1.早期治疗

反复的癫痫发作将导致新的脑损伤,早期规则治疗者成功率高。但对首次发作轻微,且无其他脑损伤伴随表现者,也可待第二次发作后再用药。抗癫痫药物的使用可参考表3-4。

表 3-4 传统抗癫痫药物与抗癫痫新药

	药物	剂量 (mg/kg·d)	有效血度 (μg/mL)	消除半衰期 (h)	主要不良反应
传统 药物	丙戊酸钠(VPA)	15～40	50～100	11～20	食欲和体重增加、肝功能损害等
	卡马西平(CBZ)	15～30	4～12	8～20	头晕、皮疹、白细胞计数减少、肝功能损害等
	苯妥英钠(PHT)	3～8	10～20	22	齿龈增生、共济失调、皮疹、白细胞计数减少
	苯巴比妥(PB)	3～5	20～40	48	多动、注意力不集中、皮疹
	乙琥胺(ESX)	20	40～120	55	胃肠道反应、头痛、白细胞计数减少
	氯硝西泮(CZP)	0.02～0.2	20～80	20～60	嗜睡、共济失调、流涎、全身松软
	硝西泮(NZP)	0.2～1	—	8～36	同 CZP
	促肾上腺皮质(ACTH)	25～40 单位			肾上腺皮质功能亢进
新药	托吡酯(TPM)	3～6	—	15	嗜睡、思维慢、食欲减退、体重减轻、少汗
	拉莫三嗪(LTG)	5～15	1.5～3.0	20～30	皮疹、嗜睡头痛、共济失调、胃肠反应
	氨基烯酸(VGB)	40～80	—	5～6	嗜睡、精神压抑、视野缺失
	奥卡西平(OCBZ)	10～30	—	8～15	同 CBZ,但较 CBZ 轻

2.根据发作类型选药

常用药物中,丙戊酸(VPA)与氯硝西泮(CZP)是对大多数发作类型均有效的广谱抗癫痫药;而抗癫痫新药中,主要是托吡酯和拉莫三嗪(LTG),这两种药物具有较广谱抗癫痫作用(表 3-5)。

表 3-5 不同癫痫发作类型的药物选择

发作类型	抗癫痫药物	
	常用抗癫痫药物	抗癫痫新药
强直-阵挛性发作(原发和继发)	VAP、CBZ、PB、PHT、CZP	TPM、LTG
肌阵挛、失张力、强直性或不典型失神发作	VPA、CZP、NZP	TPM、LTG
失神发作	ESM、VPA、CZP	LTG
局灶性发作,继发性强直-阵挛发作	CBZ、VPA、PHT、PB、CZP	TPM
婴儿痉挛	ACTH、CZP、VPA、NZP	VGB、TPM、LTG

3.单药或联合用药的选择

近 3/4 的病例仅用一种抗癫痫药物即能控制其发作。对于应用一种药物不能控制着,应考虑选择 2～3 种作用机制互补的药物联合治疗。

4.用药剂量个体化

从小剂量开始,依据疗效、患者依从性和药物血浓度逐渐增加并调整剂量,达最大疗效或最大血浓度时为止。一般经 5 个半衰期服药时间可达该药的稳态血浓度。

5.长期规则服药以保证稳定血药浓度

一般应在服药后完全不发作 2～4 年,又经 3～6 月逐渐减量过程才能停药。婴幼儿期发病、不规则服药、EEG 持续异常以及同时合并大脑功能障碍者,停药后复发率高。青春期来临易致癫痫复发、加重,故要避免在这个年龄期减量与停药。

6.定期复查

密切观察疗效与药物不良反应。除争取持续无临床发作外,至少每年应复查一次常规 EEG 检查。针对所用药物主要不良反应,定期监测血常规、血小板计数或肝肾功能。在用药初期,联合用药、病情反复或更换新药时,均应监测药物血浓度。

(二)手术治疗

有 20％～30％的患儿对各种抗癫痫药物(AEDS)治疗无效而被称为难治性癫痫,对其中有明确局灶性癫痫发作起源的难治性癫痫,可考虑手术治疗。手术适应证:①难治性癫痫,有缓慢发展的认知障碍及神经功能受损表现。②病灶切除后不致引起难于接受的新病灶。③证实无代谢性疾病。④体检发现有定位及定侧的皮质功能障碍。⑤MRI 定位在一个半球的局部病变。⑥三大常规检查(MRI、PET、V-EEG)有一致性定侧及定位表现。

近年对儿童难治性癫痫的手术治疗有增多趋势,其中 2/3 因颞叶病灶致癫痫难治而行病灶切除,术后约 60％发作缓解,36％有不同程度改善。其他手术方式包括非颞叶皮层区病灶切除术、病变半球切除术以及不切除癫痫灶的替代手术(如胼胝体切断术、软脑膜下皮层横切术)。

手术禁忌证包括伴有进行性大脑疾病、严重精神智能障碍(IQ＜70),或活动性精神病,或术后会导致更严重脑功能障碍的难治性癫痫患者。

(三)癫痫持续状态(ES)的急救处理

1.尽快控制 ES 发作

立即静脉注射有效而足量的抗癫痫药物,通常首选地西泮,大多在 1～2 分钟内止惊,每次剂量 0.3～0.5 mg/kg,一次总量不超过 10 mg。原液可不稀释直接静脉推注,速度不超过 1 mg/min(新生儿 0.2 mg/min)。必要时 0.5～1 小时后可重复一次,24 小时内可用 2～4 次。静脉注射困难时同样剂量经直肠注入比肌内注射见效快,5～10 分钟可望止惊。静脉推注中要密切观察有无呼吸抑制。与地西泮同类的有效药物还有劳拉西泮或氯硝西泮。此外,苯妥英钠、苯巴比妥都属于抢救 ES 的第一线药物,其作用各有特色,可单独或联合应用。

2.支持治疗

支持治疗主要包括:①生命体征监测,重点注意呼吸循环衰竭或脑疝体征;②保持呼吸道通畅,吸氧,必要时人工机械通气;③监测与矫治血气、血糖、血渗透压及血电解质异常;④防治颅压增高。

(四)其他

1.干细胞移植

人类颞叶癫痫的主要病理改变是海马硬化,即选择性神经细胞丢失和胶质细胞增生。用移植细胞替代丢失的神经元,可修复损伤的神经系统,阻断颞部癫痫的发生与发展,并克服药物治疗和手术治疗的缺点,从根本上治愈癫痫。供体细胞主要是胚胎细胞,如将绿色荧光蛋白(GFP)

转基因骨髓基质干细胞(BMSCS)移植至致痫鼠后能够存活、迁移,并能够改善癫痫鼠的脑细胞功能。这可成为一种有效的癫痫治疗手段。

2.神经肽 Y(NPY)

在中枢神经系统中,有相当数量的不同类型的中间神经元以它们各自所表达的一系列神经肽的不同而被区分,而中间神经元在调节中枢神经兴奋性的过程中,神经肽起着非常关键的作用。神经肽 Y(NPY)能够强有力地抑制人类齿状回的兴奋性突触传递,在动物模型中具有强大的抗痫作用。

(魏丽夏)

第四节　重症肌无力

重症肌无力是累及神经-肌肉接头处突触后膜上乙酰胆碱受体(Ache)的自身免疫性疾病,临床表现为肌无力,且活动后加重,休息后或给予胆碱酯酶抑制剂后症状减轻或消失。

一、病因及发病机制

重症肌无力发病的基本环节是机体产生对自身乙酰胆碱受体的抗体,使神经-肌肉接头处突触后膜上的乙酰胆碱受体破坏,造成神经指令信号不能传给肌肉,使肌肉的随意运转发生障碍,但机体为何产生自身抗体,原因不清楚。临床观察到不少患者胸腺肥大,认为可能与胸腺的慢性病毒感染有关,本病也具有某些遗传学特征,研究发现不同的人群发病率不同,一些人类白细胞抗原(HLA)型别的人群发病率高,女性 $HLA-A_1B_8$ 及 DW_3,男性 $HLA-A_2B_3$ 人群发病率明显高于其他人群。

二、临床表现

根据发病年龄和临床特征,本病可分为以下 3 种常见类型。

(一)新生儿一过性重症肌无力

如果母亲患重症肌无力,其所生新生儿中有 1/7 的概率患本症。原因是抗乙酰胆碱受体抗体通过胎盘,攻击新生儿乙酰胆碱受体。患儿出生后数小时或数天出现症状,表现为哭声细弱、吸吮吞咽无力,重者出现呼吸肌无力而呈现缺氧症状。体征有肌肉松弛、腱反射减弱或消失。很少有眼外肌麻痹眼睑下垂症状。有家族史者易于识别。肌内注射新斯的明或依酚氯胺症状立即减轻有特异性识别价值。本病为一过性,多数于 5 周内恢复。轻症不需治疗,重症则应给予抗胆碱酶药物。血浆交换治疗是近年来出现的治疗办法,疗效较好,至于为何重症肌无力母亲所生的新生儿多数无症状,原因可能是新生儿乙酰肌碱受体与母亲的乙酰胆碱受体抗原性不一样,不能被抗体识别而免受攻击。

(二)新生儿先天性重症肌无力

新生儿先天性重症肌无力又名新生儿持续性肌无力,患儿母亲无重症肌无力,本病多有家族史,为常染色体隐性遗传。患儿出生后主要表现为上睑下垂,眼外肌麻痹。全身性肌无力、哭声低弱及呼吸困难较少见。肌无力症状较轻,但持续存在,血中抗乙酰胆碱受体抗体滴度不高,抗胆碱酶药物治疗无效。

(三)儿童型重症肌无力

儿童型重症肌无力是最多见的类型。2~3岁为发病高峰,女性多于男性,根据临床特征分为眼肌型,全身型及脑干型。

1.眼肌型

最多见,单纯眼外肌受累,表现为一侧或双侧眼睑下垂,晨轻暮重,也可表现为眼球活动障碍、复视、斜视等,重者眼球固定。

2.全身型

有一组以上肌群受累,主要累及四肢,轻者一般活动不受严重影响,仅表现为走路及走动作不能持久,上楼梯易疲劳。常伴眼外肌受累,一般无咀嚼、吞咽、构音困难。重者常需卧床、伴有咀嚼、吞咽、构音困难,并可有呼吸肌无力。腱反射多数减弱或消失,少数可正常。无肌萎缩及感觉异常。

3.脑干型

主要表现为吞咽困难及声音嘶哑,可伴有限睑下垂及肢体无力。

三、预后

儿童型重症肌无力可自行缓解或缓解与急性发作交替,或缓慢进展。呼吸道感染可诱发本病或使症状加重。据报道眼肌型第1次起病后,约1年患儿自行缓解。以眼肌症状起病者,若2年后不出现其他肌群症状,则一般不再出现全身型症状,预后好。脑干型可致营养不良或误吸,预后较差。呼吸肌严重受累者可至呼吸衰竭而死亡。

四、诊断及鉴别诊断

根据病变主要侵犯骨骼肌及一天内症状的波动性,上午轻、下午重的特点对病的诊断当无困难。同时对用下列检查进一步确诊。

(一)疲劳试验(Jolly 试验)

使受累肌肉重复活动后症状明显加重。如嚼肌力弱者可使其重复咀嚼动作30次以上则加重以至不能咀嚼,此为疲劳试验阳性,可帮助诊断。

(二)抗胆碱酯酶药物试验

1.依酚氯胺试验

依酚氯胺0.2 mg/kg 或 0.5 mg/kg,1分钟后再给,以注射用水稀释1 mL,静脉注射,症状迅速缓缓解则为阳性。持续10分钟左右又恢复原状。

2.新斯的明试验

甲基硫酸新斯的明0.04 mg/kg(新生儿每次0.1~1.15 mg)肌内注射,20分钟后症状明显减轻则为阳性,可持续2小时左右。为对抗新斯的明的毒蕈碱样反应(瞳孔缩小、心动过缓、流涎、多汗、腹痛、腹泻、呕吐等)应准备好肌内注射阿托品。

(三)神经重复频率刺激检查

必须在停用新斯的明17小时后进行,否则可出现假阴性。典型改变为低频(2~3 Hz)和高频(10 Hz以上)重复刺激均能使肌动作电位波幅递减,递减幅度10%以上为阳性。80%的病例低频刺激时呈现阳性反应,用单纤维肌电图测量同一神经支配的肌纤维电位间的间隔时间延长。

神经传导速度正常。

(四)AChR 抗体滴度测定

对 MG 的诊断具有特征性意义。90％以上全身型 MG 病例的血清中 AChR 抗体滴度明显增高(高于是 10 nmol/L),但眼肌型的病例多正常或仅 AChR 抗体滴度轻度增高。

五、治疗

(一)药物治疗

1.抗胆碱酯酶药物

常用者有下列数种。

(1)溴化新斯的明:口服剂量每天 0.5 mg/kg,分为每 4 小时 1 次(5 岁内);每天0.25 mg/kg,分为每 4 小时 1 次(5 岁以上)。逐渐加量,一旦出现毒性反应则停止加量。

(2)溴吡斯的明:口服剂量每天 2 mg/kg,分为每 4 小时 1 次(5 岁内);每天 1 mg/kg,分为每 4 小时1 次(5 岁以上)。逐渐加量,一旦出现毒性反应则停止加量。

(3)安贝氯胺:口服剂量(成人)为每次 5～10 mg,每天 3～4 次。

(4)辅助药物如氯化钾、麻黄素等可加强新斯的明药物的作用。

2.皮质类固醇

可选用泼尼松每天 1.5 mg/kg 口服;也有人主张用大剂量冲击疗法,但在大剂量冲击期间有可能出现呼吸肌瘫痪。因此,应做好气管切开、人工呼吸的准备。如症状缓解则可逐渐减量至最小的有效剂量维持治疗,同时应补充钾盐。长期应用者应注意骨质疏松、股骨头坏死等并发症。无论全身型或眼肌型患儿均可一开始即用皮质类固醇治疗治疗后期可加用抗胆碱酯酶药。

3.免疫抑制剂

可选用硫唑嘌呤或环磷酰胺,应随时检查血常规,一旦发现白细胞计数下降低于3×10^9/L时应停用上述药物,同时注意肝肾功能的变化。

忌用对神经-肌肉传递阻滞的药物,如各种氨基糖甙类抗生素、奎宁、奎尼丁、普鲁卡因胺、普萘洛尔、氯丙嗪以及各种肌肉松弛剂等。

(二)胸腺组织摘除术

对胸腺增长者效果好。适应证为年轻女性患者,病程短、进展快的病例。对合并胸腺瘤者也有一定疗效。对全身型重症肌无力患儿,目前主张使用。手术后继用泼尼松 1 年。

(三)放射治疗

如因年龄较大或其他原因不适于做胸腺摘除者可行深部^{60}Co 放射治疗。

(四)血浆置换法

如上述治疗均无效者可选用血浆置换疗法,可使症状迅速缓解,但需连续数周,且价格昂贵,目前尚未推广应用。

(五)危象的处理

一旦发生呼吸肌瘫痪,应立即进行气管切开,应用人工呼吸器辅助呼吸。但应首先确定为何种类型的危象,进而对症治疗。

1.肌无力危象

肌无力危象为最常见的危象,往往由于抗胆碱酯酶药量不足引起。可用依酚氯胺试验证实,如注射后症状明显减轻则应加大抗胆碱酯酶药物的剂量。

2.胆碱能危象

胆碱能危象由抗胆碱酯酶药物过量引起。患者肌无力加重,并出现肌束颤动及毒蕈碱样反应。可静脉注入依酚氯胺 2 mg,如症状加重则立即停用抗胆碱酯酶药物,待药物排出后可重新调整剂量,或改用皮质类固醇类药物等其他疗法。

3.反跳危象

出于对抗胆碱酯酶药物不敏感,依酚氯胺试验无反应。此时应停止应用抗胆碱酯酶药物而用输液维持。过一段时间后如对抗胆碱酯酶药物有效时可再重新调整用量,或改用其他疗法。

在危象的处理过程中,保证气管切开护理的无菌操作,雾化吸入,勤吸痰,保持呼吸道通畅,防止肺不张、肺部感染等并发症是抢救成活的关键。

(魏丽夏)

第五节　进行性肌营养不良

进行性肌营养不良为原发于肌肉组织的遗传性疾病,是一组进行性对称性的肌肉无力和萎缩。大多有家族史。近年来,特别是自 20 世纪 90 年代以来,分子生物学研究的进展,使以肌营养不良(MD)为代表的一组肌病在认识和诊断水平方面都有极大的发展。

一、发病机制

数十年来,关于肌营养不良的发病机制有多种学说,如血管源性、神经源性、肌纤维再生错乱和肌细胞膜功能障碍学说等,每种学说均有支持点与不支持点,其中以肌纤维胞膜功能学说最具支持点,主要解释了 Duchenne 型肌营养不良(DMD)和 Becker 型肌营养不良(BMD)的发病机制,经研究证实,该两型肌营养不良症是由于位于 XP$^{21.1}$ 上抗肌萎缩蛋白(*Dystrophin*)基因的缺陷所致,该基因是当今已知基因中最大的基因,有 2 500 个碱基,占整个 X 染色体长度的 1%,大部分序列为内含子,主要在骨骼肌、平滑肌、心肌及脑组织中表达,包括 75~79 个外显子,*Dystrophin* 由 3 685 个氨基酸组成,属膜蛋白成分,位于肌细胞膜的内层起细胞骨架的作用,能与肌动蛋白组合,*Dystrophin* 的缺乏或减少能引起不同程度的肌细胞膜功能障碍,使大量的游离 Ca^{2+}、高浓度的细胞外液和补体成分进入肌纤维内,引起肌细胞内的蛋白质释放,补体激活,导致肌原纤维断裂,坏死和巨噬细胞对这些坏死组织的吞噬清除,血清肌酶谱升高,*Dystrophin* 基因突变的形式多种多样,缺乏或缺陷的形式也多种多样,引起不同的临床表型,*Dystrophin* 存在的量与疾病的临床程度密切相关,在 DMD 中,*Dystrophin* 的量不足正常人的 3%,而 BMD 者为正常人的 15% 以上。除量的多寡外,*Dystrophin* 缺乏的部位亦与表型有关,在 DMD 中,基因片段的缺失引起 *Dystrophin* 羧基端不能与相关蛋白(DAP)结合,而 BMD 是一种剪断的形式,剪断的部位多样化,若在 N 端与 C 端之间剪断,中部棒状区的序列缺失则 BMD 更为良性。其他型别的肌营养不良亦有突破,但确切的机制有待进一步研究。

二、临床表现

(一)Duchenne 型肌营养不良症

Duchenne 型肌营养不良症(DMD)又称为假肥大型肌营养不良症,是一种常见的致死性神经骨骼肌系统 X 性连锁隐性遗传病,发病率为活产男婴的 1/3 500,患病率为(13~35)/10 万,分布于世界各地人群中,发病于男孩,女孩极少患病,多为携带者,患儿母亲半数以上可查获血清肌酶异常,病因为骨骼肌、心肌、平滑肌及脑组织中 XP^{21} *Dystrophin* 基因突变,引起其表达物抗肌萎缩蛋白的表达缺如(不足正常人的 3%)。

患儿学行走时就易被察觉,以后陆续就诊。跑、跳动作发育落后于同龄儿童,甚至走路易跌倒,上楼和下蹲之后站立困难,肌无力自躯干和四肢近端开始,下肢重于上肢,由于下肢肌无力,出现"鸭步"(行走时足跟不着地,腹部前凸,头向前冲而胸部后倾,躯干左右晃动),肩胛带的肌无力萎缩,出现"翼状肩"(双臂前撑时两肩胛向后突起,形如双翼),两臂平举困难,有 Gower 现象(从仰卧位起立时按下列顺序完成:由仰卧位转为俯侧卧位,然后以双手支撑双足背、膝部等处顺次攀扶,并同时将躯干重量后移,才能完全起立),以上症状逐渐加重,四肢近端肌肉萎缩明显,但90%左右患者同时伴有双腓肠肌假性肥大,质地坚硬似软橡皮,假性肥大也可见于三角肌、臀肌、股四头肌、肱三头肌、肛下肌等处,80%伴有心肌损害,出现心肌肥厚,各种心律失常和心力衰竭;90%以上患儿有心电图的异常,表现为高 R 波,Q 波加深,右室肥大,右束支传导阻滞等表现,平滑肌一般不受损害,但有恶心、呕吐等急性胃扩张的报道。

早期肌肉受累后,张力低下,腱反射减退或消失,严重时由于肌肉无力,萎缩和挛缩,关节活动少后出现畸形,跟膝部挛缩出现足尖行走的跛行。

Dystrophin 基因的病变还影响脑的 *Dystrophin* 的表达,因此患儿智能低下,学习成绩低劣,此外尚有牙齿排列不齐,门牙宽阔而齿缘呈锯状,犬齿特别明显。

(二)Becker 型肌营养不良

Becker 型肌营养不良与 DMD 一样同属 X-连锁隐性遗传疾病,由 XP^{21} *Dystrophin* 基因突变引起骨骼肌中 *Dystrophin* 蛋白表达减少(15%)或分子量的改变(85%),但本病临床罕见,发病率仅及 Duchenne 型的 1/10。

此型肌营养不良症起病比较晚,进展较缓慢,一般在 5~10 岁起病,20~75 岁丧失独立行走能力。多在运动后诉腓肠肌痉挛,需轮椅代步的年龄在 25 岁左右,常存活 40~50 岁,多死于并发症,部分病者可表现为假肥大不明显,反而出现肌肉萎缩。

(三)Emery-Dreifuss 肌营养不良症

Emery-Dreifuss 肌营养不良症也属于 X-连锁隐性遗传,基因定位于 Xq^{28},基因调控产物依曼蛋白功能不清,其临床表现很像 DMD 疾病在女性患者中的表现,一般以上臂、肩胛、大腿前群肌肉的萎缩和无力为主要特征。肌无力常早期发生,并与挛缩相伴存,其中以肘后部和跟腱为最突出,臂在伸直时会感到突然受阻,酷似骨头一样硬,本病缓慢进展,逐步累及其余的肌群,如髋关节等部位,严重时可有心肝并发症而骤死,或者伴严重室性心肌病或室性心力衰竭。

(四)肢带型肌营养不良

肢带型肌营养不良青少年期起病,肩胛带与骨盆带肌萎缩无力,与 Duchenne 型、面肩肱型同属常见类型,一般进展缓慢男女均可患病,随病程进展,受累肌肉逐渐波及上、下肢带的全部肌肉,而致上楼困难以及举臂不能。预后比 Duchenne 型好。临床上须与肢带综合征鉴别,后者的肌电图与肌活检均为神经源性改变。

(五)面肩肱型肌营养不良

面肩肱型肌营养不良患病率为(0.4～0.5)/10万,为常染色体显性遗传,亦有散发病例,发病年龄跨度大,一般在青春期起病,男女均可患病。其典型的临床表现是面肌受累呈特殊的肌病面容(闭目不全,噘嘴不能,蹙眉,皱额困难,嘴唇增厚等),肩胛带及上臂肌群乃至胸大肌也可受累,严重时可出现翼状肩,衣架肩,游离肩等多种特殊姿势,但下肢受累较轻,虽可有轻度腓肠肌肥大,但可长期坚持步行。

其他型少见,且多于成年后发病。

三、实验室检查

(一)生化检查

存在多种血清肌酶谱增高,以肌酸磷酸激酶(CPK)及其同工酶(CPK-MB)升高最明显,其中假肥大型检出率最高,肢带型次之,面肩肱型相对较低,其他肌酶如乳酸脱氢酶(LDH),肌红蛋白(Mb)都可能不同程度的升高。不同年龄的DMD患者,可因所处病程早晚的不同而酶谱升高的程度不同。一般而言,3～4岁血清CPK、PK、Mb、LDH活性最高,可达正常值的100倍以上,晚期由于肌肉的纤维化,逐渐减少产生肌酶的场所,所以血清肌酶反而不高。

血清醛缩酶(ALD)、丙酮酸激酶(PK)的升高几乎只见于进行性肌营养不良患者,且在本病症状尚不明显时业已升高,故对早期诊断和鉴别诊断更有价值。

(二)肌电图

肌电图检查提示肌原性改变,受累肌肉主动收缩时,动作电位的幅度减低,间歇期缩短,多相电位中度增加,单个运动单位的范围和纤维密度减少,但各型略有差异。假肥大型较少强直电活动,肢带型强直样电活动较多。

(三)肌组织活检

可见肌组织呈原发性肌病的病理变化,即肌纤维大小不等,有变性坏死和再生改变,间质中结缔组织和脂肪组织增生。各型肌营养不良病理变化大致相同。

此外患者尚可有心脏损害,表现在:①心肌损害以左室后壁为主;②潜在的心功能不全;③杂合子也有心功能不同程度的改变。头部CT检查可发现部分患者有脑萎缩,以假肥大型明显,其智力商数值(IQ)亦有不同程度的降低。

四、诊断和鉴别诊断

典型肌营养不良症者可根据隐袭起病,进行性加重的肢体近端肌无力,性环链或常染色体显性或隐性遗传形式,血清中CPK、LDH、ALD、PK等升高特征以及肌活检而予以诊断,然而不同年龄起病的肌营养不良症者必须与有关疾病相鉴别。

(一)婴儿型脊肌萎缩症

主要与DMD相区别,要点是起病年龄更早,有时可见肌束震颤,其肌肉萎缩在肢体远端亦明显,肌电图及肌活检检查可资鉴别。

(二)良性先天性肌张力不全症

应与先天性或婴儿期肌营养不良症鉴别,特点为无肌萎缩,CPK含量正常,肌活检无特殊发现,预后良好。

（三）重症肌无力

主要是全身骨骼肌或单纯眼肌无力，呈活动后加重，休息后减轻，晨轻暮重等特点，新斯的明试验阳性。肌电图低频电刺激呈波幅递减现象。

（四）多发性肌炎

主要与肢带型区别，多发性肌炎的发展较快，常有肌痛，无家族遗传史，肌活检可提供明确的鉴别依据。

（五）直性肌营养不良症

有肌强直，常伴白内障，脱发和性腺萎缩。血清酶改变不大。

五、治疗

目前尚无特殊疗法，只能做一般的对症支持治疗。

（一）加兰他敏

25 mg，肌内注射，每天 1～2 次，若有疗效，常在第 3～4 周出现，1 个月为 1 个疗程，亦可间断反复应用。

（二）肌生注射液

400～800 mg 肌内注射，每天 1～2 次，1 个月为 1 个疗程，部分病例可以改善临床症状。

（三）别嘌呤醇

50～100 mg，每天 3 次口服，3 个月为 1 个疗程，可能有效，但要注意消化道不良反应，其机制是能防止一种供肌肉收缩和生长的高能化合物“腺苷三磷酸”的分解，从而缓解其病情。

（四）胰岛素-葡萄糖疗法

目的在于促进肌组织中糖原合成。皮下注射胰岛素，第 1 周每天 4 U，第 2 周每天 8 U，第 3～4 周每天 12 U，第 5 周每天 16 U，于每次注射后 15 分钟口服葡萄糖 30～100 g，有效者可于 2～3 个月后重复 1 个疗程，该法对早期肌萎缩不太明显者有一定疗效，对晚期病例无作用。

（五）钙通道阻滞剂

维拉帕米具有抑制转换膜对钙的透入作用，有一定效果。

（六）适当时机的外科矫形手术

改善上肢和足部的功能。严重的足下垂可用矫形鞋。

六、预防

由于无特效疗法，预防就显得特别突出，目前主要有以下两个重要措施。

（一）检出携带者

1.家系分析

DMD 患者的女性亲属可能是携带者，可分为：①肯定携带者，有一名或一名以上患儿的母亲，同时患者的姨表兄弟或舅父也有同病者；②很可能携带者，指散发病例的母亲或患者的同胞姐妹。根据 Buyes 对可能携带者的数理结构推测，一个妇女生过一个患儿和一个正常男孩者，50% 为携带者，生过两个正常男孩和一个患儿者，33% 为携带者，生三个正常男孩和一个患儿者，20% 的可能性为携带者。

2.生化测定

联合检查血清 CPK、MB、LDH，对携带者的检出率和准确率分别为 81.82% 和 92.86%，但由于血清酶水平在正常女性与女性携带者之间有一定的重叠,易造成误诊,故该项检测仅作为确定携带者的参考。

3.分子生物学方法

目前已开始应用于检出携带者,因 *Dyserophin* 的基因突变机制复杂,一种检测技术只限于某一种或几种突变,阴性结果不能排除其他类型突变的可能,所以方法多种,并不断推陈出新。

(1)限制性片段长度多态性(RFLP):为早期的方法,根据 DNA 限制性内切酶片段长度多态性,通过家系连锁分析找出与缺失 *DMD* 基因相连锁的多态性 DNA 片段,作为遗传标记追踪其在家族成员中的传递,从而检出携带者。

(2)DNA 探针 SouthCern 杂交法:根据 DNA 剂量效应判断缺失型 *DMD* 基因携带者。

(3)定量 PCR 方法:通过比较正常位点与缺失位点占 PCR 产物量的不同,诊断缺失型 *DMD* 携带者,方法简便、快速、准确,敏感性高,适于推广。

(4)短串联重复 CA 序列多态性分析法:利用 PCR 方法找出其多态性,对没有缺失的或为重复突变的 *DMD* 家系中携带者的检出作为首选。

(二)产前诊断

以往主张对携带者孕妇的男胎行胎镜下胎血检查 CPK 或 Mb,异常者终止妊娠,但创伤性大,特异性不高,目前逐渐由分子生物学方法取代,该法不需先行鉴别胎儿性别,可在早期妊娠或中期取绒毛组织或羊水检查。对于缺失型 *DMD* 选用 RFLP 方法找出与 *DMD* 基因连锁的片段,或用 CDNA 探针、PCR 方法等直接找出缺失的位点,基因诊断的方法正逐步成熟,当今出现的基因芯片技术为大范围的多种基因病变的进行性肌营养不良的基因诊断提供了可能。

七、预后

病情持续进展,预后不佳,假肥大型的死亡年龄平均为 17~19 岁,41.9% 死于呼吸衰竭,40.3% 死于心力衰竭,10.5% 死于心肺功能不全。

(魏丽夏)

第四章

小儿呼吸系统疾病

第一节 急性上呼吸道梗阻

呼吸道梗阻包括发生于呼吸道任何部位的正常气流被阻断。阻断的部位如果位于呼吸道隆突以上,往往会迅速引起窒息,危及生命。阻断的部位如果位于呼吸道隆突以下,影响支气管或小气道的气流,但不致立刻危及生命。急性上呼吸道梗阻不仅包括上呼吸道,也包括隆突以上所有气道的梗阻。上呼吸道梗阻危及患儿的情况取决于多方面的因素,包括梗阻的部位、梗阻的程度、梗阻发展的速度以及患儿心脏和肺的功能状态。

一、病因

(一)引起急性上呼吸道梗阻病因的解剖分布

1.鼻咽和口咽

其包括:①严重的面部创伤、骨折;②咽部异物;③扁桃体周围脓肿;④咽旁脓肿;⑤腭垂肿胀伴血管神经性水肿;⑥黏膜天疱疮。

2.咽后壁软组织

其包括:①咽后壁脓肿;②咽后壁出血;③颈椎损伤后水肿;④烫伤和化学性损伤。

3.颈部软组织

其包括:①创伤及医源性血肿;②颌下蜂窝织炎。

4.会厌

其包括:①急性会厌炎;②外伤性会厌肿胀;③过敏性会厌肿胀。

5.声门

其包括:①创伤性声门损伤(常为医源性);②手术引起的声带麻痹。

6.喉

其包括:①急性喉炎;②血管神经性水肿,喉痉挛;③异物;④手足抽搐伴发的喉痉挛、喉软化症;⑤外伤、骨折、水肿、局部血肿;⑥白喉的膜性渗出;⑦传染性单核细胞增多症的膜性渗出;⑧喉脓肿;⑨软骨炎。

7.声门下区和气管

其包括：①喉气管炎；②喉气管软化；③异物；④插管、器械、手术引起的医源性水肿；⑤膜性喉气管炎。

8.食管

其包括：①食管异物；②呕吐物急性吸入。

(二)引起急性上呼吸道梗阻病因的年龄分布

1.新生儿及小婴儿

喉软化、声门下狭窄、声带麻痹、气管软化、血管畸形、血管瘤等。

2.新生儿～1岁

先天性畸形(同上)、喉气管炎、咽后壁脓肿、异物等。

3.1～2岁

如喉气管炎、异物、会厌炎等。

4.3～6岁

有肿大的扁桃体及腺样体、鼻充血、会厌炎和异物等。

二、临床表现

气道部分梗阻时可听到喘鸣音,可见到呼吸困难,呼吸费力,辅助呼吸肌参加呼吸活动。肋间隙、锁骨上窝、胸骨上窝凹陷。严重病例呼吸极度困难、头向后仰、发绀至窒息,如瞪眼、口唇凸出和流涎。患儿欲咳嗽,但咳不出。辅助呼吸肌剧烈运动,呈矛盾呼吸运动,吸气时胸壁下陷,而腹部却隆起,呼气时则相反。虽然拼命用力呼吸,但仍无气流,旋即呼吸停止,继而出现心律失常,最终发生致命的室性心律失常,可因低氧和迷走神经反射引起心跳停止而迅速死亡。

三、鉴别诊断

临床上常以喘鸣音作为鉴别诊断的依据。喘鸣是由鼻和气管之间的上呼吸道因部分梗阻而部分中断了气体的通道,由一股或多股湍流的气体所产生。喘鸣的重要意义在于反映部分性的气道梗阻。儿童患者的气道并非一固定的管道,而为一相当软的管道,其管腔的横断面积随压力的不同而发生变化。在正常呼吸时其变化较小,当有阻塞性病变时则表现得相当重要。正常呼吸时,作用于气道的压力变化在胸腔内外是完全相反的。吸气时,在胸腔内,作用于气道壁的外周压力降低,因此,胸内气道趋于增宽;呼气时,外周压力升高使胸内气道变窄。胸外气道在吸气时,其周围软组织的压力保持近于不变,而胸腔内压力降低,使气道变窄;呼气时,胸腔内压力升高使胸外气道变宽。部分梗阻如果发生在气道内径能发生变化的部位,当气道变为最小时,梗阻将是最严重的。气道内径变小会使气流变慢并分裂,从而产生喘鸣。因此,胸外气道梗阻会产生吸气性喘鸣,胸内气道梗阻会产生呼气性喘鸣。较大的病变会产生吸气性和呼气性双相气流梗阻,从而引起双相(往返)喘鸣,双相喘鸣比单相喘鸣有更紧急的临床严重性。

喉是一固定性结构,其内径不随呼吸发生明显变化,婴儿喉腔最窄部位在声带处,横断面积为 $14\sim15~mm^2$。该部黏膜水肿仅 1 mm 时,即可使气道面积减少 65%。喉部病变多产生双相喘鸣。

不同病变引起的喘鸣的呼吸时相有以下 3 种病变。

（一）倾向于产生吸气性喘鸣的病变

倾向于产生吸气性喘鸣的病变包括：①先天性声带麻痹；②喉软化；③插管后喘鸣；④急性喉炎；⑤小颌、巨舌；⑥甲状舌骨囊肿；⑦声门上及声门蹼；⑧声门下血管瘤；⑨喉气管炎；⑩会厌炎；⑪咽后壁脓肿；⑫白喉。

（二）常产生双期喘鸣的病变

常产生双期喘鸣的病变包括：①先天性声门下狭窄；②气管狭窄；③血管环、血管悬带；④声门下血管瘤；⑤声门下蹼。

（三）倾向产生呼气性喘鸣的病变

倾向产生呼气性喘鸣的病变包括：①气管软化；②气管异物；③纵隔肿瘤。

喘鸣的听觉特征可能对诊断有帮助，如喉软化症的喘鸣为高调、鸡鸣样、吸气性。声门梗阻亦产生高调喘鸣；而声门上病变通常产生低调、浑厚的喘鸣。粗糙的鼾声是咽部梗阻的表现。

发音的特征对上呼吸道梗阻的病因也可能提供诊断线索。如声音嘶哑，常见于急性喉炎、喉气管炎、白喉和喉乳头状瘤病；声音低沉或无声，常见于喉蹼、会厌炎和喉部异物。

咳嗽的声音也有一定诊断意义。犬吠样咳嗽高度提示声门下腔病变；"钢管乐样"咳嗽常提示气管内异物。

由于上呼吸道与食管相毗邻，因此，上呼吸道梗阻也可引起进食困难。在婴儿，鼻咽梗阻时，由于鼻呼吸障碍，其所引起的进食困难常伴有窒息和吸入性呼吸困难；口咽梗阻，特别是舌根部病变以及声门上喉部病变，均影响吞咽；咽后壁脓肿及声门上腔炎症，如会厌炎，不仅极不愿吞咽而且引起流涎。

X线诊断：上呼吸道的梗阻在X线下有些疾病有特异性改变，有些则不具有特异性改变。在胸片上，上呼吸道梗阻的其他表现：①肺充气量趋于正常或减少，这与其他原因引起的呼吸困难所见的肺过度膨胀相反；②气道可见狭窄的部分；③若下咽腔包括在X线片内，则可见扩张。

四、治疗

（一）恢复气道通畅

急性上呼吸道梗阻患儿应立即设法使其气道通畅，尽量使患儿头向后仰。让患儿仰卧，抢救人员将一手置于患儿颈部，将颈部抬高，另一手置于额部，并向下压，使头和颈部呈过度伸展状态，此时舌可自咽后部推向前，使气道梗阻缓解。若气道仍未能恢复通畅，抢救者可改变手法，将一手指置于患儿下颌之后，然后尽力把下颌骨推向前；同时使头向后仰，用拇指使患儿下唇回缩，以便恢复通过口、鼻呼吸。如气道恢复通畅后，患儿仍无呼吸，应即刻进行人工机械通气。

（二）迅速寻找并取出异物

如果气道已经通畅，患儿仍无自主呼吸，通过人工机械通气肺仍不能扩张，应立即用手指清除咽喉部的分泌物或异物。患儿宜侧卧，医师用拇指和示指使患儿张口，用另一只手清除患儿口、咽部的分泌物或异物，以排出堵塞物。亦可用一长塑料钳，自口腔置入，深入患儿咽后部，探取异物，切勿使软组织损伤。亦可通过突然增加胸膜腔内压的方法，以形成足够的呼出气压力和流量，使气管内异物排出。具体做法是用力拍其肩胛间区或自患儿后方将手置于患儿的腹部，两手交叉，向上腹部施加压力。较安全的方法是手臂围绕于胸廓中部，婴儿围绕于下胸廓，用力向内挤压或用力拍击中背部，亦可得到类似结果。因为大部分吸入异物位于咽部稍下方的狭窄处，不易进一步深入，患儿因无足够的潮气量而无法将阻塞的异物排出。但此时患儿肺内尚有足够的残气量,故对胸或腹部迅速加压,排出的气量足以将异物排出。如有条件可在气管镜下取异物。

(三)气管插管、气管切开或环甲膜穿刺通气

来不及用上述方法或用上述方法失败的病例,以及其他情况紧急窒息时,如手足搐搦症、喉痉挛、咽后壁脓肿、甲状舌骨囊肿等,可先做气管插管,必要时可做气管切开。来不及做气管切开时,可先用血浆针头做环甲膜穿刺,或连接高频通气,以缓解患儿缺氧。然后再做气管插管或做气管切开,并置入套管。

(四)病因治疗

引起上呼吸道梗阻的病因除了异物按上述方法抢救外,由其他病因所引起者,应分别按照病因进行处理。

(魏丽夏)

第二节 急性毛细支气管炎

急性毛细支气管炎是 2 岁以下婴幼儿特有的一种呼吸道感染性疾病,尤其以 6 个月内的婴儿最为多见,是此年龄最常见的一种严重的急性下呼吸道感染。以呼吸急促、三凹征和喘鸣为主要临床表现。主要为病毒感染,50%以上为呼吸道合胞病毒(RSV),其他副流感病毒、腺病毒亦可引起,RSV 是本病流行时唯一的病原。寒冷季节发病率较高,多为散发性,也可成为流行性。发病率男女相似,但男婴重症较多。早产儿、慢性肺疾病及先天性心脏病患儿为高危人群。

一、诊断

(一)表现

1.症状

(1)2 岁以内婴幼儿,急性发病。

(2)上呼吸道感染后 2~3 天出现持续性干咳和发作性喘憋,咳嗽和喘憋同时发生,症状轻重不等。

(3)无热、低热、中度发热,少见高热。

2.体征

(1)呼吸浅快,60~80 次/分,甚至 100 次/分以上;脉搏快而细,常达 160~200 次/分。

(2)鼻翕明显,有三凹征;重症面色苍白或发绀。

(3)胸廓饱满呈桶状胸,叩诊过清音,听诊呼气相呼吸音延长,呼气性喘鸣。毛细支气管梗阻严重时,呼吸音明显减低或消失,喘憋稍缓解时,可闻及弥漫性中、细湿啰音。

(4)因肺气肿的存在,肝脾被推向下方,肋缘下可触及,合并心力衰竭时肝脏可进行性增大。

(5)因不显性失水量增加和液体摄入量不足,部分患儿可出现脱水症状。

(二)辅助检查

1.胸部 X 线检查

可见不同程度的梗阻性肺气肿(肺野清晰,透亮度增加),约 1/3 的患儿有肺纹理增粗及散在

的小点片状实变影(肺不张或肺泡炎症)。

2.病原学检查

可取鼻咽部洗液做病毒分离检查,呼吸道病毒抗原的特异性快速诊断,呼吸道合胞病毒感染的血清学诊断,都可对临床诊断提供有力佐证。

二、鉴别诊断

患儿年龄偏小,在发病初期即出现明显的发作性喘憋,体检及 X 线检查在初期即出现明显肺气肿,故与其他急性肺炎较易区别。但本病还需与以下疾病鉴别。

(一)婴幼儿哮喘

婴儿的第一次感染性喘息发作,多数是毛细支气管炎。毛细支气管炎当喘憋严重时,毛细支气管接近于完全梗阻,呼吸音明显降低,此时湿啰音也不易听到,不应误认为是婴幼儿哮喘发作。如有反复多次喘息发作,亲属有变态反应史,则有婴幼儿哮喘的可能。婴幼儿哮喘一般不发热,表现为突发突止的喘憋,可闻及大量哮鸣音,对支气管扩张药及皮下注射小剂量肾上腺素效果明显。

(二)喘息性支气管炎

发病年龄多见于 1～3 岁幼儿,常继发于上感之后,多为低至中等度发热,肺部可闻及较多不固定的中等湿啰音、喘鸣音。病情多不重,呼吸困难、缺氧不明显。

(三)粟粒性肺结核

有时呈发作性喘憋,发绀明显,多无啰音。有结核接触史或家庭病史,结核中毒症状,PPD试验阳性,可与急性毛细支气管炎鉴别。

(四)可发生喘憋的其他疾病

如百日咳、充血性心力衰竭、心内膜弹力纤维增生症、吸入异物等。

(1)因肺脏过度充气,肝脏被推向下方,可在肋缘下触及,且患儿的心率与呼吸频率均较快,应与充血性心力衰竭鉴别。

(2)急性毛细支气管炎一般多以上呼吸道感染症状开始,此点可与充血性心力衰竭、心内膜弹力纤维增生症、吸入异物等鉴别。

(3)百日咳为百日咳鲍特杆菌引起的急性呼吸道传染病,人群对百日咳普遍易感。目前我国百日咳疫苗为计划免疫接种,发病率明显下降。百日咳典型表现为阵发、痉挛性咳嗽,痉咳后伴1 次深长吸气,发出特殊的高调鸡鸣样吸气性吼声,俗称"回勾"。咳嗽一般持续 2～6 周。发病早期外周血白细胞计数增高,以淋巴细胞为主。采用鼻咽拭子法培养阳性率较高,第 1 周可达90%。百日咳发生喘憋时需与急性毛细支气管炎鉴别,典型的痉咳、鸡鸣样吸气性吼声、白细胞计数增高以淋巴细胞为主、细菌培养百日咳鲍特杆菌阳性可鉴别。

三、治疗

该病最危险的时期是咳嗽及呼吸困难发生后的 48～72 小时。主要死因是过长的呼吸暂停、严重的失代偿性呼吸性酸中毒、严重脱水。病死率为 1%～3%。

(一)对症治疗

吸氧、补液、湿化气道、镇静、控制喘憋。

(二)抗生素

考虑有继发细菌感染时,应想到金黄色葡萄球菌、大肠埃希菌或其他院内感染病菌的可能。对继发细菌感染的重症患儿,应根据细菌培养结果选用敏感抗生素。

(三)并发症的治疗

及时发现和处理代谢性酸中毒、呼吸性酸中毒、心力衰竭及呼吸衰竭。并发心力衰竭时应及时采用快速洋地黄药物,如毛花苷 C。对疑似心力衰竭的患儿,也可及早试用洋地黄药物观察病情变化。

(1)监测心电图、呼吸和血氧饱和度,通过监测及时发现低氧血症、呼吸暂停及呼吸衰竭的发生。一般吸入氧气浓度在 40%以上即可纠正大多数低氧血症。当患儿出现吸气时呼吸音消失,严重三凹征,吸入氧气浓度在 40%仍有发绀,对刺激反应减弱或消失,血二氧化碳分压升高,应考虑做辅助通气治疗。病情较重的小婴儿可有代谢性酸中毒,需做血气分析。约 1/10 的患者有呼吸性酸中毒。

(2)毛细支气管炎患儿因缺氧、烦躁而导致呼吸、心跳增快,需特别注意观察肝脏有无在短期内进行性增大,从而判断有无心力衰竭的发生。小婴儿和有先天性心脏病的患儿发生心力衰竭的机会较多。

(3)过度换气及液体摄入量不足的患儿要考虑脱水的可能。观察患儿哭时有无眼泪,皮肤及口唇黏膜是否干燥,皮肤弹性及尿量多少等,以判断脱水程度。

(四)抗病毒治疗

利巴韦林、中药双黄连。

1.利巴韦林

常用剂量为每天 10～15 mg/kg,分 3～4 次。利巴韦林是于 1972 年首次合成的核苷类广谱抗病毒药,最初的研究认为,它在体外有抗 RSV 作用,但进一步的试验却未能得到证实。目前美国儿科协会不再推荐常规应用这种药物,但强调对某些高危、病情严重患儿可以用利巴韦林治疗。

2.中药双黄连

北京儿童医院采用双盲随机对照方法的研究表明,双黄连雾化吸入治疗 RSV 引起的下呼吸道感染是安全有效的方法。

(五)呼吸道合胞病毒(RSV)特异治疗

1.静脉用呼吸道合胞病毒免疫球蛋白(RSV-IVIG)

在治疗 RSV 感染时,RSV-IVIG 有两种用法:①一次性静脉滴注 RSV-IVIG 1 500 mg/kg;②吸入疗法,只在住院第 1 天给予 RSV-IVIG 制剂吸入,共 2 次,每次 50 mg/kg,约 20 分钟,间隔 30～60 分钟。两种用法均能有效改善临床症状,明显降低鼻咽分泌物中的病毒含量。

2.RSV 单克隆抗体

用法为每月肌内注射 1 次,每次 15 mg/kg,用于整个 RSV 感染季节,在 RSV 感染开始的季节提前应用效果更佳。

(六)支气管扩张药及肾上腺糖皮质激素

1.支气管扩张药

过去认为支气管扩张药对毛细支气管炎无效,目前多数学者认为,用 β 受体激动剂治疗毛细支气管炎有一定的效果。综合多个研究表明,肾上腺素为支气管扩张药中的首选药。

2.肾上腺糖皮质激素

长期以来对糖皮质激素治疗急性毛细支气管炎的争议仍然存在,目前尚无定论。但有研究表明,糖皮质激素对毛细支气管炎的复发有一定的抑制作用。

四、疗效分析

(一)病程

一般为 5～15 天。恰当的治疗可缩短病程。

(二)病情加重

如果经过合理治疗病情无明显缓解,应考虑以下方面:①有无并发症出现,如合并心力衰竭者病程可延长;②有无先天性免疫缺陷或使用免疫抑制剂;③小婴儿是否输液过多,加重喘憋症状。

五、预后

预后大多良好。婴儿期患毛细支气管炎的患儿易于在病后半年内反复咳喘,随访 2～7 年有 20％～50％发生哮喘。其危险因素为过敏体质、哮喘家族史、先天小气道等。

(魏丽夏)

第三节 反复呼吸道感染

一、定义和诊断标准

呼吸道感染是儿童尤其婴幼儿最常见的疾病,据统计发展中国家每年每个儿童患 4.2～8.7 次的呼吸道感染,其中多数是上呼吸道感染,肺炎的发生率则为每年每 100 个儿童 10 次。反复呼吸道感染是指一年内发生呼吸道感染次数过于频繁,超过一定范围。根据反复感染的部位可分为反复上呼吸道感染和反复下呼吸道感染(支气管炎和肺炎),对于反复上呼吸道感染或反复支气管炎国外文献未见有明确的定义或标准,反复肺炎国内外较为一致的标准是 1 年内患 2 次或 2 次以上肺炎或在任一时间框架内患 3 次或 3 次以上肺炎,每次肺炎的诊断需要有胸部 X 线的证据。反复呼吸道感染的诊断标准如表 4-1。

表 4-1 反复呼吸道感染判断条件

年龄(岁)	反复上呼吸道感染(次/年)	反复下呼吸道感染(次/年)	
		反复气管支气管炎	反复肺炎
0～2	7	3	2
3～5	6	2	2
6～14	5	2	2

注:①两次感染间隔时间 7 天以上。②若上呼吸道感染次数不够,可以将上、下呼吸道感染次数相加,反之则不能。但若反复感染是以下呼吸道为主,则应定义为反复下呼吸道感染。③确定次数须连续观察 1 年。④反复肺炎指 1 年内反复患肺炎≥2 次,肺炎须由肺部体征和影像学证实,两次肺炎诊断期间肺炎体征和影像学改变应完全消失。

二、病因和基础疾病

小儿反复呼吸道感染病因复杂,除了与小儿时期本身的呼吸系统解剖生理特点以及免疫功能尚不成熟有关外,微量元素和维生素缺乏、环境因素、慢性上气道病灶等是反复上呼吸道感染常见原因。对于反复下呼吸道感染尤其是反复肺炎患儿,多数存在基础疾病,学者对北京儿童医院 106 例反复肺炎患儿回顾性分析发现,其中88.7%存在基础病变,先天性或获得性呼吸系统解剖异常是最常见的原因,其次为呼吸道吸入、先天性心脏病、哮喘、免疫缺陷病和原发纤毛不动综合征等。

(一)小儿呼吸系统解剖生理特点

小儿鼻腔短,后鼻道狭窄,没有鼻毛,对空气中吸入的尘埃及微生物过滤作用差,同时鼻黏膜嫩弱又富于血管,极易受到损伤或感染,由于鼻道狭窄经常引起鼻塞而张口呼吸。鼻窦黏膜与鼻腔黏膜相连续,鼻窦口相对比较大,鼻炎常累及鼻窦。小儿鼻咽部较狭小,喉狭窄而且垂直,其周围的淋巴组织发育不完善,防御功能较弱。婴幼儿的气管、支气管较狭小,软骨柔软,缺乏弹力组织,支撑作用薄弱,黏膜血管丰富,纤毛运动较差,清除能力薄弱,易引起感染,并引起充血、水肿、分泌物增加,易导致呼吸道阻塞。小儿肺的弹力纤维发育较差,血管丰富,间质发育旺盛,肺泡数量较少,造成肺含血量丰富而含气量相对较少,故易感染,并易引起间质性炎症或肺不张等。同时,小儿胸廓较短,前后径相对较大呈桶状,肋骨呈水平位,膈肌位置较高,使心脏呈横位,胸腔较小而肺相对较大,呼吸肌发育不完善,呼吸时胸廓活动范围小,肺不能充分地扩张、通气和换气,易因缺氧和 CO_2 潴留而出现面色青紫。以上特点容易引起小儿呼吸道感染,分泌物容易堵塞且感染容易扩散。

(二)小儿反复呼吸道感染的基础病变

1.免疫功能低下或免疫缺陷病

小儿免疫系统在出生时发育尚未完善,随着年龄增长逐渐达到成人水平,故小儿特别是婴幼儿处于生理性免疫低下状态,是易患呼吸道感染的重要因素。新生儿外周血 T 细胞数量已达成人水平,其中 CD4 细胞数较多,但 CD4 辅助功能较低且具有较高的抑制活性,一般 6 个月时 CD4 的辅助功能趋于正常。与细胞免疫相比,体液免疫的发育较为迟缓,新生儿 B 细胞能分化产生 IgM 的浆细胞,但不能分化为产生 IgG 和 IgA 的浆细胞,有效的 IgG 类抗体应答需在生后 3 个月后才出现,2 岁时分泌 IgG 的 B 细胞才达成人水平,而分泌 IgA 的 B 细胞 5 岁时才达成人水平。婴儿自身产生的 IgG 从 3 个月开始增多,1 岁时达成人的 60%,6~7 岁时接近成人水平。IgG 有 IgG1、IgG2、IgG3 和 IgG4 四个亚类,在正常成人血清中比率为 70%、20%、6% 和 4%,其中 IgG1、IgG3 为针对蛋白质抗原的主要抗体,而 IgG2、IgG4 为抗多糖抗原的重要抗体成分,IgG1 在 5~6 岁,IgG3 在 10 岁左右,IgG2 和 IgG4 在 14 岁达成人水平。新生儿 IgA 量极微,1 岁时仅为成人的 20%,12 岁达成人水平。另外,婴儿期非特异免疫如吞噬细胞功能不足,铁蛋白、溶菌酶、干扰素、补体等的数量和活性不足。

除了小儿时期本身特异性和非特异性免疫功能较差外,许多研究表明反复呼吸道感染患儿(复感儿)与健康对照组相比多存在细胞免疫、体液免疫或补体某种程度的降低,尤其是细胞免疫功能异常在小儿反复呼吸道感染中起重要作用,复感儿外周血 $CD3^+$ 细胞、$CD4^+$ 细胞百分率及 $CD4^+/CD8^+$ 比值降低,这种异常标志着辅助性 T 细胞功能相对不足,不利于对病毒等细胞内微生物的清除,也不利于抗体产生,因只有在抗原和辅助性 T 细胞信号的协同作用下,B 细胞才得以进入增殖周期。在 B 细胞应答过程中,辅助性 T 细胞(Th)除提供膜接触信号外,还分泌多种细胞因子,影响 B 细胞的分化和应答特征。活化的 Th_1 细胞可通过分泌白细胞介素-2(IL-2),使 B 细胞分化为以分泌 IgG 抗体为主的浆细胞;而活化的 Th_2 细胞则通过分泌白细胞介素-4(IL-4),使 B 细胞分化为以分泌 IgE 抗体为主的浆细胞。活化的抑制性 T 细胞(Ts)可通过分泌白细胞介素-10(IL-10)而抑制 B 细胞应答,就功能分类而言,CD8 T 细胞属于抑制性 T 细胞。反复呼吸道感染患儿 CD8 细胞百分率相对升高必然会对体液免疫反应产生不利影响,有报道复感儿对肺炎链球菌多糖抗原产生抗体的能力不足。分泌型 IgA(SIgA)是呼吸道的第一道免疫屏障,能抑制细菌在气道上皮的黏附及定植,直接刺激杀伤细胞的活性,可特异性或非特异性地防御呼吸道细菌及病毒的侵袭,因此对反复呼吸道感染患儿注意 SIgA 的检测。IgM 在早期感染中发挥重要的免疫防御作用,且 IgM 是通过激活补体来杀死微生物的。补体系统活化后可通过溶解细胞、细菌和病毒发挥抗感染免疫作用,补体成分降低或缺陷时,机体的吞噬和杀菌作用明显减弱。

呼吸系统是免疫缺陷病最易累及的器官,因此需要特别注意部分反复呼吸道感染患儿不是免疫功能低下或紊乱,而是存在各种类型的原发免疫缺陷病,最常见的是 B 淋巴细胞功能异常导致体液免疫缺陷病,如 X 连锁无丙种球蛋白血症(XLA),常见变异型免疫缺陷病(CVID)、IgG 亚类缺乏症和选择性 IgA 缺乏症等。106 例反复肺炎患儿发现 6 例原发免疫缺陷病,其中 5 例为体液免疫缺陷病,年龄均在 8 岁以上,反复肺炎病程在 2～9 年,均在 2 岁后发病,表现间断发热、咳嗽和咳痰,肝脾大 3 例,胸部 X 线合并支气管扩张 3 例,诊断根据血清免疫球蛋白的检查,2 例常见变异性免疫缺陷病反复检查血 IgG、IgM 和 IgA 测不出或明显降低。1 例 X 链锁无丙种球蛋白血症为 11 岁男孩,2 岁起每年肺炎 4～5 次,其兄 3 岁时死于多发性骨结核;查体扁桃体未发育,多次测血 IgG、IgM 和 IgA 含量极低,外周血 B 淋巴细胞明显减少,细胞免疫功能正常。1 例选择性 IgA 缺乏和 1 例 IgG 亚类缺陷年龄分别为 10 岁和 15 岁,经检测免疫球蛋白和 IgG 亚类诊断,这例 IgG 亚类缺陷患儿反复发热、咳嗽 6 年半,每年患肺炎住院 7～8 次。查体:双肺可闻及大量中等水泡音,杵状指(趾)。免疫功能检查 IgG 略低于正常低限,IgG2、IgG4 未测出。肺 CT 提示两下肺广泛支气管扩张。慢性肉芽肿病是一种原发吞噬细胞功能缺陷病,由于遗传缺陷导致吞噬细胞杀菌能力低下,临床表现婴幼儿期反复细菌或真菌感染(以肺炎为主)及感染部位肉芽肿形成,四唑氮蓝(NBT)试验可协助诊断,近年来我们发现多例反复肺炎和曲霉菌肺炎患儿存在吞噬细胞功能缺陷。

继发性免疫缺陷多考虑恶性肿瘤、免疫抑制剂治疗和营养不良,目前 HIV 感染已成为获得性免疫缺陷的常见原因,2 例艾滋病患儿年龄分别为 4 岁和 6 岁,病程分别为 3 月和 2 年,均表现间断发热、咳嗽,1 例伴腹泻和营养不良,2 例均有输血史,X 线表现为两肺间质性肺炎,经查血清 HIV 抗体阳性确诊。

2.先天气道和肺发育畸形

(1)气道发育异常包括喉气管支气管软化、气管性支气管、支气管狭窄和支气管扩张,其中以喉气管支气管软化症最为常见。①软化可发生于局部或整个气道,气道内径正常,但由于缺乏足够的软骨支撑这些患儿在呼气时气道发生内陷,气道阻力增加,气道分泌物排出不畅,易于感染,41 例反复肺炎患儿中 16 例经纤维支气管镜诊断为气管支气管软化症,其中 1 例 2 岁男孩,1 年内患"肺炎"5 次,纤支镜检查提示左总支气管软化症。②气管性支气管是指气管内额外的或异常的支气管分支,通常来自气管右侧壁,这种异常损害了右上肺叶分泌物的排出或造成气管的严重狭窄。③先天性支气管狭窄导致的肺部感染可发生于主干支气管或中叶支气管,而肺炎和肺不张后的支气管扩张发生于受累支气管狭窄部位的远端。④支气管扩张是先天或获得性损害。获得性支气管扩张多是由于肺的严重细菌感染后导致的局部气道损害,麻疹病毒、腺病毒、百日咳杆菌、结核分枝杆菌是最常见的病原,近年发现支原体感染也是支气管扩张的常见病原。支气管扩张分为柱状和囊状扩张,早期柱状扩张损害仅涉及弹性和气道肌肉支撑组织,积极治疗可部分或完全恢复。晚期囊状扩张损害涉及气道软骨,这时支气管形成圆形的盲囊,不再与肺泡组织交流。抗菌药物不能渗入到扩张区域的脓汁和潴留的黏液中,囊状支气管扩张属于不可逆性,易形成反复或持续的肺部感染。

(2)肺发育异常包括左或右肺发育不良、肺隔离症、肺囊肿和先天性囊性腺瘤畸形均可引起反复肺炎。①肺隔离症是一块囊实性成分组成的非功能性肺组织团块异常连接到正常肺,其血供来自主动脉而不是肺血管,通常表现为学龄儿童反复肺炎。②支气管源性肺囊肿常位于气管周围或隆突下,囊肿被覆纤毛柱状上皮、平滑肌、黏液腺和软骨,感染可发生于囊肿本身或被囊肿压迫的周围肺。很多患者在婴儿期表现呼吸困难,这些患儿肺炎的发生往往是邻近正常肺蔓延而来,而一旦感染发生由于与正常的支气管树缺乏连接使感染难于清除。③先天性囊性腺瘤畸形约80%出生前的经超声诊断,表现为生后不久出现的呼吸窘迫,一小部分表现为由于支气管压迫和分泌物清除障碍引起的反复肺炎。

3.原发纤毛不动综合征

本病是由于纤毛先天结构异常导致纤毛运动不良,气道黏液纤毛清除功能障碍,表现反复呼吸道感染和支气管扩张,可同时合并鼻窦炎、中耳炎。部分病例有右位心或内脏转位称为Kartagener综合征。

4.囊性纤维化

囊性纤维化属遗传性疾病,遗传缺陷引起跨膜传导调节蛋白功能障碍,气道和外分泌腺液体和电解质转运失衡,呼吸道分泌稠厚的黏液并清除障碍,在儿童典型表现为反复肺炎、慢性鼻窦炎、脂肪痢和生长落后。囊性纤维化是欧洲和美洲白人儿童反复肺炎的常见原因,在我国则很少见。

5.先天性心脏病

先心病的患儿易患反复肺炎有几个原因:①心脏扩大的血管或房室压迫气管,引起支气管阻塞和肺段分泌物的排出受损,导致肺不张和继发感染;②左向右分流和肺血流增加增加了反复呼吸道感染的易感性,其机制尚不清楚;③长期肺水肿伴肺静脉充血使小气道直径变小,肺泡通气减少和分泌物排出减少易于继发感染等。

(三)反复呼吸道感染的原因

1.反复呼吸道吸入

许多原因可以造成反复呼吸道吸入,可能是由于结构或功能的原因不能保护气道,或由于不能把口腔分泌物(食物、液体和口腔分泌物)传送到胃,或由于不能防止胃内容物反流。肺浸润的部位取决于吸入发生时患儿的体位,立位时多发生于中叶或肺底,而仰卧位时则易累及上叶。

吞咽功能障碍可由中枢神经系统疾病、神经-肌肉疾病或环咽部的解剖异常引起。闭合性脑损伤或缺氧性脑损伤形成的完全性中枢神经系统功能障碍经常发生口咽分泌物控制不良,通常伴有严重的智能落后和脑性瘫痪。慢性反复发作的癫痫也可导致反复吸入发生。外伤、肿瘤、血管炎、神经变性等引起的脑神经损伤或功能障碍也与吞咽功能受损有关。某些婴儿吞咽反射成熟延迟可以引起环咽肌肉不协调导致反复吸入。神经-肌肉疾病如肌营养不良可以有吞咽功能异常,气道保护反射如咳嗽呕吐反射减弱或缺乏,易于反复的微量吸入和感染。上气道的先天性或获得性的解剖损害如腭裂、喉裂和黏膜下裂引起吸入与吞咽反射不协调、气道清除能力下降和喂养困难有关。

食管阻塞或动力障碍也可引起呼吸道反复的微量吸入,血管环是外源性的食管阻塞最常见的原因,经肺增强 CT 和血管重建可确诊。其他较少见原因有肠源性的重复畸形、纵隔囊肿、畸胎瘤、心包囊肿、淋巴瘤和神经母细胞瘤等。食管异物是内源性食管阻塞的最常见原因,最重要的主诉是吞咽困难、吞咽痛和口腔分泌物潴留,部分患儿表现为反复喘鸣和胸部感染。食管蹼和食管狭窄也可引起食管内容物的吸入,表现为反复下呼吸道感染。

气管食管瘘与修复前和修复后的食管运动障碍有关,多数的气管食管瘘在出生后不久诊断,但小的 H 型的瘘可引起慢性吸入导致儿童期反复下呼吸道感染。许多儿童在气管食管瘘修复后仍有吸入是由于残留的问题如食管狭窄、食管动力障碍、胃食管反流和气管食管软化持续存在。胃食管反流的儿童可表现出慢性反应性气道疾病或反复肺炎。

2.支气管腔内阻塞或腔外压迫

(1)腔内阻塞:异物吸入是儿科患者腔内气道阻塞最常见的原因。常发生于 6 个月~3 岁,窒息史或异物吸入史仅见于 40% 的患者,肺炎可发生于异物吸入数天或数周,延迟诊断或异物长期滞留于气道是肺炎反复或持续的原因。例如,1 例 2 岁女孩临床表现反复发热、咳嗽 4 个月,家长否认异物吸入史,外院反复诊断左下肺炎。查体左肺背部可闻及管状呼吸音及细湿啰音,杵状指(趾)。胸片:左肺广泛蜂窝肺改变,右肺大叶气肿,纤维支气管镜检查为左下异物(瓜子壳)。造成腔内阻塞的其他原因有支气管结核、支气管腺瘤和支气管内脂肪瘤等。

(2)腔外压迫:肿大的淋巴结是腔外气道压迫最常见的原因。感染发生是由于管外压迫导致局部气道狭窄引起黏液纤毛清除下降,气道分泌物在气道远端至阻塞部位的潴留,这些分泌物充当了感染的根源,同时反复抗生素治疗可引起耐药病原菌的感染。

气道压迫最常见原因是结核分枝杆菌感染引起的淋巴结肿大,肿大淋巴结可以发生在支气管旁、隆突下和肺门周围区域。在某些地区真菌感染如荚膜组织胞浆菌病或球孢子菌病也可引起气道压迫和继发细菌性肺炎。

非感染原因引起的肺淋巴结肿大也可导致外源性气道压迫。结节病可引起淋巴组织慢性非干酪性肉芽肿样损害,往往涉及纵隔淋巴结。纵隔的恶性疾病如淋巴瘤偶然引起腔外气道压迫,但以反复肺炎为主要表现并不常见。

心脏和大血管的先天异常也可导致大气道的管外压迫,压迫导致气道狭窄或引起局部的支气管软化,感染的部位取决于血管压迫的区域。这些异常包括双主动脉弓、由右主动脉弓组成的血管环、左锁骨下动脉来源异常、动脉韧带、无名动脉压迫和肺动脉索,其中最常见的是双主动脉弓包围气管和食管,症状通常始于婴儿早期,除了感染并发症外,可能包括喘息、咳嗽和吞咽困难。肺动脉索为一实体,左肺动脉缺如,供应左肺的异常血管来自右肺动脉,这一血管压迫了右支气管。

3.支气管哮喘

支气管肺炎是哮喘的一个常见并发症,同时也有部分反复肺炎患儿实际上是未诊断的哮喘,这在临床并不少见。造成哮喘误诊为肺炎原因是部分哮喘患儿急性发作时,临床表现不典型,如以咳嗽为主要表现,无明显的喘息症状,由于黏液栓阻塞胸部 X 线表现为肺不张,也有部分原因是对哮喘的认识不够。

4.营养不良、微量元素及维生素缺乏

营养不良能引起广泛免疫功能损伤，由于蛋白质合成减少，胸腺、淋巴结萎缩，各种免疫激活剂缺乏，免疫功能全面降低，尤其是细胞免疫异常，营养不良引起免疫功能低下容易导致感染；反复感染又可引起营养吸收障碍而加重营养不良，造成恶性循环。

钙剂能增强气管、支气管纤毛运动，使呼吸道清除功能增强，同时又可提高肺巨噬细胞的吞噬能力，加强呼吸道防御功能。因此血钙降低必然会影响机体免疫状态导致机体抵抗力下降以及易致呼吸道感染。当患维生素 D 缺乏性佝偻病时，患儿可出现肋骨串珠样改变、赫氏沟、肋骨外翻、鸡胸等骨骼的改变，能使胸廓的生理活动受到限制而影响小儿呼吸，并加重呼吸肌的负担。

微量元素锌、铁缺乏可影响机体的免疫功能与反复呼吸道感染有关。锌对免疫系统的发育和免疫功能的正常会产生一定的影响。锌参与体内 40 多种酶的合成，并与 200 多种酶活性有关。缺锌可引起体内相关酶的活性下降，导致核酸、蛋白、糖、脂肪等多种代谢障碍。同时缺锌可使机体的免疫器官胸腺、脾脏和全身淋巴器官重量减轻、甚至萎缩，致使 T 细胞功能下降，体液免疫功能受损而削弱机体免疫力而导致反复呼吸道感染。

铁是人体中最丰富的微量元素，婴幼儿正处在生长发育的黄金时期，对铁的需要相对增多，如体内储蓄铁减少，不及时补充，可导致铁缺乏。铁也与多种酶的活性有关，如过氧化氢酶、过氧化物酶、单氨氧化酶等。缺铁时这些酶的活性降低，影响机体的代谢过程及肝内 DNA 的合成，儿茶酚胺的代谢受抑制，并且铁能直接影响淋巴组织的发育和对感染的抵抗力。缺铁性贫血或铁缺乏症儿童的特异性免疫功能（包括细胞和体液免疫功能）和非特异性免疫功能均有一定程度的损害，故易发生反复呼吸道感染。有研究表明反复呼吸道感染患儿急性期血清铁水平明显低于正常，感染发生频度与血清铁下降程度有关，补充铁剂后感染次数明显减少，再感染症状也明显减轻。

铅暴露对儿童及青少年健康可产生多方面危害，除了对神经系统、精神记忆功能、智商及行为能力等方面的影响外，铅暴露对幼儿免疫系统功能也有影响，且随着血铅水平的增高，这种影响越显著；有研究表明铅能抑制某些免疫细胞的生长和分化，削弱机体的抵抗力，使机体对细菌、病毒感染的易感性增加；血铅含量与血 IgA、IgG 水平存在较明显的负相关，因此血铅升高也是反复呼吸道感染的一个原因。

维生素 A 对维持呼吸道上皮细胞的分化及保持上皮细胞的完整性具有重要的作用。正常水平的维生素 A 对维持小儿的免疫功能具有重要的作用。而当维生素 A 缺乏时，呼吸道黏膜上皮细胞的生长和组织修复发生障碍，带纤毛的柱状上皮细胞的纤毛消失，上皮细胞出现角化、脱落阻塞气道管腔，而且腺体细胞功能丧失，分泌减少，呼吸道局部的防御功能下降。此时病毒和细菌等微生物易于侵入造成感染。有研究表明反复呼吸道感染患儿血维生素 A 的水平降低，且降低水平与疾病严重程度呈正相关，回升情况与疾病的恢复水平平行，补充维生素 A 可降低呼吸道感染的发生率。

5.环境因素

环境的变化与呼吸道的防卫有密切关系，尤其是小儿对较大的气候变化的调节能力较差，在北方多见于冬春时，南方多见于夏秋两季气温波动较大时。当白天与夜间温差加大、气温多变、忽冷忽热时，小儿机体内环境不稳定，对外界适应力差，很易患呼吸道感染。此外空气污染程度与小儿的呼吸道感染密切相关，居住在城镇比在农村儿童发病率高，与城镇内汽车尾气、工业污水、废气等对空气污染有关,家庭内化纤地毯、室内装修、油漆和被动吸烟等,有害气体吸入呼吸道,直接破坏支气管黏膜的纤毛上皮,降低呼吸道黏膜抵抗力,易患呼吸道感染。居住人口密集,人员流动多,空气流动差,也会增加发病率。

家庭中有呼吸系统病患者、入托、家里饲养宠物也是易患反复呼吸道感染的环境因素,原因是这些情况下儿童易受生活环境中病原体的传染、变应原刺激以及脱离家庭进入陌生的环境(托儿所)发生心理、生理、免疫方面的改变和缺少了家里父母的悉心照顾。

6.上呼吸道慢性病灶

小儿上呼吸道感染如治疗不及时,可形成慢性病灶如慢性扁桃体炎、鼻炎和鼻窦炎,细菌长期处于隐伏状态,一旦受凉、过劳或抵抗力下降时,就会引起反复发病。小儿鼻窦炎症状表现不典型,常因鼻涕倒流入咽以致流涕症状不明显,而以咳嗽为主要症状。脓性分泌物流入咽部或吸入支气管导致咽炎、腺样体炎、支气管炎等疾病。因此慢性扁桃体炎,慢性鼻-鼻窦炎和过敏性鼻炎是部分患儿反复呼吸道感染的原因。

三、诊断思路

对于反复呼吸道感染患儿首先是根据我国儿科呼吸组制订的标准确定诊断,然后区分该患儿是反复上呼吸道感染,还是反复下呼吸道感染(支气管炎,肺炎),或者是二者皆有。

(一)反复上呼吸道感染

对于反复上呼吸道感染患儿多与免疫功能不成熟或低下、护理不当、入托幼机构的起始阶段、环境因素(居室污染和被动吸烟)、营养因素(微量元素缺乏,营养不良)有关,部分儿童与慢性病灶有关,如慢性扁桃体炎、慢性鼻窦炎和过敏性鼻炎等,进一步检查包括血常规、微量元素和免疫功能检查,摄鼻窦片,请五官科会诊等。

(二)反复下呼吸道感染

1.对于反复支气管炎患儿

学前儿童,多由于反复上呼吸道感染治疗不当,使病情向下蔓延,少数有潜在基础疾病,如先天性喉气管支气管软化症,伴有反复喘息的患儿尤其应与婴幼儿哮喘、支气管异物相鉴别。反复支气管炎的学龄儿童,多与反复上呼吸道感染治疗不当、鼻咽部慢性病灶、咳嗽变应性哮喘和免疫功能低下引起一些病原体反复感染有关;进一步的检查包括血常规、免疫功能、变应原筛查、病原学检查(咽培养,支原体抗体等)、肺功能、五官科检查(纤维喉镜),必要时行支气管镜检查。

2.反复肺炎患儿

多数存在基础疾病,应进行详细检查,首先根据胸部 X 线平片表现区分是反复或持续的单一部位肺炎还是多部位肺炎,在此基础上结合病史和体征选择必要的辅助检查。对于反复单一部位的肺炎,诊断第一步应进行支气管镜检查,对于支气管异物可达到诊断和治疗目的。也可发现其他的腔内阻塞如结核性肉芽肿、支气管腺瘤或某些支气管先天异常如支气管软化、狭窄,开口异常或变异。如果支气管镜正常或不能显示,胸部 CT 增强和气管血管重建可以明确腔外压迫造成支气管阻塞(纵隔肿物、淋巴结或血管环),支气管扩张和支气管镜不能发现的远端支气管腔阻塞以及先天性肺发育异常如肺发育不良、肺隔离症、先天性肺囊肿和先天囊腺瘤样畸形等。

对于反复或持续的多部位的肺炎,如果患儿为婴幼儿,以呛奶、溢奶或呕吐为主要表现,考虑呼吸道吸入为反复肺炎的基础原因,应进行消化道造影、24 小时食管 pH 检测。心脏彩超检查可以排除有无先天性心脏病。免疫功能检查除了常规的 CD 系列和 Ig 系列外,应进行 IgG 亚类、SIgA、补体以及 NBT 试验检查。年长儿自幼反复肺炎伴慢性鼻窦炎或中耳炎,应考虑免疫缺陷病、原发纤毛不动综合征或囊性纤维化,应进行免疫功能检查、纤毛活检电镜超微结构检查或汗液试验。反复肺炎伴右肺中叶不张,应考虑哮喘,应进行变应原筛查、气道可逆性试验或支气管激发试验有助于诊断。有输血史,反复间质性肺炎应考虑 HIV 感染进行血 HIV 抗体检测。反复肺炎伴贫血应怀疑特发性肺含铁血黄素沉着症,应进行胃液或支气管肺泡灌洗液含铁血黄素细胞检查。

四、鉴别诊断

(一)支气管哮喘

哮喘常因呼吸道感染诱发,因此常被误诊为反复支气管炎或肺炎。鉴别主要是哮喘往往有家族史、患儿多为特应性体质如易患湿疹、过敏性鼻炎,肺部可多次闻及喘鸣音,变应原筛查阳性,肺功能检查可协助诊断。

(二)特发性肺含铁血黄素沉着症

急性出血等易误诊为反复肺炎,特点为反复发作的小量咯血,往往为痰中带血,同时伴有小细胞低色素性贫血,咯血和贫血不成比例,胸片双肺浸润病灶短期内消失。慢性反复发作后胸片呈网点状或粟粒状阴影,易误诊为粟粒型肺结核。

(三)闭塞性毛细支气管炎和/或机化性肺炎

闭塞性毛细支气管炎(BO)、闭塞性毛细支气管炎并机化性肺炎(BOOP)多为特发性,感染、有毒气体或化学物质吸入等也可诱发,临床表现为反复咳嗽、喘息、肺部听诊可闻及喘鸣音和固定的中小水泡音。肺功能提示严重阻塞和限制性通气障碍。肺片和高分辨 CT 表现为过度充气,细支气管阻塞及支气管扩张。BOOP 并发肺实变,有时呈游走性。

(四)肺结核

小儿肺结核临床多以咳嗽和发热为主要表现,如纵隔淋巴结明显肿大可压迫气管、支气管出现喘息症状,易于误诊为反复肺炎和肺不张。鉴别主要通过结核接触史、卡介苗接种史和结核菌素试验以及肺 CT 上有无纵隔和肺门淋巴结肿大等。

五、治疗

小儿反复呼吸道感染病因复杂,因此积极寻找病因,进行针对性的病因治疗是这类患儿的基本的治疗原则。

(一)免疫调节治疗

当免疫功能检查,发现患儿存在免疫功能低下时,可使用免疫调节剂进行免疫调节治疗。所谓免疫调节剂泛指调节、增强和恢复机体免疫功能的药物。此类药物能激活一种或多种免疫活性细胞,增强机体的非特异性和特异性免疫功能,包括增强淋巴细胞对抗原的免疫应答能力,提高机体内 IgA、IgG 水平,从而使患儿低下的免疫功能好转或恢复正常,以达到减少呼吸道感染的次数。目前常用的免疫调节剂有以下几种,在临床中可以根据经验和患儿具体情况选用。

1.细菌提取物

(1)必思添:含有两个从克雷伯杆菌中提取的糖蛋白,能增强巨噬细胞的趋化作用和使白细胞介素-1(IL-1)分泌增加,从而提高特异性和非特异性细胞免疫及体液免疫,增加 T、B 淋巴细胞活性,提高 NK 细胞、多核细胞、单核细胞的吞噬功能。用法为每月服用 8 天,停 22 天,第 1 个月为 1 mg,2 次/天;第 2、3 个月为 1 mg,1 次/天,空腹口服,连续 3 个月为 1 个疗程。这种疗法是通过反复刺激机体免疫系统,使淋巴细胞活化,并产生免疫回忆反应,达到增强免疫功能的作用。

(2)泛福舒:自 8 种呼吸道常见致病菌(流感嗜血杆菌、肺炎链球菌、肺炎和臭鼻克雷伯杆菌、金黄色葡萄球菌、化脓性和绿色链球菌、脑膜炎奈瑟菌)提取,具有特异和非特异免疫刺激作用,能提高反复呼吸道感染患儿 T 淋巴细胞反应性及抗病毒活性,能激活黏膜源性淋巴细胞,刺激补体及细胞活素生成及促进气管黏膜分泌分泌型免疫球蛋白。试验表明,口服泛福舒后能提高 IgA 在小鼠血清中的浓度及肠、肺中的分泌。用法为每天早晨空腹口服 1 粒胶囊(3.5 mg/cap),连服 10 天,停 20 天,3 个月为 1 个疗程。

(3)兰菌净(lantigen B):呼吸道常见的 6 种致病菌(肺炎链球菌、流感嗜血杆菌 B 型、卡他布兰汉姆菌、金黄色葡萄球菌、A 组化脓性链球菌和肺炎克雷伯杆菌)经特殊处理而制成的含有细菌溶解物和核糖体提取物的混悬液,抗原可透过口腔黏膜,进入白细胞丰富的黏膜下层,通过刺激巨噬细胞,释放淋巴因子,激活 T 淋巴细胞和促进 B 淋巴细胞成熟,并向浆细胞转化产生 IgA。研究证实,舌下滴入兰菌净可提高唾液分泌型 IgA(SIgA)水平,尤适用于婴幼儿 RRI。用法为将药液滴于舌下或唇与牙龈之间,<10 岁 7 滴/次,早晚各 1 次,直至用完 1 瓶(18 mL),≥10 岁 15 滴/次,早晚各 1 次,直至用完 2 瓶(36 mL)。用完上述剂量后停药 2 周,不限年龄再用 1 瓶。

(4)卡介苗:减毒的卡介苗及其膜成分的提取物,能调节体内细胞免疫、体液免疫、刺激单核-吞噬细胞系统,激活单核-巨噬细胞功能,增强 NK 细胞活性,诱生白细胞介素、干扰素来增强机体抗病毒能力,可用于 RRI 治疗。2~3 次/周,每次 0.5 mL(每支 0.5 mg),肌内注射,3 个月为 1 个疗程。

2.生物制剂

(1)丙种球蛋白(IVIG):其成分 95% 为 IgG 及微量 IgA、IgM。IgG 除能防止某些细菌(金黄色葡萄球菌、白喉杆菌、链球菌)感染外,对呼吸道合胞病毒(RSV)、腺病毒(ADV)、埃可病毒引起的感染也有效。IVIG 的生物功能主要是识别、清除抗原和参与免疫反应的调节。用于替代治疗性连锁低丙种球蛋白血症或 IgG 亚类缺陷症,血清 IgG<2.5 g/L 者,常用剂量为每次 0.2~0.4 g/kg,1 次/月,静脉滴注。也可短期应用于继发性免疫缺陷患儿,补充多种抗体,防治感染或控制已发生的感染。但选择性 IgA 缺乏者禁用。另外需注意掌握适应证,避免滥用。

(2)干扰素(IFN):能诱导靶器官的细胞转录出翻译抑制蛋白(TIP)-mRNA 蛋白,它能指导合成 TIP,TIP 与核蛋白体结合使病毒的 mRNA 与宿主细胞核蛋白体的结合受到抑制,因而妨碍病毒蛋白、病毒核酸以及复制病毒所需要的酶合成,使病毒的繁殖受到抑制。其还具有明显的免疫调节活性及增强巨噬细胞功能。1 次/天,每次 10 万~50 万单位,肌内注射,3~5 天为 1 个疗程。也可用干扰素雾化吸入防治呼吸道感染。

(3)转移因子是从健康人白细胞、脾、扁桃体提取的小分子肽类物质,作用机制可能是诱导原有无活性的淋巴细胞合成细胞膜上的特异性受体,使之成为活性淋巴细胞,这种致敏淋巴细胞遇到相应抗原后能识别自己,排斥异己而引起一系列细胞反应,致敏的小淋巴细胞变为淋巴母细胞,并进一步增殖、分裂,并释放出多种免疫活性介质,以提高和触发机体的免疫防御功能,改善机体免疫状态。用法为 1~2 次/周,每次 2 mL,肌内注射或皮下注射,3 个月为 1 个疗程。转移因子口服液含有多种免疫调节因子,与注射制剂有相似作用,且无明显不良反应,更易被患儿接受。

(4)胸腺素:从动物(小牛或猪)或人胚胸腺提取纯化而得。可使由骨髓产生的干细胞转变成T淋巴细胞,它可诱导T淋巴细胞分化发育,使之成为效应T细胞,也能调节T细胞各亚群的平衡,并对白细胞介素、干扰素、集落刺激因子等生物合成起调节作用,从而增强人体细胞免疫功能,用于原发或继发细胞免疫缺陷病的辅助治疗。

(5)分泌型IgA(SIgA):对侵入黏膜中的多种微生物有局部防御作用,当不足时,可补充SIgA制剂。临床应用的SIgA制剂如乳清液,为人乳初乳所制成,富含SIgA。SIgA可防止细菌、病毒吸附、繁殖,对侵入黏膜中的细菌、病毒、真菌、毒素等具有抗侵袭的局部防御作用。每次5 mL,2次/天口服,连服2～3周。

3.其他免疫调节剂

(1)西咪替丁:为H_2受体阻断剂,近年发现其有抗病毒及免疫增强作用。15～20 mg/(kg·d),分2～3次口服,每2周连服5天,3个月为1个疗程。

(2)左旋咪唑:为小分子免疫调节剂,可激活免疫活性细胞,促进T细胞有丝分裂,长期服用可使IgA分泌增加,增强网状内皮系统的吞噬能力,因此能预防RRI。2～3 mg/(kg·d),分1～2次口服,每周连服2～3天,3个月为1个疗程。

(3)卡慢舒:又名羧甲基淀粉,可使胸腺增大,胸腺细胞增多,选择性刺激T细胞,提高细胞免疫功能,增加血清IgG、IgA浓度。3岁以下每次5 mL;3～6岁每次10 mL;7岁以上每次15 mL,口服,3次/天,3个月为1个疗程。

(4)匹多莫德是一种人工合成的高纯度二肽,能促进非特异性和特异性免疫反应,可作用于免疫反应的不同阶段,在快反应期,它可刺激非特异性自然免疫,增强自然杀伤细胞的细胞毒作用,增强多形性中性粒细胞和巨噬细胞的趋化作用、吞噬作用及杀伤作用;在免疫反应中期,它可调节细胞免疫,促进白介素-2和γ-干扰素的产生;诱导T淋巴细胞母细胞化,调节TH/TS的比例使之正常化;在慢反应期,可调节体液免疫,刺激B淋巴细胞增殖和抗体产生。该药本身不具有抗菌活性,但与抗生素治疗相结合,可有效地改善感染的症状和体征,缩短住院日,因此该药不仅可用于预防感染,也可用于急性感染发作的控制。

(二)补充微量元素和各种维生素

铁、锌、钙以及维生素A、B族维生素、维生素C、维生素D等,可促进体内各种酶及蛋白的合成,促进淋巴组织发育,维持体内正常营养状态和生理功能,增强机体的抗病能力。

(三)注意加强营养

去除环境因素,注意加强营养,合理饮食;避免被动吸烟及异味刺激,保持室内空气新鲜,适当安排户外活动及身体锻炼;治疗慢性鼻窦炎和过敏性鼻炎,手术治疗先天性肺囊性病和先心病等。

(四)合理使用抗病毒药以及抗菌药物

应严格掌握各种抗菌和抗病毒药的适应证、应用剂量和方法,防止产生耐药性或混合感染。避免滥用激素导致患儿免疫功能下降继发新的感染。

(魏丽夏)

第四节 支气管扩张症

支气管扩张症是以感染及支气管阻塞为根本病因的慢性支气管病患,分为先天性与后天性两种。前者因支气管发育不良,后者常继发于麻疹、百日咳、毛细支气管炎、腺病毒肺炎、支气管哮喘、局部异物堵塞或肿块压迫。

一、诊断要点

(一)临床表现

慢性咳嗽,痰多,多见于清晨起床后或变换体位时,痰量或多或少,含稠厚脓液,臭位不重,痰液呈脓性,静置后可分层,反复咳血,时有发热。患儿发育差,发绀,消瘦,贫血。病久可有杵状指(趾)、胸廓畸形,最终可致肺源性心脏病。

(二)实验室检查

1.血常规

血红蛋白数降低,急性感染时白细胞总数及中性粒细胞比例增高。可见核左移。

2.痰培养

痰培养可获致病菌,多为混合感染。

3.X线胸部平片

早期见肺纹理增多,粗而紊乱。典型后期变化为两中下肺野蜂窝状阴影,常伴肺不张、心脏及纵隔移位。继发感染时可见支气管周围炎症改变,必要时可行肺部CT检查。

4.支气管造影

支气管造影示支气管呈柱状、梭状、囊状扩张,是确诊及决定是否手术与手术范围的重要手段,宜在感染控制后进行。

二、鉴别诊断

本病与慢性肺结核、慢性支气管炎、肺脓肿、先天性肺囊肿、肺隔离症、肺吸虫病等的鉴别主要在于X线表现不同。此外,痰液检查、结核菌素试验、肺吸虫抗原皮试等亦可帮助诊断。

三、西医治疗

(一)一般治疗

多晒太阳,呼吸新鲜空气,注意休息,加强营养。

(二)排除支气管分泌物

(1)顺位排痰法每天进行 2 次,每次 20 分钟。

(2)痰稠者可服氯化铵,30~60 mg/(kg·d),分 3 次口服。

(3)雾化吸入:在雾化液中加入异丙肾上腺素有利痰液排出。

(三)控制感染

急性发作期选用有效抗生素,针对肺炎链球菌及流感嗜血杆菌有效的抗生素,如阿莫西林、磺胺二甲嘧啶、新的大环内酯类药物、二代头孢菌素是合理的选择。疗程不定,至少 10 天。

(四)人免疫球蛋白

对于低丙种球蛋白血症的患儿,人免疫球蛋白替代治疗能够防止支气管扩张病变的进展。

(五)咳血的处理

一般可予止血药,如酚磺乙胺、卡巴克络等。大量咳血可用垂体后叶素 0.3 U/kg,溶于 10％葡萄糖注射液内缓慢静脉滴注。

(六)手术治疗

切除病肺为根本疗法。手术指征为,病肺不超过一叶或一侧、反复咳血或反复感染用药物不易控制、体位引流不合作、小儿内科治疗 12 个月以上无效、患儿一般情况日趋恶化者。

(魏丽夏)

第五节　支气管哮喘

支气管哮喘是一种以嗜酸性粒细胞、肥大细胞、T 细胞等多种炎性细胞参与的气道慢性炎症性疾病,患者气道具有对各种激发因子刺激的高反应性。临床以反复发作性喘息、呼吸困难、胸闷或咳嗽为特点。常在夜间和/或清晨发作或加剧,多数患者可自行缓解或治疗后缓解。

一、病因

(一)遗传因素

遗传过敏体质(特异反应性体质,Atopy-特应质)对本病的形成关系很大,多数患儿有婴儿湿疹、过敏性鼻炎和/或食物(药物)过敏史。本病多数属于多基因遗传病,遗传度 70％～80％,家族成员中气道的高反应性普遍存在,双亲均有遗传基因者哮喘患病率明显增高。国内报道约 20％的哮喘患儿家族中有哮喘患者。

(二)环境因素

1.感染

最常见的是呼吸道感染。其中主要是病毒感染,如呼吸道合胞病毒、腺病毒、副流感病毒等,此外支原体、衣原体以及细菌感染都可引起。

2.吸入变应原

如灰尘、花粉、尘螨、烟雾、真菌、宠物、蟑螂等。

3.食入变应原

主要是摄入异类蛋白质如牛奶、鸡蛋、鱼、虾等。

4.气候变化

气温突然下降或气压降低,刺激呼吸道,可激发哮喘。

5.运动

运动性哮喘多见于学龄儿童,运动后突然发病,持续时间较短。病因尚未完全明了。

6.情绪因素

情绪过于激动,如大笑、大哭引起深吸气,过度吸入冷而干燥的空气可激发哮喘。另外情绪紧张时也可通过神经因素激发哮喘。

7.药物

如阿司匹林可诱发儿童哮喘。

二、发病机制

20世纪70年代和80年代初的"痉挛学说",认为支气管平滑肌痉挛导致气道狭窄是引起哮喘的唯一原因,因而治疗的宗旨是解除支气管痉挛。80年代和90年代初的"炎症学说",认为哮喘发作的重要机制是炎性细胞浸润,炎性介质引起黏膜水肿,腺体分泌亢进,气道阻塞。因此,在治疗时除强调解除支气管平滑肌痉挛外,还要针对气道的变应性炎症,应用抗炎药物。这是对发病机制认识的一个重大进展。变应原进入机体可引发两种类型的哮喘反应。

(一)速发型哮喘反应(immediate asthmatic reaction,IAR)

进入机体的抗原与肥大细胞膜上的特异性IgE抗体结合,而后激活肥大细胞内的一系列酶促反应,释放多种介质,引起支气管平滑肌痉挛而发病。患儿接触抗原后10分钟内产生反应,10～30分钟达高峰,1～3小时变应原被机体清除,自行缓解,往往表现为突发突止。

(二)迟发型哮喘反应(late asthmatic reaction,LAR)

变应原进入机体后引起变应性炎症,嗜酸性粒细胞、中性粒细胞、巨噬细胞等浸润,炎性介质释放,一方面使支气管黏膜上皮细胞受损、脱落,神经末梢暴露,另一方面使肺部的微血管通透性增加、黏液分泌增加,阻塞气道,使呼吸道狭窄,导致哮喘发作。患儿在接触抗原后一般3小时发病,数小时达高峰。24小时后变应原才能被清除。

此外,无论轻患者或是急性发作的患者,其气道反应性均高,都可有炎症存在,而且这种炎症在急性发作期和无症状的缓解期均存在。

三、临床表现

起病可急可缓。婴幼儿常有1～2天的上呼吸道感染表现,年长儿起病较急。发作时患儿主要表现为严重的呼气性呼吸困难,严重时端坐呼吸,患儿焦躁不安,大汗淋漓,可出现发绀。肺部检查可有肺气肿的体征:两肺满布哮鸣音(有时不用听诊器即可听到),呼吸音减低。部分患儿可闻及不同程度的湿啰音,且多在发作好转时出现。

根据年龄及临床特点分为婴幼儿哮喘、儿童哮喘和咳嗽变异性哮喘。

哮喘持续发作超过24小时,经合理使用拟交感神经药物和茶碱类药物,呼吸困难不能缓解者,称之为哮喘持续状态。但需要指出,小儿的哮喘持续状态不应过分强调时间的限制,而应以临床症状持续严重为主要依据。

四、辅助检查

(一)血常规

白细胞大多正常,若合并细菌感染计数可增高,嗜酸性粒细胞计数增高。

(二)血气分析

一般为轻度低氧血症,严重患者伴有二氧化碳潴留。

(三)肺功能检查

呼气峰流速(peak expiratory,PEF)减低,指肺在最大充满状态下,用力呼气时所产生的最大流速;1 秒钟最大呼气量降低。

(四)变应原测定

变应原测定可作为发作诱因的参考。

(五)X 线检查

在发作期间可见肺气肿及肺纹理增重。

五、诊断

支气管哮喘可通过详细询问病史做出诊断。不同类型的哮喘诊断条件如下。

(一)婴幼儿哮喘

(1)年龄小于 3 岁,喘憋发作不低于 3 次。

(2)发作时双肺闻及以呼气相为主的哮鸣音,呼气相延长。

(3)具有特异性体质,如湿疹、过敏性鼻炎等。

(4)父母有哮喘病等过敏史。

(5)除外其他疾病引起的哮喘。

符合(1)、(2)、(5)条即可诊断哮喘;如喘息发作 2 次,并具有(2)、(5)条诊断可疑哮喘或喘息性支气管炎;若同时有(3)和/或(4)条者,给予哮喘诊断性治疗。

(二)儿童哮喘

(1)年龄不低于 3 岁,喘息反复发作。

(2)发作时双肺闻及以呼气相为主的哮鸣音,呼气相延长。

(3)支气管舒张剂有明显疗效。

(4)除外其他可致喘息、胸闷和咳嗽的疾病。

疑似病例可选用 1‰肾上腺素皮下注射,0.01 mL/kg,最大量不超过每次 0.3 mL,或用沙丁胺醇雾化吸入,15 分钟后观察,若肺部哮鸣音明显减少,或 FEV 上升不低于 15%,即为支气管舒张试验阳性,可诊断支气管哮喘。

(三)咳嗽变异性哮喘

各年龄均可发病。

(1)咳嗽持续或反复发作超过 1 个月,特点为夜间(或清晨)发作性的咳嗽,痰少,运动后加重,临床无感染征象,或经较长时间的抗生素治疗无效。

(2)支气管扩张剂可使咳嗽发作缓解(基本诊断条件)。

(3)有个人或家族过敏史,变应原皮试可阳性(辅助诊断条件)。

(4)气道呈高反应性,支气管舒张试验阳性(辅助诊断条件)。

(5)除外其他原因引起的慢性咳嗽。

六、鉴别诊断

(一)毛细支气管炎

此病多见于 1 岁以内的婴儿,病原体为呼吸道合胞病毒或副流感病毒,也有呼吸困难和喘鸣,但其呼吸困难发生较慢,对支气管扩张剂反应差。

(二)支气管淋巴结核

支气管淋巴结核可引起顽固性咳嗽和哮喘样发作,但阵发性发作的特点不明显,结核菌素试验阳性,X线检查有助于诊断。

(三)支气管异物

患儿会出现哮喘样呼吸困难,但患儿有异物吸入或呛咳史,肺部 X 线检查有助于诊断,纤维支气管镜检可确诊。

七、治疗

(一)治疗原则

坚持长期、持续、规范、个体化的治疗原则。

1.发作期

快速缓解症状、抗炎、平喘。

2.持续期

长期控制症状、抗炎、降低气道高反应性、避免触发因素、自我保健。

(二)发作期治疗

1.一般治疗

注意休息,去除可能的诱因及致敏物。保持室内环境清洁,适宜的空气湿度和温度,良好的通风换气和日照。

2.平喘治疗

(1)肾上腺素能 β_2 受体激动剂:松弛气道平滑肌,扩张支气管,稳定肥大细胞膜,增加气道的黏液纤毛清除力,改善呼吸肌的收缩力。①沙丁胺醇气雾剂每撤 100 μg。每次 1～2 撤,每天 3～4 次。0.5%水溶液每次 0.01～0.03 mL/kg,最大量 1 mL,用 2～3 mL 生理盐水稀释后雾化吸入,重症患儿每 4～6 小时 1 次。片剂每次 0.1～0.15 mg/kg,每天 2～3 次。或小于 5 岁每次 0.5～1 mg,5～14 岁每次 2 mg,每天 3 次;②特布他林每片 2.5 mg,1～2 岁每次 1/4～1/3 片,3～5 岁每次 1/3～2/3 片,6～14 岁每次 2/3～1 片,每天 3 次;③其他 β_2 受体激动剂,如丙卡特罗等。

(2)茶碱类:氨茶碱口服每次 4～5 mg/kg,每 6～8 小时 1 次,严重者可静脉给药,应用时间长者,应监测血药浓度。

(3)抗胆碱类药:可抑制支气管平滑肌的 M 样受体,引起支气管扩张,也能抑制迷走神经反射所致的支气管平滑肌收缩。以 β_2 受体阻滞剂更为有效。可用溴化羟异丙托品,对心血管系统作用弱,用药后峰值出现在 30～60 分钟,其作用部位以大中气道为主,而 β_2 受体激动剂主要作用于小气道,故两种药物有协同作用。气雾剂每撤 20 μg,每次 1～2 撤,每天 3～4 次。

3.肾上腺皮质激素的应用

肾上腺皮质激素可以抑制特应性炎症反应,减低毛细血管通透性,减少渗出及黏膜水肿,降低气道的高反应性,故在哮喘治疗中的地位受到高度重视。除在严重发作或持续状态时可予短期静脉应用地塞米松或氢化可的松外,多主张吸入治疗。常用的吸入制剂有:①丙酸培氯松气雾剂(BDP):每撤 200 μg。②丙酸氟替卡松气雾剂(FP):每撤 125 μg。以上药物根据病情每天 1～3 次,每次 1～2 撤。现认为每天 200～400 μg 是很安全的剂量,重度年长儿可达到 600～800 μg,病情一旦控制,可逐渐减少剂量,疗程要长。

4.抗过敏治疗

(1)色甘酸钠(sodium cromoglycate,SOG):能稳定肥大细胞膜,抑制释放炎性介质,阻止迟发性变态反应,抑制气道高反应性。气雾剂每揿 2 mg,每次 2 揿,每天 3～4 次。

(2)酮替芬:为碱性抗过敏药,抑制炎性介质释放和拮抗介质,改善 β 受体功能。对儿童哮喘疗效较成人好,对已发作的哮喘无即刻止喘作用。每片 1 mg。小儿每次 0.25～0.5 mg,1～5 岁 0.5 mg,5～7 岁 0.5～1 mg,7 岁以上 1 mg,每天 2 次。

5.哮喘持续状态的治疗

哮喘持续状态是支气管哮喘的危症,需要积极抢救治疗,否则会因呼吸衰竭导致死亡。

(1)一般治疗:保证液体入量。因机体脱水时呼吸道分泌物黏稠,阻塞呼吸道使病情加重。一般补 1/5～1/4 张液即可,补液的量根据病情决定,一般 24 小时液体需要量为 1 000～1 200 mL/m²。如有代谢性酸中毒,应及时纠正,注意保持电解质平衡。如患儿烦躁不安,可适当应用镇静剂,但应避免使用抑制呼吸的镇静剂(如吗啡、哌替啶)。如合并细菌感染,应用抗生素。

(2)吸氧:保证组织细胞不发生严重缺氧。

(3)迅速解除支气管平滑肌痉挛:静脉应用氨茶碱,肾上腺皮质激素,超声雾化吸入,沙丁胺醇。若经上述治疗仍无效,可用异丙肾上腺素静脉滴注,剂量为 0.5 mg 加入 10％葡萄糖100 mL 中(5 μg/mL),开始以每分钟 0.1 μg/kg 缓慢静脉滴注,在心电图及血气监测下,每 15～20 分钟增加 0.1 μg/kg,直到氧分压及通气功能改善,或达 6 μg/(kg·min),症状减轻后,逐渐减量维持用药 24 小时。如用药过程中心率达到或超过 200 次/分或有心律失常应停药。

(4)机械通气:严重患者应用呼吸机辅助呼吸。

(三)缓解期治疗及预防

(1)增强抵抗力,预防呼吸道感染,可减少哮喘发病的机会。

(2)避免接触变应原。

(3)根据不同情况选用适当的免疫疗法,如转移因子、胸腺素、脱敏疗法、气管炎菌苗、死卡介苗。

(4)可用丙酸培氯松吸入,每天不超过 400 μg,长期吸入,疗程达 1 年以上;酮替芬用量同前所述,疗程 3 个月;色甘酸钠长期吸入。

总之,哮喘是一种慢性疾病,仅在发作期治疗是不够的,需进行长期的管理,提高对疾病的认识,配合防治、控制哮喘发作、维持长期稳定,提高患者生活质量,这是一个非常复杂的系统工程。

(魏丽夏)

第五章

小儿循环系统疾病

第一节 高血压

小儿血压超过该年龄组平均血压的 2 个标准差,即在安静情况下,若动脉血压高于以下限值并确定无人为因素所致,应视为高血压(表 5-1)。

表 5-1 各年龄组血压正常值

年龄组	正常值 kPa(mmHg)	限值 kPa(mmHg)
新生儿	10.7/6.7(80/50)	13.3/8.0(100/60)
婴儿	12.0/8.0(90/60)	14.7/9.3(110/70)
≤8 岁	(12.0~13.3)/(8~9.4)[(90~100)/(60~70)]	16.0/9.3(120/70)
>8 岁	(13.3~14.7)/(9.3~10.3)[(100~110)/(70~80)]	17.3/12.0(130/90)

小儿高血压主要为继发性,肾脏实质病变最常见。其中尤以各种类型的急慢性肾小球肾炎多见,其次为慢性肾盂肾炎、肾脏血管疾病。此外,皮质醇增多症、嗜铬细胞瘤、神经母细胞瘤及肾动脉狭窄等亦是小儿高血压常见的病因。高血压急症是指血压(特别是舒张压)急速升高引起的心、脑、肾等器官严重功能障碍甚至衰竭,又称高血压危象。高血压危象发生的决定因素与血压增高的程度、血压上升的速度以及是否存在并发症有关,而与高血压的病因无关。危象多发生于急进性高血压和血压控制不好的慢性高血压患儿。如既往血压正常者出现高血压危象往往提示有急性肾小球肾炎,而且血压无须上升太高水平即可发生。如高血压合并急性左心衰竭,颅内出血时即使血压只有中度升高,也会严重威胁患儿生命。

一、病因

根据高血压的病因,分为原发性高血压和继发性高血压。小儿高血压 80% 以上为继发性高血压。

(一)继发性高血压

小儿高血压继发于其他病因者为继发性高血压。继发性高血压中 80% 可能与肾脏疾病有关,如急性和慢性肾功能不全、肾小球肾炎、肾病综合征、肾盂肾炎。其他涉及心血管病,如主

85

动脉缩窄、大动脉炎；内分泌疾病，如原发性醛固酮增多症、库欣综合征、嗜铬细胞瘤、神经母细胞瘤等；中枢神经系统疾病及铅、汞中毒等。

（二）原发性高血压

病因不明者为原发性高血压，与下列因素有关。

1.遗传

根据国内外有关资料统计，高血压的遗传度在 60%～80%，随着年龄增长，遗传效果更明显。检测双亲均患原发性高血压的正常血压子女的去甲肾上腺素、多巴胺浓度明显高于无高血压家族史的相应对照组，表明原发性高血压可能存在有遗传性交感功能亢进。

2.性格

具有 A 型性格（A 型性格行为的主要表现是具有极端竞争性、时间紧迫性、易被激怒或易对他人怀有进攻倾向）行为类型的青少年心血管系统疾病的发生率高于其他类型者。

3.饮食

钠离子具有一定的升压作用，而食鱼多者较少患高血压病。因此，对高危人群应限制高钠盐饮食，鼓励多食鱼。

4.肥胖

肥胖者由于脂肪组织的堆积，使毛细血管床增加，引起循环血量和心排血量增加，心脏负担加重，日久易引起高血压和心脏肥大。另外高血压的肥胖儿童，通过减少体重可使血压下降，亦证明肥胖对血压升高有明显影响。

5.运动

对少儿运动员的研究表明，体育锻炼使心排血量增加、心率减慢、消耗多余的热量，从而有效地控制肥胖、高血脂、心血管适应能力低下等与心脑血管疾病有关的危险因素的形成与发展，为成人期心脑血管疾病的早期预防提供良好的基础。

二、临床表现

轻度高血压患儿常无明显症状，仅于体格检查时发现。血压明显增高时可有头晕、头痛、恶心、呕吐等，随着病情发展可出现脑、心脏、肾脏、眼底血管改变的症状。脑部表现以头痛、头晕常见，血压急剧升高常发生脑血管痉挛而导致脑缺血，出现头痛、失语、肢体瘫痪；严重时引起脑水肿、颅内压增高，此时头痛剧烈，并有呕吐、抽搐或昏迷，这种情况称为高血压脑病。心脏表现有左心室增大，心尖部可闻及收缩期杂音，出现心力衰竭时可听到舒张期奔马律。肾脏表现有夜尿增多、蛋白尿、管型尿，晚期可出现氮质血症及尿毒症。眼底变化，早期见视网膜动脉痉挛、变细，以后发展为狭窄，甚至眼底出血和视盘水肿。某些疾病有特殊症状：主动脉缩窄，发病较早，婴儿期即可出现充血性心力衰竭，股动脉搏动明显减弱或消失，下肢血压低于上肢血压；大动脉炎多见于年长儿，有发热、乏力、消瘦等全身表现，体检时腹部可闻及血管性杂音；嗜铬细胞瘤有多汗、心悸、血糖升高、体重减轻、发作性严重高血压等症状。

三、实验室检查

实验室检查包括：①尿常规、尿培养、尿儿茶酚胺定性。②血常规和心电图、胸部正侧位照片。③血清电解质测定，特别是钾、钠、钙、磷。④血脂测定：总胆固醇、三酰甘油、高密度脂蛋白胆固醇、低密度脂蛋白胆固醇、载脂蛋白 A、载脂蛋白 B。⑤血浆肌酐、尿素氮、尿酸、空腹血糖测定。⑥肾脏超声波检查。

如血压治疗未能控制,或有继发性高血压的相应特殊症状、体征,经综合分析,可选择性进行下列特殊检查。

(一)静脉肾盂造影

快速序列法,可见一侧肾排泄造影剂迟于对侧,肾轮廓不规则或显著小于对侧(直径相差1.5 cm以上),造影剂密度大于对侧,或输尿管上段和肾盂有压迹(扩张的输尿管动脉压迫所致)。由于仅能半定量估测肾脏大小和位置,且有假阳性和假阴性,目前已多不用。

(二)放射性核素肾图

^{131}I-Hippuran(^{131}I-马尿酸钠)肾图,测^{131}I-Hippuran从尿中排泄率,反映有效肾血流量。^{99m}Tc-DTPA(^{99m}锝-二乙烯三胺戊乙酸)肾扫描,反映肾小球滤过率。肾动脉狭窄时双肾血流量不对称,一侧大于对侧40%~60%;一侧同位素延迟出现;双肾同位素浓度一致,排泄一致。

(三)卡托普利-放射性核素肾图

卡托普利为血管紧张素转换酶(ACEI)抑制剂,由于阻止血管紧张素Ⅱ介导的肾小球后出球小动脉的收缩,因此服用卡托普利后行放射性核素肾图检查,可发现患侧肾小球滤过率急剧降低,而血浆流量无明显改变。

(四)肾动脉造影

可明确狭窄是双侧或单侧,狭窄部位在肾动脉或分支,并可同时行球囊扩张肾动脉成形术。如患儿肌酐超过119 mmol/L,则造影剂总量应限制,并予适当水化和扩充容量。

(五)肾静脉血浆肾素活性比测定

手术前准备:口服呋塞米,成人每次40 mg,1天,2次,小儿每次1 mg/kg,1天,2次,共1~2天,并给予低钠饮食,停用β受体阻滞剂,30分钟前给予单剂卡托普利,口服。结果患侧肾静脉肾素活性大于对侧1.5倍。

(六)血浆肾素活性测定

口服单剂卡托普利60分钟后测定血浆肾素活性,如大于12 mg/(mL·h),可诊断肾血管性高血压,注意不能服用利尿剂等降压药物。

(七)内分泌检查

血浆去甲肾上腺素、肾上腺素和甲状腺功能测定。

四、诊断

目前我国小儿血压尚缺乏统一的标准,判断儿童高血压的标准常有三种。

(1)国内沿用的标准:学龄前期高于14.7/9.3 kPa(110/70 mmHg),学龄期高于16.0/10.7 kPa(120/80 mmHg),13岁及以上则18.7/12.0 kPa(140/90 mmHg)。

(2)WHO标准:小于13岁者为高于18.7/12.0 kPa(140/90 mmHg),13岁及以上者为18.7/12.0 kPa(140/90 mmHg)。

(3)按Londe建议,收缩压和舒张压超过各年龄性别组的第95百分位数。目前倾向于应用百分位数。百分位是1996年美国小儿血压监控工作组推荐的,根据平均身高、年龄、性别组的标准,凡超过第95百分位为高血压。具体标准见表5-2。

表 5-2　小儿高血压的诊断标准 kPa(mmHg)

年龄(岁)	男	女
3	14.5/8.7(109/65)	14.2/9.1(107/68)
5	14.9/9.5(112/71)	14.7/9.5(110/71)
7	15.3/10.1(115/76)	15.1/9.9(113/74)
9	15.3/10.5(115/79)	15.6/10.3(117/77)
11	16.1/10.7(121/80)	16.2/10.5(121/79)
15	17.4/11.1(131/83)	17.1/11.1(128/83)
17	18.1/11.6(136/87)	17.2/11.2(129/84)

诊断高血压后进一步寻找病因,小儿高血压多数为继发性。通过详细询问病史,仔细体格检查,结合常规检查和特殊检查,常能做出明确诊断。经过各种检查均正常,找不出原因者可诊断为原发性高血压。

五、高血压急症处理原则

(1)处理高血压急症时,治疗措施应该先于复杂的诊断检查。

(2)对高血压脑病、高血压合并急性左心衰竭等高血压危象应快速降压,旨在立即解除过高血压对靶器官的进行性损害。恶性高血压等长期严重高血压者需比正常略高的血压方可保证靶器官最低限度的血流灌注,过快过度地降低血压可导致心、脑、肾及视网膜的血流急剧减少而发生失明、昏迷、抽搐、心绞痛或肾小管坏死等严重持久的并发症。故对这类疾病患儿降压幅度及速度均应适度。

(3)高血压危象是因全身细小动脉发生暂时性强烈痉挛引起的血压急骤升高所致。因此,血管扩张剂如钙拮抗剂、血管紧张素转换酶抑制剂及 α 受体、β 受体阻滞剂的临床应用,是治疗的重点。这些药物不仅给药方便(含化或口服),起效迅速,而且在降压同时,还可改善心、肾的血流灌注。尤其是降压作用的强度随血压下降而减弱,无过度降低血压之虑。

(4)高血压危象常用药物及高血压危象药物的选择参考,见表 5-3 和表 5-4。

六、高血压急症的表现

在儿童期高血压急症的主要表现:①高血压脑病。②急性左心衰竭。③颅内出血。④嗜铬细胞瘤危象等。现分析如下。

(一)高血压脑病

高血压脑病为一种综合征,其特征为血压突然升高伴有急性神经系统症状。虽任何原因引起的高血压均发生本病,但最常见为急性肾炎。

1.临床表现

头痛并伴有恶心、呕吐,出现精神错乱,定向障碍、谵妄、痴呆;亦可出现烦躁不安,肌肉阵挛性颤动,反复惊厥甚至呈癫痫持续状态。也可发生一过性偏瘫,意识障碍如嗜睡、昏迷;严重者可因颅内压明显增高发生脑疝。眼底检查可见视网膜动脉痉挛或视网膜出血。脑脊液压力可正常亦可增高,蛋白含量增加。

本症应与蛛网膜下腔出血、脑肿瘤、癫痫大发作等疾病鉴别。蛛网膜下腔出血常有脑膜刺激症状,脑脊液为血性而无严重高血压。脑肿瘤、癫痫大发作亦无显著的血压升高及眼底出血。临床确诊高血压脑病最简捷的办法是给予降压药治疗后病情迅速好转。

表 5-3 高血压危象常用药物

药物	剂量及用法	起效时间	持续时间	不良反应	相对禁忌
硝苯地平	0.3~0.5 mg/kg	含化 5 分钟;口服 30 分钟	6~8 小时	心动过速,颜面潮红	
卡托普利	1~2 mg/(kg·d)	口服 30 分钟	4~6	皮疹、高钾血症、发热	肾动脉狭窄
柳胺苄心定(LB)	20~80 mg 加入糖水中,2 mg/min 静脉滴注(成人剂量)	5~10 分钟		充血性心力衰竭、哮喘心动过速、AVB 二度以上	
硝普钠(NP)	1 μg/(kg·min)开始静脉滴注,无效可渐增至 8 μg/(kg·min)	即时	停后 2 分钟	恶心,精神症状,肌肉痉挛	高血压脑病
二氮嗪	每次 5 mg/kg 静脉注射,无效 30 分钟可重复	1~2 分钟	4~24 小时	高血糖呕吐	
肼屈嗪(HD)	每次 0.1~0.2 mg/kg静脉注射或肌内注射	10 分钟	2~6 小时	心动过速,恶心呕吐	充血性心力衰竭,夹层主动脉瘤

表 5-4 高血压急症药物选择

高血压危象	药物选择	高血压危象	药物选择
高血压脑病	NF、CP、LB、diazoxide、NP	急性左心衰竭	NP、CP、NF
脑出血	LB、CP、NF	急进性高血压	CP、NF、HD
蛛网膜下腔出血	NF、LB、CP、diazoxide	嗜铬细胞瘤	酚妥拉明(PM)、LB

2.急症处理

一旦确诊高血压脑病,应迅速将血压降至安全范围之内为宜[17.3/12.1 kPa(130/91 mmHg)左右],降压治疗应在严密的观察下进行。

(1)降压治疗。①常用的静脉注射药物:柳胺苄心定是目前唯一能同时阻滞 α、β 肾上腺素受体的药物,不影响心排血量和脑血流量。因此,即使合并心脑肾严重病变亦可取得满意疗效。本品因独具 α 和 β 受体阻滞作用,故可有效地治疗中毒性甲亢和嗜铬细胞瘤所致的高血压危象。二氮嗪:因该药物可引起水钠潴留,可与呋塞米并用增强降压作用。又因本品溶液呈碱性,注射时勿溢到血管外。硝普钠:也颇为有效,但对高血压脑病不做首选。该药降压作用迅速,维持时间短,应根据血压水平调节滴注速度。使用时应避光并新鲜配制,溶解后使用时间不宜超过 6 小时,连续使用不要超过 3 天,当心硫氰酸盐中毒。②常用口服或含化药物为硝苯地平。通过阻塞细胞膜钙离子通道,减少钙内流,从而松弛血管平滑肌使血压下降。神志清醒,合作患儿可舌下含服,意识障碍或不合作者可将药片碾碎加水 0.5～1 mL 制成混悬剂抽入注射器中缓慢注入舌下。硫甲丙脯酸为血管紧张素转换酶抑制剂,对于高肾素恶性高血压和肾血管性高血压降压作用特别明显,对非高肾素性高血压亦有降压作用。

(2)保持呼吸道通畅,镇静,制止抽搐。可用苯巴比妥钠(8～10 mg/kg 肌内注射,必要时 6 小时后可重复)、地西泮(0.3～0.5 mg/kg 肌内或静脉缓注,注射速度在 3 mg/min 以下,必要时 30 分钟后可重复)等止惊药物,但须注意呼吸。

(3)降低颅内压:可选用 20％甘露醇(每次 1 g/kg,每 4 小时或 6 小时,1 次)、呋塞米(每次 1 mg/kg)以及 25％血清蛋白(20 mL,每天 1～2 次)等,减轻脑水肿。

(二)颅内出血(蛛网膜下腔出血或脑实质出血)

1.临床表现及诊断

蛛网膜下腔出血起病突然,伴有严重头疼、恶心呕吐及不同程度意识障碍。若出血量不大,意识可在几分钟到几小时内恢复,但最后仍可逐渐昏睡或谵妄。若出血严重,可以很快出现颅内压增高的表现,有时可出现全身抽搐,颈项强直是很常见的体征,甚至是唯一的体征,伴有脑膜刺激征。眼底检查可发现新鲜出血灶。腰椎穿刺脑脊液呈均匀的血性,但发病后立即腰穿不会发现红细胞,要等数小时以后红细胞才到达腰部的蛛网膜下腔。1～3 天后可由于无菌性脑膜炎而发热,白细胞增高似与蛛网膜下腔出血的严重程度呈平行关系,因此,不要将诊断引向感染性疾病。CT 脑扫描检查无改变。

脑实质出血起病时常伴头痛呕吐,昏迷较为常见,腰椎穿刺脑脊液压力增高,血性者占 80％以上。除此而外,可因出血部位不同伴有如下不同的神经系统症状。

(1)壳核-内囊出血:典型者出现"三偏症",出血对侧肢体瘫痪和中枢性面瘫;出血对侧偏身感觉障碍;出血对侧的偏盲。

(2)脑桥出血:初期表现为交叉性瘫痪,即出血侧面瘫和对侧上、下肢瘫痪,头眼转向出血侧。后迅速波及两侧,出现双侧面瘫痪和四肢瘫痪,头眼位置恢复正中,双侧瞳孔呈针尖大小,双侧锥体束征。早期出现呼吸困难且不规则,常迅速进入深昏迷,多于 24～48 小时内死亡。

(3)脑室出血:表现为剧烈头痛呕吐,迅速进入深昏迷,瞳孔缩小,体温升高,可呈去大脑强直,双侧锥体束征。四肢软瘫,腱反射常引不出。

(4)小脑出血:临床变化多样,但是走路不稳是常见的症状。常出现眼震颤和肢体共济失调症状。

颅内出血可因颅内压增高发生心动过缓,呼吸不规则,严重者可发生脑疝。多数颅内出血的患儿心电图可出现巨大倒置 T 波,QT 期间延长。血常规可见白细胞计数升高,尿常规可见蛋白、红细胞和管型,血中尿素氮亦可见升高。在诊断中尚需注意,颅内出血本身可引起急性高血压,即使患儿以前并无高血压史。此外,尚需与癫痫发作、高血压脑病以及代谢障碍所致昏迷相区别。

2.急症处理

(1)一般治疗:绝对卧床,头部降温,保持气道通畅,必要时做气管内插管。

(2)控制高血压:对于高血压性颅内出血的患儿,应及时控制高血压。但由于颅内出血常伴颅内压增高,因此,投予降压药物应避免短时间内血压下降速度过快和幅度过大,否则脑灌注压将受到明显影响。一般低压不宜低于出血前水平。舒张压较低,脉压过大者不宜用降压药物。降压药物的选择以硝苯地平、卡托普利和柳胺苄心定较为合适。

(3)减轻脑水肿:脑出血后多伴脑水肿并逐渐加重,严重者可引起脑疝。故降低颅内压,控制脑水肿是颅内出血急性期处理的重要环节。疑有继续出血者可先采用人工控制性过度通气、静脉注射呋塞米等措施降低颅内压,也可给予渗透性脱水剂如 20％甘露醇(1 g/kg,每 4～6 小时,1 次)以及 25％的血清蛋白(20 mL,每天 1～2 次)。短程大剂量激素有助于减轻脑水肿,但对高血压不利,故必须要慎用,更不宜长期使用。治疗中注意水电解质平衡。

(4)止血药和凝血药:止血药对脑出血治疗尚有争议,但对蛛网膜下腔出血,对羧基苄胺及 6-氨基己酸能控制纤维蛋白原的形成,有一定疗效,在急性期可短时间使用。

(5)其他:经检查颅内有占位性病灶者,条件允许时可手术清除血肿,尤其对小脑出血、大脑半球出血疗效较好。

(三)高血压合并急性左心衰竭

1.临床表现及诊断

儿童期血压急剧升高时,造成心脏后负荷急剧升高。当血压升高到超过左心房所能代偿的限度时就出现左心衰竭及急性水肿。急性左心衰竭时,动脉血压,尤其是舒张压显著升高,左室舒张末期压力、肺静脉压力、肺毛细血管压和肺小动脉楔压均升高,并与肺淤血的严重程度呈正相关。当肺小动脉楔压超过 4.0 kPa(30 mmHg)时,血浆自肺毛细血管大量渗入肺泡,引起急性肺水肿。急性肺水肿是左心衰竭最重要的表现形式。患儿往往面色苍白、口唇青紫、皮肤湿冷多汗、烦躁、极度呼吸困难,咯大量白色或粉红色泡沫痰,大多被迫采取前倾坐位,双肺听诊可闻大量水泡音或哮鸣音,心尖区特别在左侧卧位和心率较快时常可闻及心室舒张期奔马律等。在诊断中应注意的是,即使无高血压危象的患儿,急性肺水肿本身可伴有收缩压及舒张压升高,但升高幅度不会太大,且肺水肿一旦控制,血压则自行下降。而急性左心衰竭肺水肿患儿眼底检查如有出血或渗出时,考虑合并高血压危象。

2.急症处理

(1)体位:患儿取前倾坐位,双腿下垂(休克时除外),四肢结扎止血带。止血带压力以低于动脉压又能阻碍静脉回流为度,相当于收缩压及舒张压之间,每 15 分钟轮流将一肢体的止血带放松。该体位亦可使痰较易咳出。

(2)吗啡:吗啡可减轻左心衰竭时交感系统兴奋引起的小静脉和小动脉收缩,降低前、后负荷。对烦躁不安、高度气急的急性肺水肿患儿,吗啡是首选药物,可皮下注射盐酸吗啡 0.1～0.2 mg/kg,但休克、昏迷及呼吸衰竭者忌用。

(3)给氧:单纯缺氧而无二氧化碳潴留时,应给予较高浓度氧气吸入,活瓣型面罩的供氧效果比鼻导管法好,提供的 FiO_2 可达 0.3～0.6。肺水肿时肺部空气与水分混合,形成泡沫,妨碍换气。可使氧通过含有乙醇的雾化器,口罩给氧者乙醇浓度为 30％～40％,鼻导管给氧者乙醇浓度为 70％,1 次不宜超过 20 分钟。但乙醇的去泡沫作用较弱且有刺激性。近年有报道用二甲硅油消泡气雾剂治疗,效果良好。应用时将瓶倒转,在距离患儿口腔 8～10 cm 处,于吸气时对准咽喉或鼻孔喷雾 20～40 次。一般 5 分钟内生效,最大作用在 15～30 分钟。必要时可重复使用。如低氧血症明显,又伴有二氧化碳潴留,应使用间歇正压呼吸配合氧疗。间歇正压呼吸改善急性肺水肿的原理,可能由于它增加肺泡压与肺组织间隙压,降低右心房充盈压与胸腔内血容量;增加肺泡通气量,有利于清除支气管分泌物,减轻呼吸肌工作,减少组织氧耗量。

(4)利尿剂:宜选用速效强效利尿剂,可静脉注射呋塞米(每次 1～2 mg/kg)或依他尼酸钠(1 mg/kg,20 mL 液体稀释后静脉注射),必要时 2 小时后重复。对肺水肿的治疗首先由于呋塞米等药物有直接扩张静脉作用,增加静脉容量,使静脉血自肺部向周围分布,从而降低肺静脉压力,这一重要特点在给药 5 分钟内即出现,其后才发挥利尿作用,减少静脉容量,缓解肺淤血。

(5)洋地黄及其他正性肌力药物:对急性左心衰竭患儿几乎都有指征应用洋地黄。应采用作用迅速的强心剂如毛花苷 C 静脉注射,1 次注入洋地黄化量的 1/2,余 1/2 分为 2 次,每隔 4～6 小时,1 次。如需维持疗效,可于 24 小时后口服地高辛维持量。如仍需继续静脉给药,每 6 小时注射 1 次 1/4 洋地黄化量。毒毛花苷 K,1 次静脉注射 0.007～0.01 mg/kg,如需静脉维持给药,可 8～12 小时重复 1 次。使用中注意监护,以防洋地黄中毒。多巴酚丁胺为较新、作用较强、不良反应较小的正性肌力药物。用法:静脉滴注 5～10 mg/(kg·min)。

(6)降压治疗:应采用快速降压药物使血压速降至正常水平以减轻左室负荷。硝普钠为一种强力短效血管扩张剂,直接使动脉和静脉平滑肌松弛,降低周围血管阻力和静脉贮血。因此,硝普钠不仅降压迅速,还能减低左室前、后负荷,改善心脏功能,为高血压危象并急性左心衰竭较理想的首选药物。一般从 1 μg/(kg·min)开始静脉滴注,在监测血压的条件下,无效时每 3～5 分钟调整速度渐增至 8 μg/(kg·min)。此外,也可选用硝苯地平或卡托普利,但忌用柳胺苄心定和肼屈嗪,因柳胺苄心定对心肌有负性肌力作用,而后者可反射性增快心率和心排血量,加重心肌损害。

(王　磊)

第二节　风湿性心脏病

一、概述

风湿性心脏病是风湿热反复发作造成的心脏损害,是后天获得性心脏病的主要疾病之一。急性期表现为风湿性心肌炎,如累及心脏瓣膜而引起瓣膜的炎症反应,经过渗出期、增生期和瘢痕期,可造成瓣膜永久性的病变,导致瓣膜口狭窄和关闭不全,继而引起心脏扩大、心力衰竭和心律失常,二尖瓣最常受累,其次为主动脉瓣,为慢性风湿性心瓣膜病。

二、病因

风湿性心脏病是由 A 族溶血性链球菌感染后所发生的自身免疫性疾病。不断的链球菌感染、风湿热反复发作或持续时间长,风湿性心脏病的发生率明显增加。一般认为本病的发生与三个因素的相互作用有关。

(一)A 族 β-溶血性链球菌致病的抗原性

链球菌 M 蛋白与人体组织特别是心肌组织的抗原有交叉的免疫反应。

(二)易感组织器官的特性及免疫机制

通过急性风湿热患者瓣膜表面的内皮细胞研究发现,除了抗体和补体触发炎症之外,还发现 T 淋巴细胞通过活化瓣膜表面的内皮细胞浸润,在组织内参与了炎症反应。

(三)宿主易感性

以往的研究发现,即使是较严重的 A 族链球菌感染流行,也仅有 1%～3%未治疗的 A 族链球菌感染咽炎患者患病,提示存在宿主易感性。

三、诊断

根据病史、临床表现及辅助检查即可做出诊断。在诊断过程中,要注意评判是否伴发风湿活动。注意发现并发症,如心力衰竭、感染性心内膜炎、心律失常、栓塞等。

(一)病史

风湿性心脏病多有风湿热病史,部分呈隐匿经过。

(二)临床表现

1.二尖瓣关闭不全

二尖瓣关闭不全是儿童期风湿性心脏病最常见的瓣膜病,轻度关闭不全可无症状,中重度关闭不全可出现疲倦、乏力等症状,疾病进展可出现心力衰竭症状。查体心前区隆起,心尖冲动弥散,可触及收缩期震颤,心界向左下扩大,第一心音降低,第二心音亢进且明显分裂,可闻及第三心音。心尖区闻及Ⅲ/Ⅵ级全收缩期粗糙的吹风样杂音,向左腋部及背部、肩脚下传导,左室扩大者产生二尖瓣相对狭窄,心尖部可闻及舒张中期杂音。

2.二尖瓣狭窄

由于瓣膜口狭窄的程度、病情进展速度及代偿的差异,临床表现可有不同,主要症状包括呼吸困难、咳嗽、反复呼吸道感染、生长发育迟缓、心力衰竭等。查体第一心音亢进,心尖部及胸骨左缘第4肋间处可闻及开瓣音,心尖部舒张期隆隆样杂音,随着二尖瓣口狭窄加重,肺动脉瓣区第二心音亢进。

3.主动脉瓣关闭不全

往往伴有二尖瓣病变,很少单独存在。轻度患者可无症状,重度患者在病变多年后出现症状。心悸为早期症状,严重者可出现心绞痛症状,多在左心衰竭后出现。体征包括周围血管征及主动脉瓣听诊区或胸骨左缘3、4肋间闻及叹气样高频舒张期杂音,呈递减型;严重关闭不全时心尖部可闻及低频、舒张早期隆隆样杂音,即 Austin-Flint 杂音。

4.主动脉瓣狭窄

轻症可无症状,中重度可出现发育迟缓、易疲劳、活动后气促、胸痛、晕厥等。查体主动脉瓣区可触及收缩期震颤,闻及喷射性收缩期杂音,伴有收缩期喀喇音。

(三)辅助检查

1.心电图

可明确患者的心律,有无心肌缺血改变,是否合并有心房颤动等。

2.胸部 X 线

可以了解心脏大小和肺部的改变。

3.超声心动图

作为一种无创方法,已经是评价各瓣膜病变的主要手段之一,不仅可以测定心腔大小、心室功能,也可以测定跨瓣膜压差、瓣膜开口面积、肺动脉压力等指标。

4.心导管造影

目前超声心动图技术已能比较全面地观察瓣膜的厚度、活动度及狭窄等情况,如合并重度肺动脉高压,或者心脏复杂畸形,可行心导管检查了解肺动脉高压的性质以及协助明确诊断。

四、鉴别诊断

风湿性心脏病应与以下几种疾病鉴别。

（1）左房黏液瘤：本病可出现与风湿性心脏病相似体征，但杂音往往呈间歇性出现，随体位而改变，无风湿热史，有昏厥史，易出现反复动脉栓塞现象。超声心动图可见左房内有云雾状光团往返于左房和二尖瓣口。

（2）尚需与左向右分流型先天性心脏病、贫血性心脏病、扩张型心脏病等所致的相对性二尖瓣狭窄相鉴别。根据病史、体格检查以及超声心动图检查，不难做出鉴别。

五、治疗

（一）一般治疗

慢性心脏瓣膜病轻者可不必严格限制活动，中重度者需严格限制活动，避免剧烈活动诱发的心力衰竭、心绞痛以及晕厥。

饮食方面，除高热量膳食外，应给予足够的蛋白质及维生素 A 和维生素 C。

（二）抗生素治疗

（1）风湿热诊断明确后尽早开始治疗，应立即给予 1 个疗程的青霉素治疗（对青霉素无变态反应者）以清除链球菌。

（2）长期足疗程的抗生素治疗，预防风湿热复发，抗生素疗程不少于 5 年，最好到成人期。

（三）抗风湿治疗

对于风湿活动者，抗风湿治疗是必要的。常用药物为水杨酸制剂及肾上腺皮质激素。

（四）充血性心力衰竭的治疗

除给予吸氧、镇静外，可给予利尿剂、血管扩张剂和强心剂的治疗，洋地黄制剂的剂量应偏小（1/3～1/2 量）。

（五）心律失常的药物治疗

根据病情选用胺碘酮、洋地黄、β 受体阻滞剂等。合并慢性心房颤动者，宜长期口服阿司匹林以抗血小板聚集。

（六）外科治疗

风湿性心瓣膜病变内科治疗无效者应行外科手术或介入手术，包括瓣膜修复成形术、瓣膜置换术或球囊扩张术等。手术一般在心力衰竭症状有所改善、病情稳定后进行，风湿活动或感染性心内膜炎者在治愈后 3～6 个月才能手术。

（王　磊）

第三节　感染性心内膜炎

一、病因及发病机制

（一）病因

1.心脏的原发病变

感染性心内膜炎患儿中绝大多数均有原发性心脏病，其中以先天性心脏病最为多见。室间隔缺损最易罹患心内膜炎，其他依次为法洛四联症、主动脉瓣狭窄、主动脉瓣二叶畸形，动脉导管未闭、肺动脉瓣狭窄等。后天性心脏病中,风湿性瓣膜病占14%,通常为主动脉瓣及二尖瓣关闭不全。二尖瓣脱垂综合征也可并发感染性心内膜炎。发生心内膜炎的心脏病变常因心室或血管内有较大的压力阶差,产生高速的血液激流,而经常冲击心膜面使之遭受损伤所致。心内膜下胶原组织暴露,血小板及纤维蛋白在此凝聚、沉积,形成无菌性赘生物。当菌血症时,细菌在上述部位黏附、定居并繁殖,形成有菌赘物,受累部位多在压力低的一侧,如室间隔缺损感染性赘生物在缺损的右缘,三尖瓣的隔叶与肺动脉瓣、动脉导管未闭在肺动脉侧,主动脉关闭不全在左室等。约8%患儿无原发性心脏病变,通常由于毒力较强的细菌或真菌感染引起,如金黄色葡萄状球菌、念珠菌等,见于2岁以下婴儿及长期应用免疫抑制剂者。

2.病原体

过去以草绿色(即溶血性)链球菌最多见,占半数以上。近年来,葡萄球菌有增多趋势;其次为肠球菌、肺炎链球菌、β-溶血性链球菌,还有大肠埃希菌、绿脓杆菌及嗜血杆菌。真菌性心内膜炎的病原体以念珠菌属、曲霉菌属及荚膜组织胞浆菌属较多见。人工瓣膜及静脉注射麻醉剂的药瘾者,以金黄色葡萄球菌、绿脓杆菌及念珠菌属感染多见。

3.致病因素

在约1/3患儿的病史中可追查到致病因素,主要为纠治牙病及扁桃体摘除术。口腔及上呼吸道手术后发生的心内膜炎多为草绿色链球菌感染;脓皮病、甲沟炎、导管检查及心脏手术之后的心内膜炎,常为金黄色或白色葡萄球菌感染;而肠道手术后的心内膜炎,则多为肠球菌或大肠埃希菌感染。

(二)发病机制

1.喷射和文丘里效应

机械和流体力学原理在发病机制中似乎很重要。试验证明,将细菌气溶胶通地文丘里管喷至气流中,可见高压源将感染性液体推向低压槽中,形成具有特征性的菌落分布。在喷出高压源小孔后的低压槽中总是出现最大的沉淀环。这一模型有助于解释发生在不同心瓣膜和室间隔病损分布,亦可解释二尖瓣关闭不全发生感染性心内膜炎时瓣膜心房面邻近部位的特征性改变。当血流从左心室通过关闭不全的二尖瓣膜时,可发生文丘里效应,即血流通过狭窄的瓣膜孔后,压强降低,射流两侧产生涡流,悬浮物沉积两侧,使心房壁受到损害。主动脉瓣关闭不全时赘生物易发生在主动脉小心心室面或腱索处。小型室内隔缺损,损害常发生右室面缺损处周围或与缺损相对的心室壁,后者为高速血流喷射冲击引起的损伤。其他如三尖瓣关闭不全、动静脉瘘、动脉导管未闭亦可根据文丘里效应预测其心内膜受损的部位。心脏先天性缺损血液分流量小或充血性心力衰竭时,因缺损两侧压力阶差不大,故不易发生心内膜炎,这可能就是为什么单纯性房间隔缺损罕见心内膜炎,而小型室间隔缺损较易发生的原因。

2.血小板-纤维素栓

喷射文丘里效应损伤心脏心内膜面。在此基础上发生血小板-纤维素栓,而形成无菌性赘生物。

3.菌血症和凝集抗体

正常人可发生一过性菌血症,多无临床意义。但当侵入细菌的侵袭力强,如有循环抗体凝集素可有大量细菌黏附于已有的血小板-纤维素血栓上定居、繁殖,即可发病。

4.免疫学因素

感染性心内膜炎的发病与免疫学因素有关。许多感染性心内膜患者血液中 IgG、IgM、巨球蛋白、冷球蛋白升高,类风湿因子阳性。肾脏损害,动脉内膜炎均支持免疫发病机制。有人对该症的淤血、条纹状出血、皮下小结做镜检,发现血管用围有细胞浸润及其他血管炎的表现,认为可能为过敏性血管炎。

二、临床表现及辅助检查

(一)临床表现

1.病史

大多数患者有器质性心脏病,部分患者发病前有龋齿、扁桃体炎、静脉插管或心内手术史。

2.临床症状

可归纳为全身感染症状、心脏症状、栓塞及血管症状。

一般起病缓慢,开始时仅有不规则发热,患者逐渐感觉疲乏、食欲减退,体重减轻,关节痛及肤色苍白。病情进展较慢,数天或数周后出现栓塞征象,瘀点见于皮肤与黏膜,指甲下偶尔见线状出血,或偶尔在指、趾的腹面皮下组织发生小动脉血栓,可摸到隆起的紫红色小结节,略有触痛,称欧氏小结。病程较长者则见杆状指、趾,故非青紫型先天性心脏病患儿出现杵状指、趾时,应考虑本病。

心脏方面若原有杂音的,其性质可因心瓣膜的赘生物而有所改变,变为较响较粗;原无杂音者此时可出现杂音,杂音特征为乐音性且易多变。约一半患者由于心瓣膜病变、中毒性心肌炎、心肌脓肿等而导致充血性心力衰竭。

其他症状:视栓塞累及的器官而异,一般为脾大、腹痛、便血、血尿等,脾大有时很显著,但肝的增大则不明显。并发于先天性心脏病时,容易发生肺栓塞,则有胸部剧痛、频咳与咯血,叩诊有实音或浊音,听诊时呼吸音减弱,须与肺炎鉴别。往往出现胸腔积液,可呈血色,并在短期内屡次发作上述肺部症状,约30%患者发生脑动脉栓塞,出现头痛、呕吐,甚至偏瘫、失语、抽搐及昏迷等。由脑栓塞引起的脑膜炎,脑脊液曲培养往往阴性,糖及氯化物也可正常,与结核性或病毒性脑膜炎要仔细鉴别。神经症状的出现一般表示患者垂危。

毒力较强的病原体如金黄色葡萄球菌感染,起病多急骤,有寒战、高热、盗汗及虚弱等全身症状,以脓毒败血症为主:肝、肾、脾、脑及深部组织可发生脓疡,或并发肺炎、心包炎、脑膜炎、腹膜炎及骨髓炎等,累及心瓣膜时可出现新杂音、心脏扩大及充血性心力衰竭,栓塞现象较多见。病情进展急剧时,可在数天或数周危及生命。如早期抢救,可在数周内恢复健康。心瓣膜损伤严重者,恢复后可遗留慢性心脏瓣膜病。

(二)辅助检查

1.一般血液检查

常见的血象为进行性贫血与白细胞计数增多,中性粒细胞计数升高。血沉增快,C-反应蛋白阳性。血清球蛋白常常增多,甚至清蛋白、球蛋白比例倒置,免疫球蛋白升高,循环免疫复合物及类风湿因子阳性。

2.血培养

血液培养是确诊的关键,对疑诊者不应急于用药,宜于早期重复地做血培养,并保留标本至2周之久,从而提高培养的阳性率,并做药敏试验。有人认为,在体温上升前1～2小时,10～15分钟采血1次,连续6次,1～2天内多次血培养的阳性率较分散于数天做血培养为高。血培养阳性率可达90%,如已用抗生素治疗,宜停用抗生素3天后采取血标本做培养。

3.超声心动图

能检出赘生物的额外回波,大于 2 mm 的赘生物可被检出。应用 M 型超声心动图仪或心脏超声切面实时显像可探查赘生物的大小及有关瓣膜的功能状态,后者显示更佳。超声检查为无害性方法,可重复检查,观察赘生物大小及瓣膜功能的动态变化,了解瓣膜损害程度,对决定是否做换瓣手术有参考价值。诊断依据以上临床表现,实验室检查栓塞现象和血培养阳性者即可确诊。

三、治疗

(一)抗生素

应争取及早应用大剂量抗生素治疗,不可因等待血培养结果而延期治疗,但在治疗之前必先做几次血培养,因培养出的病原菌及其药物敏感试验的结果,对选用抗生素及剂量有指导意义;抗生素选用杀菌力强,应两种抗生素联合使用,一般疗程为 4~6 周。对不同的病原菌感染应选用不同的抗生素,参考如下。

1.草绿色链球菌

首选青霉素 G 20 万~30 万单位(千克·天),最大量 2 000 万单位/天,分 4 次静脉滴注,1 次/6 小时,疗程 4~6 周。并加用庆大霉素 4~6 mg/(kg·d),静脉滴注,1 次/8 小时,疗程 2 周。疗效不佳,可于 5~7 天后加大青霉素用量。对青霉素过敏者,可换用头孢菌素类或万古霉素。

2.金黄色葡萄球菌

对青霉素敏感者选用青霉素 2 000 万单位/天,加庆大霉素,用法同草绿色链球菌治疗,青霉素疗程 6~8 周。耐药者用新青霉素 B 或新青霉素Ⅲ 200~300 mg/(kg·d),分 4 次静脉滴注,1 次/6 小时,疗程 6~8 周,加用庆大霉素静脉滴注 2 周。或再加利福平口服 15~30 mg/(kg·d),分 2 次,疗程 6 周。治疗不满意或对青霉素过敏者可用头孢菌素类,选用头孢菌素Ⅰ(头孢噻吩)、头孢菌素Ⅴ(头孢唑啉)或头孢菌素Ⅳ(头孢拉定)200 mg/(kg·d),分 4 次,每 6 小时静脉滴注,疗程 6~9 周,或用万古霉素 40~60 mg/(kg·d),每天总量不超过 2 g,1 次/(8~12 小时),分 2,3 次静脉滴注,疗程 6~8 周。表皮葡萄球菌感染治疗同金黄色葡萄球菌。

3.革兰阴性杆菌或大肠埃希菌

用氨苄西林 300 mg/(kg·d)。分 4 次静脉滴注,1 次/6 小时,疗程 4~6 周;或用第 2 代头孢菌素类,选用头孢哌酮或头孢曲松 200 mg/(kg·d),分 4 次静脉滴注,1 次/6 小时;头孢曲松可分 2 次注射,疗程 4~6 周;并加用庆大霉素 2 周,绿脓杆菌感染也可加用羟苄西林 200~400 mg/(kg·d),分 4 次静脉滴注。

4.肠球菌

用青霉素 2 000 万单位/天,或氨苄西林 300 mg/(kg·d),分 4 次,1 次/6 小时静脉滴注,疗程 6~8 周,并加用庆大霉素。对青霉素过敏者,可换用万古霉素或头孢菌素类。

5.真菌

用两性霉素 B,开始用量 0.1~0.25 mg/(kg·d),以后每天逐渐增加 1 mg/(kg·d),静脉滴注 1 次。可合用 5-氟胞嘧啶 50~150 mg/(kg·d),分 3~4 次服用。

6.病菌不明或术后者

用新青霉素Ⅲ加氨苄西林及庆大霉素,或头孢菌素类头孢曲松或头孢哌酮,或用万古霉素。

（二）其他治疗

其他治疗包括休息、营养丰富的饮食、铁剂等，必要时可输血。并发心力衰竭时，应用洋地黄、利尿剂等。并发于动脉导管未闭的感染性动脉内膜炎病例，经抗生素治疗仍难以控制者，手术矫正畸形后，继续抗生素治疗常可迅速控制并发动脉内膜炎。

在治疗过程中，发热先退，自觉症状好转，瘀斑消退，尿中红细胞消失较慢，约需 1 个月或更久；白细胞恢复也较慢，血沉恢复需 1.5 个月左右，终止治疗的依据为体温、脉搏正常，自觉情况良好，体重增加，栓塞现象消失，血象及血沉恢复正常等，如血培养屡得阴性，则更可靠。停止治疗后，应随访 2 年。以便对复发者及时治疗。

（王　磊）

第四节　心　律　失　常

一、窦性心动过速

（一）临床要点

窦性心动过速指窦房结发出激动的频率超过正常心率范围的上限。其原因有生理性，如哭闹、运动、情绪紧张等；病理性主要有发热、贫血、甲状腺功能亢进、心肌炎、风湿热、心力衰竭等。一般无临床症状，年长儿有时可诉心悸。

（二）心电图特征

窦性心律，心率超过该年龄正常心率范围。婴儿心率每分钟大于 140 次，1～6 岁心率每分钟大于 120 次，6 岁以上心率每分钟大于 100 次。

（三）治疗

心律失常主要针对病因。有症状者可用 β 受体阻滞剂或镇静剂。

二、窦性心动过缓

（一）临床要点

窦性心动过缓指窦房结发出激动的频率低于正常心率。多由于迷走神经张力过高、颅内压增高、甲状腺功能减退、β 受体阻滞剂作用所致，少数为窦房结本身的病变。一般无症状，心率显著缓慢时可有头晕、胸闷，甚至晕厥。

（二）心电图特征

窦性心律，心率低于该年龄正常心率范围；1 岁以内（婴儿）心率每分钟小于 100 次，1～4 岁每分钟小于 80 次，3～8 岁每分钟小于 70 次，8 岁以上每分钟小于 60 次。

（三）治疗

主要针对病因。心率明显缓慢或有症状者，可口服阿托品，剂量每次 0.01～0.02 mg/kg，每天 3～4 次。

三、期前收缩

按其期前收缩起源部位的不同分为房性、房室交界区性及室性期前收缩。期前收缩既可见于明确病因,如各种感染、器质性心脏病、缺氧、药物作用及自主神经功能不稳定等,也可见于健康小儿。

（一）临床特点

多数小儿无症状,少数有心悸、胸闷、心前区不适。心脏听诊可听到心跳提早搏动之后有较长的间歇,脉搏短绌。期前收缩于运动后增多,提示同时有器质性心脏病。

（二）心电图特征

1.房性期前收缩

(1)提前出现的房性P波(P'波),P'波形态与窦性P波略有不同。P'R＞0.10秒。

(2)P'波后有QRS波,一般形态正常,P'引起QRS波有时增宽变形,似右束支传导阻滞图形称房性期前收缩伴室内差异性传导。

(3)P'波后无QRS波时称房性期前收缩未下传,P'波可出现在前一个窦性T波中,T波形态轻度异常。

(4)期前收缩后代偿间歇多为不完全性。

2.房室交界区性期前收缩

(1)提前出现的QRS波,形态正常。

(2)在QRS波之前、中或后有逆行P'波,但P'R＜0.10秒,QRS波之后则RP'＜0.20秒。

(3)代偿间期往往为不完全性。

3.室性期前收缩

(1)提前出现的宽大畸形QRS-T波群,期前收缩前无P'波;T波与QRS主波方向相反。

(2)代偿间歇常为完全性。

(3)同一导联出现两种或两种以上形态的期前收缩,而配对间期固定者称多形性期前收缩。

(4)若同一导联出现两种或两种以上形态的期前收缩,且配对间期也不相等者称多源性期前收缩。

室性期前收缩有以下情况应视为器质性期前收缩:①先天性或后天性心脏病基础上出现期前收缩或心功能不全出现期前收缩。②室性期前收缩、房性期前收缩或房室交界性期前收缩同时存在。③心电图同时有QT间期延长或R-ON-T现象(提前的QRS波落在T波上)。④有症状的多源、频发期前收缩,特别是心肌炎、心肌病等患者。对判断器质性室性期前收缩有困难时,应进行24小时动态心电图检测。

（三）治疗

包括病因治疗和应用抗心律失常药。

1.房性期前收缩

大多数偶发、无症状者属良性,不需药物治疗。如频发者可给予普罗帕酮或β受体阻滞剂。1岁以内的婴儿频发房性期前收缩,易发生心房扑动和室上性心动过速,可用地高辛,无效时可加用普萘洛尔。

2.房室交界区性期前收缩

不需特殊治疗。

3.室性期前收缩

未发现器质性心脏病又无症状者不需用抗心律失常药。有器质性期前收缩应予治疗。可选用美西律口服,每天2～5 mg/kg,每8小时一次。普罗帕酮每次5～7 mg/kg,每6～8小时一次口服。胺碘酮每天 5～10 mg/kg，分 3 次，口服 1～2 周后逐渐减量至原来的 1/3，每天 1 次，服 5 天，停 2 天。普萘洛尔每天 1～3 mg/kg，分 3 次。洋地黄中毒和心脏手术后发生的室性期前收缩，选用苯妥英钠每次 2～4 mg/kg，缓慢静脉注射，可于 15～20 分钟后重复一次，总量为 15 mg/kg。肥厚性心肌病的室性期前收缩，用钙拮抗剂维拉帕米，每天 1～3 mg/kg，分 3 次口服。

四、阵发性室上性心动过速

阵发性室上性心动过速，其发生机制多数为折返激动，其次为心房或房室结自律性增高。室上性心动过速多见于无器质性心脏病者，可因呼吸道感染、疲劳、情绪激动等诱发。室上性心动过速也可发生于某些器质性心脏病、心肌炎、洋地黄中毒、电解质紊乱、心导管检查及心脏手术后。预激综合征的患儿 50%～90% 可发生阵发性室上性心动过速。

(一)临床要点

1.症状

阵发性室上性心动过速突然发生突然停止，婴儿常烦躁不安、拒食、呕吐、面色灰白、呼吸急速，肺部有啰音，心率每分钟 200～300 次，一次发作数秒钟或数小时，如发作时间长达 24 小时以上可导致心力衰竭或休克，易误诊为重症肺炎。儿童常诉心悸、头晕、疲乏、烦躁，伴有恶心、呕吐、腹痛，少数可有短暂昏厥，但较少发生心力衰竭和休克。

2.心电图特征

(1)心室率快而匀齐，婴儿常为每分钟 230～300 次，儿童常为每分钟 160～200 次，RR 间期绝对匀齐。

(2)P' 波可与 QRS 波重叠，若见到 P' 波形态异常，为逆行 P' 波。

(3)QRS 波群绝大多数形态正常，少数合并室内差异传导或逆向型房室折返心动过速时 QRS 波增宽。

(4)可有继发 ST-T 改变。

(二)治疗

1.终止发作

(1)用兴奋迷走神经的方法：小婴儿用冰水毛巾敷面部，每次 10～15 秒。儿童可深吸气屏住呼吸；刺激咽后壁，使作呕；或压迫一侧颈动脉窦。

(2)抗心律失常药：①普罗帕酮对折返性心动过速和自律性增高均有效，剂量为 1～2 mg/kg 加入 10% 葡萄糖溶液 10 mL 中缓慢静脉注射。首剂未转复者，隔 10 分钟可重复，不可超过 3 次。有心力衰竭或传导阻滞者忌用。②维拉帕米为钙通道阻滞剂，通过延长房室结不应期而阻断折返。若年龄＞1 岁，未并发心力衰竭者可选用。剂量为 0.1～0.2 mg/kg，一次量不超过 5 mg，加入葡萄糖溶液中缓慢静脉注射。未转复者隔 15～20 分钟可重复一次，有心力衰竭、低血压、房室传导阻滞者忌用。③三磷酸腺苷(ATP)婴儿每次 3～5 mg，儿童每次 7～15 mg，加入 10% 葡萄糖 1～5 mL 中于 2 秒内快速静脉推注。有时此药伴严重不良反应，如心脏停搏。④地高辛有心力衰竭者宜选用，用量与治疗急性心力衰竭相同。⑤普萘洛尔剂量为 0.1 mg/kg 加 10% 葡萄糖溶液稀释，缓慢静脉注射。

(3)同步直流电击复律。

(4)射频消融术：对上述药物治疗难奏效或频繁复发者可用射频消融术治疗。

2.预防复发

在终止发作后继续口服药物,常用药物有地高辛、普萘洛尔、普罗帕酮、胺碘酮等,口服维持量 6～12 个月。

五、阵发性室性心动过速

阵发性室性心动过速(ventricular tachycardia,VT)是一种严重的快速心律失常,可导致血流动力学障碍。根据波形特征,分单形和多形性室性心动过速。每次发作时间 30 秒内自行终止为非持续性室性心动过速;大于 30 秒或患者发生晕厥者为持续性室性心动过速。

(一)临床意义

室性心动过速急性多见于缺氧、酸中毒、感染、药物、高(低)血钾,慢性多见于有器质性心脏病者,如心肌炎、心肌病、二尖瓣脱垂、原发心脏肿瘤、QT 间期延长、心导管检查及心脏手术后、冠状动脉起源异常、右心室发育不全。少数小儿原因不明。特发性室性心动过速无器质性心脏病的临床证据,用射频消融治疗有效。

(二)诊断

1.临床表现

临床表现有突发、突止的特点,症状常有发作性头晕、心悸、疲乏、心前区疼痛,严重者可晕厥、抽搐或猝死。婴儿易出现心力衰竭或休克。

2.心电图特征

(1)连续 3 次或 3 次以上的期前 QRS 波群,时限增宽,形态畸形,心室率每分钟 150～250 次,RR 间期可略有不齐。

(2)房室分离,可见窦性 P' 波与 QRS 波各自独立,无固定时间关系,呈干扰性房室脱节,心室率快于心房率。

(3)常出现心室夺获及室性融合波。

3.治疗

治疗包括终止室性心动过速发作,预防室性心动过速复发。

(1)消除病因:如药物不良反应、电解质紊乱等。

(2)危重患儿首选同步直流电击复律,用量为 2～5 ws/kg,婴儿每次＜50 ws,儿童每次＜100 ws,无效者隔 20～30 分钟重复一次。洋地黄中毒者忌电击治疗。

(3)抗心律失常药物。①利多卡因:首选,剂量 1 mg/kg,稀释后缓慢静脉注射。无效者隔 5～10 分钟可重复一次,总量 3～5 mg/kg。室性心动过速纠正后每分钟 20～30 μg/kg 静脉滴注维持。②普罗帕酮:1～2 mg/kg,稀释后缓慢静脉注射。无效可重复 1～3 次。③苯妥英钠:2～4 mg/kg 加生理盐水稀释后缓慢静脉注射,无效可重复 1～3 次,总量为 15 mg/kg。其对洋地黄中毒及心脏手术者效果较好。④胺碘酮:对上述药物无效的顽固性室性心动过速可采用胺碘酮,每次 1 mg/kg,静脉注射 10 分钟,无效隔 5～10 分钟重复同样剂量,总量 24 小时＜10 mg/kg。或用负荷量 2.5～5 mg/mg,静脉注射 30～60 分钟,可重复 1 次,总量 24 小时≤10 mg/kg。

(4)射频消融术:对顽固病例并被证实为折返激动所致,尤其是特发性室性心动过速可用射频消融治疗。

(5)预防复发:对有复发倾向者可口服普罗帕酮、普萘洛尔、胺碘酮等有效药物。

六、房室传导阻滞

房室传导阻滞(atrial-ventricular block,AVB)是小儿较常见的缓慢性心律失常,按房室传导阻滞的程度可分为一、二、三度房室传导阻滞。病因有急性感染、心肌炎、心肌病、电解质紊乱、洋地黄或其他药物中毒及心脏手术等。少数为先天性房室结发育畸形或胎儿期房室结病变所致,称先天性完全性房室传导阻滞。一度和二度Ⅰ型可为迷走神经张力增高所致。

(一)一度房室传导阻滞

1.临床要点

一度房室传导阻滞临床一般无症状,听诊第一心音低钝。有时健康小儿亦可出现一度房室传导阻滞。

2.心电图特征

PR间期超过正常最高值,即1岁内PR>0.14秒,学龄前PR>0.16秒,学龄期PR>0.18秒,青春期PR>0.20秒。其正常值与心率有关。

3.治疗

针对病因治疗,不需用抗心律失常药。随着病因的消除,一度房室传导阻滞可消失。

(二)二度房室传导阻滞

1.临床要点

二度房室传导阻滞的临床症状视传导阻滞的严重程度及心室率的快慢而定,可无症状或有心悸、头晕等。

2.心电图特征

二度房室传导阻滞分为Ⅰ型(莫氏Ⅰ型)和Ⅱ型(莫氏Ⅱ型)。

(1)二度Ⅰ型:①PR间期随每次心搏逐次延长,直至P'波后脱落一个QRS波群(心室漏搏)。周而复始,呈规律性改变。②PR间期逐次延长的同时,RR间期逐次缩短,继以一个较长的RR间期。③伴有心室漏搏的长RR间期小于任何2个RR间期之和。

(2)二度Ⅱ型:①PR间期正常或稍延长,但固定不变。②P'波按规律出现,QRS波呈周期性脱落,伴有心室漏搏的长RR为短RR间隔的倍数。③房室间传导比例多为2∶1或3∶1下传。

3.治疗

主要针对病因治疗,二度Ⅰ型是暂时的,多可恢复,而二度Ⅱ型可逐渐演变为Ⅲ度房室传导阻滞。

(三)三度(完全性)房室传导阻滞

1.临床特征

三度(完全性)房室传导阻滞除有原发病、病毒性心肌炎、先天性心脏病等的表现外,婴儿心率每分钟<80次,儿童每分钟<60次。当心室率每分钟<40次时有疲乏、无力、眩晕,严重者可发生阿-斯综合征或心力衰竭。

2.心电图特征

(1)P波与QRS波无固定关系,心室率慢于心房率。

(2)QRS波群形态与阻滞部位有关。若起搏点在房室束分支以上,QRS波群不宽。若起搏点在希氏束以下,QRS波群增宽。

3.治疗

(1)无症状先天性者不需治疗。

(2)病因治疗:如心肌炎或手术暂时损伤者,用肾上腺皮质激素治疗。

(3)提高心率:阿托品每次 0.01～0.03 mg/kg,每天 3～4 次,口服或皮下注射。异丙基肾上腺素加入 5％葡萄糖溶液按每分钟 0.1～0.25 μg/kg,静脉滴注,或用 5～10 mg 舌下含服。

(4)放置人工起搏器的适应证:①阿-斯综合征或伴心力衰竭。②心室率持续显著缓慢,新生儿每分钟＜55 次,婴儿每分钟＜50 次,儿童每分钟＜45 次。③室性心动过速心律失常,阻滞部位在希氏束以下。④对运动耐受量低的患儿。

(王　磊)

第五节　心　力　衰　竭

心力衰竭是由于多种病因所致的综合征。正常心脏不断收缩和舒张以维持血液循环的动态平衡,由于某些因素破坏了这种平衡,同时心脏负荷过重,超越了心脏代偿功能时,出现体循环、肺循环瘀血,心排血量降低,则产生一系列临床症状和体征,称之为心力衰竭。是儿科的急症之一,如不及时诊断和处理,可危及患儿的生命。

一、病因

引起心力衰竭的原因很多,分类如下。

(一)心源性

各种先天性心脏病及后天的风湿性心脏病、心肌炎、心肌病、心包炎及各种心律失常等。

(二)肺源性

重症肺炎、毛细支气管炎、喘息性支气管炎、哮喘、支气管扩张等。

(三)肾源性

急性肾炎、慢性肾炎与肾血管畸形等所致的高血压。

(四)其他

大量输血、大量输液、电解质紊乱、维生素 B_1 缺乏症、严重贫血、甲状腺功能亢进、缺氧等皆可引起心力衰竭。

二、病理生理

(一)心肌收缩力减低

在心肌有病变、缺血、肥厚、炎症等时,使心肌收缩力减低,则心室排血量减少。

(二)心前负荷过重

心前负荷过重又称容量负荷,是指心肌收缩前所承受的负荷,与心室开始收缩前的血容量有关。如房间隔缺损、动脉导管未闭等。

(三)心后负荷过重

心后负荷过重亦称压力负荷或阻力负荷,是指心室收缩时所遇到的阻力。如肺动脉瓣狭窄、主动脉缩窄、梗阻型心肌病、高血压、肺动脉高压等。

(四)心律失常

如心率加快如甲状腺功能亢进;过慢、节律不齐等。

三、临床表现

由于发生心力衰竭的部位不同,临床表现亦有差别,为便于叙述,常分为左心衰竭、右心衰竭。临床上婴幼儿全心衰竭多见,年长儿可左心、右心单独发生,但左心衰竭终将导致右心衰竭。

(一)左心衰竭

以肺循环瘀血为主而产生肺水肿。

1.咳嗽

先干咳后有泡沫样痰,年长儿可有血痰。

2.呼吸困难

表现为呼吸急促、短而快,每分钟可达 60 次以上,平卧时加重,直抱或俯肩上则好转。年长儿可有端坐呼吸及心源性喘息。

3.青紫

青紫为肺水肿、氧交换量降低所致,有些先天性心脏病为右向左分流,属于中心性青紫。

4.体征

有哮鸣音,晚期可有各种湿啰音,以肺底明显。

5.其他

面色苍白、四肢发凉、血压下降等。

(二)右心衰竭

以体循环瘀血为主的表现。

1.肝大

短期内较前增大 1.5 cm 以上,边缘钝,常有触痛。

2.颈静脉怒张

婴幼儿颈短,皮下脂肪丰满,多不易见到,年长儿较易发现。

3.水肿

婴幼儿血管床容量大而分布均匀,皮下脂肪丰满,皮肤弹性好,常不易见到指凹性水肿。有时可见到面部、手背、足背部水肿。婴幼儿以体重迅速增加、尿量减少作为水肿的指标。年长儿可有下肢及骶尾部水肿,重症可有胸腔积液、腹水及心包积液。

4.青紫

因血流淤滞于末梢,组织摄氧量增加,还原血红蛋白增加所致,属周围性青紫。唇、指、趾、鼻尖等处明显。

(三)心脏体征

心界大、心率快、有奔马律、心音低钝及其他原发病的相应杂音或脉搏细弱、血压下降等。

(四)新生儿及小婴儿心力衰竭特点

起病急、病情重、进展快,左、右心同时衰竭。有烦躁不安、面色苍白、面色发灰或青紫、呻吟、拒乳、多汗、呼吸急促、喘息、心率快、奔马律及肝大等。

四、辅助检查

(一)胸部 X 线
心影扩大,搏动弱,肺纹理增多及肺瘀血。

(二)心电图
可提示心房、心室有肥大劳损、心律的变化及洋地黄作用等。

(三)超声心动图
可见心室及心房的扩大,心室收缩时间延长,射血分数降低,另外对心力衰竭的病因也有帮助。

五、诊断标准

(一)具备以下 4 项可考虑心力衰竭
(1)呼吸急促:婴儿>60 次/分,幼儿>50 次/分,儿童>40 次/分。

(2)心动过速:婴儿>180 次/分,幼儿>160 次/分,儿童>120 次/分。

(3)心扩大(体检,X 线或超声心动图)。

(4)烦躁、喂哺困难、体重增加、尿少、水肿、青紫、呛咳、阵发性呼吸困难(2 项以上)。

(二)确诊心力衰竭
具备以上 4 项加以下 1 项或具备以上 2 项加以下 2 项,即可确诊心力衰竭。

(1)肝大:婴幼儿肋下≥3 cm,儿童>1 cm;进行性肝大或伴有触痛者更有意义。

(2)肺水肿。

(3)奔马律。

六、治疗

(一)一般治疗
1.休息

卧床休息可减轻心脏负担和减少心肌耗氧量,年长儿可取半卧位,小婴儿可抱起,使下肢下垂,减少静脉回流。

2.镇静

对烦躁和哭闹的患儿,可适当应用巴比妥类、氯丙嗪、地西泮等镇静剂。

3.吸氧

有气急和青紫者应给予吸氧,采用 40%～50%氧气湿化后经鼻导管或面罩吸入。

4.饮食

应限制盐量,一般每天饮食中的钠量应减至 0.5～1 g。给予容易消化及富于营养的食物,宜少量多餐。

5.限制液体入量

每天总液量不应超过 60 mL/kg,以 10%葡萄糖溶液为主,电解质入量应根据生理需要及血液电解质浓度而定。有酸中毒者,碱性药一般用常规计算量的一半。

(二)洋地黄类药物
洋地黄通过抑制心力衰竭心肌细胞膜 Na^+-K^+-ATP 酶的活性,使心肌细胞内钠水平增高,

促进 Na^+/Ca^{2+} 交换,使细胞内 Ca^{2+} 水平增高,发挥正性肌力作用。使心排血量增加,心室舒张末期压力下降,尿量增加,从而改善心排血量不足和静脉瘀血,同时副交感传入神经、Na^+-K^+-ATP酶受抑制,使中枢神经下达的兴奋性减弱,使心率减慢。

1.剂型选择及用法

小儿时期以急性心力衰竭常见,应选用快速洋地黄制剂,使迅速洋地黄化。首选地高辛,急救用毛花苷 C 静脉注射,但毒毛花苷 K 更方便,适用于基层,用法简单,一次静脉注射即可达全效量。小儿常用剂量及用法(见表5-5)。

表5-5　洋地黄药物的临床应用

洋地黄类制剂	给药方法	洋地黄化总量(mg/kg)	每天维持剂量	显效时间(分)	效力最大时间	中毒作用消失时间	药力完全消失时间
地高辛	口服	<2岁 0.05~0.06;>2岁 0.03~0.05（总量不超过1.5 mg）	1/5化量	120	4~8小时	1~2天	4~7天
	静脉	口服量1/2~2/3		10	1~2小时		
毛花苷 C	静脉	<2岁 0.03~0.04;>2岁 0.02~0.03	1/4化量	10~30	1~2小时	1天	2~4天
毒毛花苷 K	静脉	0.007~0.01					

用药的基本原则是首先达到洋地黄化量,然后根据病情需要继续用维持量。小儿心力衰竭大多急而重,故一般采用快速饱和量法,即首次给洋地黄化量的1/2,余量分成两次,每隔4~6小时一次,多数患儿可于8~12小时内达到洋地黄化。通常从首次给药24小时后(或洋地黄化后12小时)给维持量,维持量为饱和量的1/5~1/4。对轻度或慢性心力衰竭患儿,也可开始就采用地高辛每天维持量法,经5~7天以后缓慢洋地黄化。

2.心力衰竭获得基本控制的临床表现

(1)心率、呼吸减慢。

(2)肝脏缩小,边缘变锐。

(3)尿量增加,水肿消退或体重减轻。

(4)食欲、精神好转。

3.使用洋地黄的注意事项

(1)了解患儿在2~3周内洋地黄使用情况,所有剂型、用量及用法等,以防药物过量中毒。

(2)各种病因引起的心肌炎患儿对洋地黄耐受性差,一般按常规剂量减去1/3,且饱和时间不宜过快。

(3)未成熟儿及<2周的新生儿,因肝肾功能发育尚未完全,洋地黄剂量应减小,可按婴儿量的1/3~1/2计算。

(4)钙对洋地黄有协同作用,故在用药过程中不应与钙剂同时应用。

(5)低血钾可促使洋地黄中毒,应予注意。

4.洋地黄的毒性反应如下

(1)心律失常:心率过缓、节律不齐、传导阻滞、二联律等。

(2)胃肠道反应:恶心、呕吐及腹泻。

(3)神经系统症状:嗜睡、头晕、色视等。发现洋地黄中毒时应立即停用洋地黄及利尿剂,同时补充钾盐,小剂量的钾盐能控制洋地黄引起的多种快速型心律失常。但肾功能不全及传导阻滞禁用静脉补钾。

(三)利尿剂

水钠潴留为心力衰竭的一个重要病理生理改变,故合理应用利尿剂为治疗心力衰竭的一项重要措施。在应用一般治疗及洋地黄类药后心力衰竭仍未控制时,或对严重水肿、急性肺水肿的病例,应在使用洋地黄类药物的同时兼用快速利尿剂如呋塞米或依他尼酸,其作用快而强,可排除较多的 Na^+,而 K^+ 的损失相对较少。

(四)血管扩张剂

其机制是扩张小动脉,使外周阻力下降,以减轻心脏后负荷,增加心排血量;同时扩张小静脉使回心血量减少,以减轻心脏的前负荷,从而达到改善心功能,治疗心力衰竭的目的。目前较常用的有酚妥拉明、哌唑嗪、硝普钠、卡托普利等,均有一定疗效。与正性心肌收缩力作用药物配伍如多巴胺、间羟胺等能提高疗效。目前认为血管扩张药物无正性心肌收缩力作用,所以单用血管扩张药物不能代替洋地黄类药物对心力衰竭的治疗。

(五)β 受体激动剂

此类药物通过作用于 β 交感神经受体而产生强烈正性肌力作用,使心肌收缩力加强,心排血量增加。多用于紧急情况,尤其是心力衰竭伴有低血压时。常用药物有多巴胺,每分钟 $5\sim10\ \mu g/kg$。必要时剂量可适量增加,一般不超过每分钟 $30\ \mu g/kg$。

(六)其他

能量合剂及极化液、激素、大剂量维生素 C 等,可改善心肌代谢,可作为辅助治疗。近年应用辅酶 Q_{10} 治疗充血性心力衰竭有一定效果。

(七)病因治疗

心力衰竭为急症,首先是治疗,同时要查出心力衰竭的原因和诱因,如治疗肺炎、风湿热、心肌炎等。有些先天性心脏病心力衰竭好转后应做外科手术解除病因,否则难以避免心力衰竭再发。

(王 磊)

第六章

小儿消化系统疾病

第一节 胃食管反流病

胃食管反流病(GER)是指胃内容物反流入食管,分生理性和病理性两种。生理情况下,由于小婴儿食管下端括约肌(LES)发育不成熟或神经-肌肉协调功能差,可出现反流,往往出现于日间餐时或餐后,又称"溢乳"。病理性反流是由于 LES 的功能障碍和/或与其功能有关的组织结构异常,以致 LES 压力低下而出现的反流,常常发生于睡眠、仰卧及空腹时,引起一系列临床症状和并发症,即胃食管反流病(GERD)。

一、病因和发病机制

(一)食管下端括约肌(LES)

1.LES 压力降低是引起 GER 的主要原因

LES 是食管下端平滑肌形成的功能高压区,是最主要的抗反流屏障。正常吞咽时 LES 反射性松弛,静息状态保持一定的压力使食管下端关闭,如因某种因素使上述正常功能发生紊乱时,LES 短暂性松弛即可导致胃内容物反流入食管。

2.LES 周围组织作用减弱

例如,缺少腹腔段食管,致使腹内压增高时不能将其传导至 LES 使之收缩达到抗反流的作用;小婴儿食管角(由食管和胃贲门形成的夹角,即 His 角)较大(正常为 $30°\sim50°$);膈肌食管裂孔钳夹作用减弱;膈食管韧带和食管下端黏膜瓣解剖结构存在器质性或功能性病变时以及胃内压、腹内压增高等,均可破坏正常的抗反流功能。

(二)食管与胃的夹角(His 角)

由胃肌层悬带形成,正常是锐角,胃底扩张时悬带紧张使角度变锐起瓣膜作用,可防止反流。新生儿 His 角较钝,易反流。

(三)食管廓清能力降低

正常情况下,食管廓清能力是依靠食管的推动性蠕动、唾液的冲洗、对酸的中和作用、食丸的重力和食管黏膜细胞分泌的碳酸氢盐等多种因素发挥作用。当食管蠕动减弱、消失或出现病理性蠕动时,食管清除反流物的能力下降,这样就延长了有害的反流物质在食管内停留时间,增加了对黏膜的损伤。

(四)食管黏膜的屏障功能破坏

屏障作用是由黏液层、细胞内的缓冲液、细胞代谢及血液供应共同构成的。反流物中的某些物质,如胃酸、胃蛋白酶以及十二指肠反流入胃的胆盐和胰酶使食管黏膜的屏障功能受损,引起食管黏膜炎症(图 6-1)。

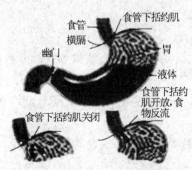

图 6-1 **胃食管反流模式图**

(五)胃、十二指肠功能失常

胃排空能力低下,使胃内容物及其压力增加,当胃内压增高超过 LES 压力时可使 LES 开放。胃容量增加又导致胃扩张,致使贲门食管段缩短,使其抗反流屏障功能降低。十二指肠病变时,幽门括约肌关闭不全则导致十二指肠胃反流。

二、临床表现

(一)呕吐

新生儿和婴幼儿以呕吐为主要表现。多数发生在进食后,呕吐物为胃内容物,有时含少量胆汁,也有表现为漾奶、反刍或吐泡沫。年长儿以反胃、反酸、嗳气等症状多见。

(二)反流性食管炎常见症状

1.胃灼热

见于有表达能力的年长儿,位于胸骨下端,饮用酸性饮料可使症状加重,服用抗酸剂症状减轻。

2.咽下疼痛

婴幼儿表现为喂奶困难、烦躁、拒食,年长儿诉咽下疼痛,如并发食管狭窄则出现严重呕吐和持续性咽下困难。

3.呕血和便血

食管炎严重者可发生糜烂或溃疡,出现呕血或黑便症状。严重的反流性食管炎可发生缺铁性贫血。

(三)Barrette 食管

由于慢性 GER,食管下端的鳞状上皮被增生的柱状上皮所替代,抗酸能力增强,但更易发生食管溃疡、狭窄和腺癌。症状为咽下困难、胸痛、营养不良和贫血。

(四)其他全身症状

1.呼吸系统疾病

流物直接或间接可引发反复呼吸道感染、吸入性肺炎、难治性哮喘、早产儿窒息或呼吸暂停及婴儿猝死综合征等。

2.营养不良

主要表现为体重不增和生长发育迟缓、贫血。

3.其他

如声音嘶哑、中耳炎、鼻窦炎、反复口腔溃疡、龋齿等。部分患儿可出现精神神经症状。

(1)Sandifer综合征:是指病理性GER患儿呈现类似斜颈样的一种特殊"公鸡头样"的姿势。此为一种保护性机制,以期保持气道通畅或减轻酸反流所致的疼痛,同时伴有杵状指、蛋白丢失性肠病及贫血。

(2)婴儿哭吵综合征:表现为易激惹、夜惊、进食时哭闹等。

三、诊断

GER临床表现复杂且缺乏特异性,单一检查方法都有局限性,故诊断需采用综合技术。凡临床发现不明原因反复呕吐、咽下困难、反复发作的慢性呼吸道感染、难治性哮喘、生长发育迟缓、营养不良、贫血、反复出现窒息、呼吸暂停等症状时都应考虑到GER的可能以及严重病例的食管黏膜炎症改变。

四、辅助检查

(一)食管钡餐造影

适用于任何年龄,但对胃滞留的早产儿应慎重。可对食管的形态、运动状况、钡剂的反流和食管与胃连接部的组织结构做出判断,并能观察到食管裂孔疝等先天性疾病,检查前禁食3～4小时,分次给予相当于正常摄食量的钡剂。

(二)食管pH动态监测

将微电极放置在食管括约肌的上方,24小时连续监测食管下端pH,如有酸性ER发生则pH下降。通过计算机分析可反映GER的发生频率、时间,反流物在食管内停留的状况以及反流与起居活动、临床症状之间的关系,借助一些评分标准,可区分生理性和病理性反流,是目前最可靠的诊断方法。

(三)食管动力功能检查

应用低顺应性灌注导管系统和腔内微型传感器导管系统等测压设备,了解食管运动情况及LES功能。对于LES压力正常患儿应连续测压,动态观察食管运动功能。

(四)食管内镜检查及黏膜活检

可确定是否存在食管炎病变及Barrette食管。内镜下食管炎可分为3度:①Ⅰ度为充血;②Ⅱ度为糜烂和/或浅溃疡;③Ⅲ度为溃疡和域狭窄。

(五)胃-食管同位素闪烁扫描

口服或胃管内注入含有^{99m}Tc标记的液体,应用R照相机测定食管反流量,可了解食管运动功能,明确呼吸道症状与GER的关系。

(六)超声学检查

B超可检测食管腹段的长度、黏膜纹理状况、食管黏膜的抗反流作用,同时可探查有无食管裂孔疝。

五、鉴别诊断

(1)以呕吐为主要表现的新生儿、小婴儿应排除消化道器质性病变,如肠旋转不良、肠梗阻、先天性幽门肥厚性狭窄、胃扭转等。

(2)对反流性食管炎伴并发症的患儿,必须排除由于物理性、化学性、生物性等致病因素引起组织损伤而出现的类似症状。

六、治疗

治疗的目的是缓解症状,改善生活质量,防治并发症。

(一)一般治疗

1.体位治疗

将床头抬高 15°～30°,婴儿采用仰卧位,年长儿左侧卧位。

2.饮食治疗

适当增加饮食的稠厚度,少量多餐,睡前避免进食。低脂、低糖饮食,避免过饱。肥胖患儿应控制体重。避免食用辛辣食品、巧克力、酸性饮料、高脂饮食。

(二)药物治疗

药物治疗包括 3 类,即促胃肠动力药、抑酸药、黏膜保护剂。

1.促胃肠动力药

能提高 LES 张力,增加食管和胃蠕动,促进胃排空,从而减少反流。①多巴胺受体拮抗剂:多潘立酮为选择性、周围性多巴胺受体拮抗剂,促进胃排空,但对食管动力改善不明显。常用剂量为每次 0.2～0.3 mg/kg,每天 3 次,饭前半小时及睡前口服。②通过乙酰胆碱起作用的药物:西沙必利,为新型全胃肠动力剂,是一种非胆碱能非多巴胺拮抗剂。主要作用于消化道壁肌间神经丛运动神经元的 5-羟色胺受体,增加乙酰胆碱释放,从而诱导和加强胃肠道生理运动。常用剂量为每次 0.1～0.2 mg/kg,3 次/天口服。

2.抗酸和抑酸药

主要作用为抑制酸分泌以减少反流物对食管黏膜的损伤,提高 LES 张力。①抑酸药:H_2 受体拮抗剂,常用西咪替丁、雷尼替丁;质子泵抑制剂,奥美拉唑。②中和胃酸药:如氢氧化铝凝胶,多用于年长儿。

3.黏膜保护剂

黏膜保护剂如硫酸铝、硅酸铝盐、磷酸铝等。

4.外科治疗

采用上述治疗后,大多数患儿症状能明显改善和痊愈。具有下列指征可考虑外科手术:①内科治疗 6～8 周无效,有严重并发症(消化道出血、营养不良、生长发育迟缓)。②严重食管炎伴溃疡、狭窄或发现有食管裂孔疝者。③有严重的呼吸道并发症,如呼吸道梗阻、反复发作吸入性肺炎或窒息、伴支气管肺发育不良者。④合并严重神经系统疾病。

(陈德鸿)

第二节 胃 炎

胃炎是指由各种物理性、化学性或生物性有害因子引起的胃黏膜或胃壁炎症性改变的一种疾病。在我国小儿人群中胃炎的确切患病率不清。根据病程分为急性和慢性两种,后者发病率高。

一、诊断依据

(一)病史

1.发病诱因

对于急性胃炎应首先了解患儿近期有无急性严重感染、中毒、创伤及精神过度紧张等,有无误服强酸、强碱及其他腐蚀剂或毒性物质等。对于慢性胃炎而言不良的饮食习惯是主要原因,应了解患儿饮食有无规律、有无偏食、挑食;了解患儿有无过冷、过热饮食,有无食用辣椒、咖啡、浓茶等刺激性调味品,有无食用粗糙的难以消化的食物;了解患儿有无服用非甾体抗炎药或肾上腺皮质激素类药物等;还要了解患儿有无对牛奶或其他奶制品过敏等。

2.既往史

有无慢性疾病史,如慢性肾炎、尿毒症、重症糖尿病、肝胆系统疾病、儿童结缔组织疾病等;有无家族性消化系统疾病史;有无十二指肠-胃反流病史等。

(二)临床表现

1.急性胃炎

多急性起病,表现为上腹饱胀、疼痛、嗳气、恶心及呕吐,呕吐物可带血呈咖啡色,也可发生较多出血,表现为呕血及黑便。呕吐严重者可引起脱水、电解质及酸碱平衡紊乱。失血量多者可出现休克表现。有细菌感染者常伴有发热等全身中毒症状。

2.慢性胃炎

常见症状有腹痛、腹胀、呃逆、反酸、恶心、呕吐、食欲缺乏、腹泻、无力、消瘦等。反复腹痛是小儿就诊的常见原因,年长儿多可指出上腹痛,幼儿及学龄前儿童多指脐周不适。

(三)体格检查

1.急性胃炎

可表现为上腹部或脐周压痛。呕吐严重者可出现脱水、酸中毒体征,如呼吸深快、口渴、口唇黏膜干燥且呈樱红色、皮肤弹性差、尿少等。并发较大量消化道出血时可有贫血或休克表现。

2.慢性胃炎

一般无明显特殊体征,部分患儿可表现为消瘦、面色苍黄、舌苔厚腻、腹胀、上腹部或脐周轻度压痛等。

(四)并发症

长期慢性呕吐、食欲缺乏可引起消瘦或营养不良,严重呕吐可引起脱水、酸中毒和电解质紊乱,长期慢性小量失血可引起贫血,大量失血可引起休克。

（五）辅助检查

1.胃镜检查

可见黏膜广泛充血、水肿、糜烂、出血,有时可见黏膜表面的黏液斑或反流的胆汁。幽门螺杆菌(Hp)感染性胃炎时,可见到胃黏膜微小结节形成(又称胃窦小结节或淋巴细胞样小结节增生)。同时可取病变部位组织进行 Hp 或病理学检查。

2.X 线上消化道钡餐造影

胃窦部有浅表炎症者有时可呈胃窦部激惹征,黏膜纹理增粗、迁曲、锯齿状,幽门前区呈半收缩状态,可见不规则痉挛收缩。气、钡双重造影效果较好。

3.实验室检查

(1)幽门螺杆菌检测方法有胃黏膜组织切片染色与培养、尿素酶试验、血清学检测、核素标记尿素呼吸试验。

(2)胃酸测定:多数浅表性胃炎患儿胃酸水平与胃黏膜正常小儿相近,少数慢性浅表性胃炎患儿胃酸降低。

(3)胃蛋白酶原测定:一般萎缩性胃炎中影响其分泌的程度不如盐酸明显。

(4)内因子测定:检测内因子水平有助于萎缩性胃炎和恶性贫血的诊断。

二、诊断中的临床思维

典型的胃炎根据病史、临床表现、体检、X 线钡餐造影、纤维胃镜及病理学检查基本可确诊。但由于引起小儿腹痛的病因很多,急性发作的腹痛必须与外科急腹症、肝、胆、胰、肠等腹内脏器的器质性疾病以及腹型过敏性紫癜等鉴别。慢性反复发作的腹痛应与肠道寄生虫、肠痉挛等鉴别。

（一）急性阑尾炎

该病疼痛开始可在上腹部,常伴有发热,部分患儿呕吐,典型疼痛部位以右下腹为主,呈持续性,有固定压痛点、反跳痛及腹肌紧张、腰大肌试验阳性等体征,白细胞总数及中性粒细胞增高。

（二）过敏性紫癜

腹型过敏性紫癜由于肠壁水肿、出血、坏死等可引起阵发性剧烈腹痛,常位于脐周或下腹部,可伴有呕吐或吐咖啡色物,部分患儿可有黑便或血便。但该病患儿可出现典型的皮肤紫癜、关节肿痛、血尿及蛋白尿等。

（三）肠蛔虫症

常有不固定腹痛、偏食、异食癖、恶心、呕吐等消化道功能紊乱症状,有时出现全身过敏症状。往往有吐、排虫史,粪便查找虫卵,驱虫治疗有效等可协助诊断。

（四）肠痉挛

婴儿多见,可出现反复发作的阵发性腹痛,腹部无特异性体征,排气、排便后可缓解。

（五）心理因素所致非特异性腹痛

心理因素所致非特异性腹痛是一种常见的儿童期身心疾病。病因不明,与情绪改变、生活事件、精神紧张、过度焦虑等有关。表现为弥漫性、发作性腹痛,持续数十分钟或数小时而自行缓解,可伴有恶心、呕吐等症状。临床及辅助检查往往无阳性发现。

三、治疗

(一)急性胃炎

1.一般治疗

患儿应注意休息,进食清淡流质或半流质饮食,必要时停食1～2餐。药物所致急性胃炎首先停用相关药物,避免服用一切刺激性食物。及时纠正水、电解质紊乱。有上消化道出血者应卧床休息,保持安静,检测生命体征及呕吐与黑便情况。

2.药物治疗

(1)H_2受体拮抗药:常用西咪替丁,每天10～15 mg/kg,分1～2次静脉滴注或分3～4次每餐前或睡前口服;雷尼替丁,每天3～5 mg/kg,分2次或睡前1次口服。

(2)质子泵抑制剂:常用奥美拉唑,每天0.6～0.8 mg/kg,清晨顿服。

(3)胃黏膜保护药:可选用硫糖铝、十六角蒙脱石粉、麦滋林-S颗粒剂等。

(4)抗生素:合并细菌感染者应用有效抗生素。

3.对症治疗

主要针对腹痛、呕吐和消化道出血的情况。

(1)腹痛:腹痛严重且除外外科急腹症者可酌情给予抗胆碱能药,如10%颠茄合剂、甘颠散、溴丙胺太林、山莨菪碱、阿托品等。

(2)呕吐:呕吐严重者可给予爱茂尔、甲氧氯普胺、多潘立酮等药物止吐。注意纠正脱水、酸中毒和电解质紊乱。

(3)消化道出血:可给予卡巴克洛或凝血酶等口服或灌胃局部止血,必要时内镜止血。注意补充血容量,纠正电解质紊乱等。有休克表现者,按失血性休克处理。

(二)慢性胃炎

1.一般治疗

慢性胃炎又称特发性胃炎,缺乏特殊治疗方法,以对症治疗为主。养成良好的饮食习惯及生活规律,少吃生冷及刺激性食物。停用能损伤胃黏膜的药物。

2.病因治疗

对感染性胃炎应使用敏感的抗生素。确诊为Hp感染者可给予阿莫西林、庆大霉素等口服治疗。

3.药物治疗

(1)对症治疗:有餐后腹痛、腹胀、恶心、呕吐者,用胃肠动力药。如多潘立酮,每次0.1 mg/kg,3～4次/天,餐前15～30分钟服用。腹痛明显者给予抗胆碱能药,以缓解胃肠平滑肌痉挛。可用硫酸阿托品,每次0.01 mg/kg,皮下注射。或溴丙胺太林,每次0.5 mg/kg,口服。

(2)黏膜保护药:枸橼酸铋钾,6～8 mg/(kg·d),分2次服用。大剂量铋剂对肝、肾和中枢神经系统有损伤,故连续使用本剂一般限制在4～6周之内为妥。硫糖铝,10～25 mg/(kg·d),分3次餐前2小时服用,疗程4～8周,肾功能不全者慎用。麦滋林-S,每次30～40 mg/kg,口服3次/天,餐前服用。

(3)抗酸药:一般慢性胃炎伴有反酸者可给予中和胃酸药,如氢氧化铝凝胶、复方氢氧化铝片,于餐后1小时服用。

(4)抑酸药:仅用于慢性胃炎伴有溃疡病、严重反酸或出血时,疗程不超过2周。H_2受体拮抗药,西咪替丁 10～15 mg/(kg・d),分 2 次口服,或睡前一次服用。雷尼替丁 4～6 mg/(kg・d),分 2 次服或睡前一次服用。质子泵抑制药,如奥美拉唑 0.6～0.8 mg/kg,清晨顿服。

四、治疗中的临床思维

(1)绝大多数急性胃炎患儿经治疗在 1 周左右症状消失。

(2)急性胃炎治愈后若不注意规律饮食和卫生习惯,或在服用能损伤胃黏膜的药物时仍可急性发作。在有严重感染等应急状态下更易复发,此时可短期给予 H_2 受体拮抗药预防应急性胃炎的发生。

(3)慢性胃炎患儿因缺乏特异性治疗,消化系统症状可反复出现,造成患儿贫血、消瘦、营养不良、免疫力低下等。可酌情给予免疫调节药治疗。

(4)小儿慢性胃炎胃酸分泌过多者不多见,因此要慎用抗酸药。主要选用饮食治疗。避免医源性因素,如频繁使用糖皮质激素或非甾体抗炎药等。

(陈德鸿)

第三节　消化性溃疡

消化性溃疡是指胃和十二指肠的慢性溃疡。各年龄均可发病,学龄儿童多见,婴幼儿多为继发性溃疡,胃溃疡和十二指肠溃疡发病率相近;年长儿多为原发性十二指肠溃疡,男孩多于女孩。

一、病因和发病机制

原发性消化性溃疡的病因复杂,与诸多因素有关,确切发病机制至今尚未完全阐明,目前认为溃疡的形成是由于对胃和十二指肠黏膜有损害作用的侵袭因子(酸、胃蛋白酶、胆盐、药物、微生物及其他有害物质)与黏膜自身的防御因素(黏膜屏障、黏液重碳酸盐屏障、黏膜血流量、细胞更新、前列腺素、表皮生长因子等)之间失去平衡的结果。

(一)胃酸和胃蛋白酶

胃酸和胃蛋白酶是胃液的主要成分,也是对胃和十二指肠黏膜有侵袭作用的主要因素。十二指肠溃疡患者基础胃酸、壁细胞数量及壁细胞对刺激物质的敏感性均高于正常人,且胃酸分泌的正常反馈抑制亦发生缺陷,故酸度增高是形成溃疡的重要原因。因胃酸分泌随年龄而增加,因此年长儿消化性溃疡发病率较婴幼儿为高。胃蛋白酶不仅能水解食物蛋白质的肽链,也能裂解胃液中的糖蛋白、脂蛋白及结缔组织、破坏黏膜屏障。消化性溃疡患者胃液中蛋白酶及血清胃蛋白酶原水平均高于正常人。

(二)胃和十二指肠黏膜屏障

胃和十二指肠黏膜在正常情况下,被其上皮所分泌的黏液覆盖,黏液与完整的上皮细胞膜及细胞间连接形成一道防线,称黏液-黏膜屏障,能防止食物的机械摩擦,阻抑和中和腔内 H^+ 反渗至黏膜,上皮细胞分泌黏液和 HCO_3^-,可中和弥散来的 H^+。在各种攻击因子的作用下,这一屏障功能受损,即可影响黏膜血循环及上皮细胞的更新,使黏膜缺血、坏死而形成溃疡。

(三)幽门螺杆菌(Hp)感染

小儿十二指肠溃疡幽门螺杆菌检出率为 52.6%～62.9%,被根除后复发率即下降,说明幽门螺杆菌在溃疡病发病机制中起重要作用。

(四)遗传因素

消化性溃疡属常染色体显性遗传病,20%～60%患儿有家族史,O 型血的人十二指肠溃疡或胃溃疡发病率较其他型的人高,2/3 的十二指肠溃疡患者家族血清胃蛋白酶原升高。

(五)其他

外伤、手术后、精神刺激或创伤;暴饮暴食,过冷、油炸食品;对胃黏膜有刺激性的药物如阿司匹林、非甾体抗炎药、肾上腺皮质激素等。继发性溃疡是由于全身疾病引起的胃、十二指肠黏膜局部损害,见于各种危重疾病所致的应激反应。

二、病理

新生儿和婴儿多为急性溃疡,溃疡为多发性,易穿孔,亦易愈合。年长儿多为慢性,单发。十二指肠溃疡好发于球部,胃溃疡多发生在胃窦、胃体交界的弯侧。溃疡大小不等,胃镜下观察呈圆形或不规则圆形,也有呈椭圆形或线形,底部有灰白苔,周围黏膜充血、水肿。球部因黏膜充血、水肿,或因多次复发后,纤维组织增生和收缩而导致球部变形,有时出现假憩室。胃和十二指肠同时有溃疡存在时称复合溃疡。

三、临床表现

年龄不同,临床表现多样,年龄越小,越不典型。

(一)年长儿

以原发性十二指肠溃疡多见,主要表现为反复发作脐周及上腹部胀痛、烧灼感,饥饿时或夜间多发;严重者可出现呕血、便血、贫血;部分病例可有穿孔,穿孔时疼痛剧烈并放射至背部。也有仅表现为贫血、粪便潜血试验阳性者。

(二)学龄前期

多数为十二指肠溃疡。上腹部疼痛不如年长儿典型,常为不典型的脐周围疼痛,多为间歇性。进食后疼痛加重,呕吐后减轻。消化道出血亦常见。

(三)婴幼儿期

十二指肠溃疡略多于胃溃疡。发病急,首发症状可为消化道出血或穿孔。主要表现为食欲差,进食后呕吐。腹痛较为明显,不很剧烈。多在夜间发作,吐后减轻,腹痛与进食关系不密切。可发生呕血、便血。

(四)新生儿期

应激性溃疡多见,常见原发病有早产儿窒息缺氧、败血症、低血糖、呼吸窘迫综合征和中枢神经系统疾病等。多数为急性起病,呕血、黑便。生后 24～48 小时亦可发生原发性溃疡,突然出现消化道出血、穿孔或两者兼有。

四、并发症

主要为出血、穿孔和幽门梗阻。常可伴发缺铁性贫血。重症可出现失血性休克。如溃疡穿孔至腹腔或邻近器官,可出现腹膜炎、胰腺炎等。

五、实验室及辅助检查

(一)粪便隐血试验
素食 3 天后检查,阳性者提示溃疡有活动性。

(二)胃液分析
用五肽胃泌素法观察基础酸排量和酸的最大分泌量,十二指肠溃疡患儿明显增高。但有的胃溃疡患者胃酸正常或偏低。

(三)幽门螺杆菌检测方法
可通过胃黏膜组织切片染色与培养,尿素酶试验,核素标记尿素呼吸试验检测 Hp。或通过血清学检测抗 Hp 的 IgG~IgA 抗体,PCR 法检测 Hp 的 DNA。

(四)胃肠 X 线钡餐造影
发现胃和十二指肠壁龛影可确诊;溃疡对侧切迹,十二指肠球部痉挛、畸形对本病有诊断参考价值。

(五)纤维胃镜检查
纤维胃镜检查是当前公认诊断溃疡病准确率最高的方法。内窥镜观察可估计溃疡灶大小、溃疡周围炎症的轻重、溃疡表面有无血管暴露和评估药物治疗的效果,同时又可采取黏膜活检做病理组织学和细菌学检查。

六、诊断和鉴别诊断

诊断主要依靠症状、体征、X 线检查及纤维胃镜检查。由于小儿消化性溃疡的症状和体征不如成人典型,常易误诊和漏诊,对有临床症状的患儿应及时进行胃镜检查,尽早明确诊断。有腹痛者应与肠痉挛、蛔虫症、结石等鉴别;有呕血者在新生儿和小婴儿与新生儿出血症、食管裂孔疝、败血症鉴别;年长儿与食管静脉曲张破裂及全身出血性疾病鉴别。便血者与肠套叠、憩室、息肉、过敏性紫癜鉴别。

七、治疗

原则是消除症状,促进溃疡愈合,防止并发症的发生。

(一)一般治疗
饮食定时定量,避免过饥、过饱、过冷,避免过度疲劳及精神紧张。注意饮食,禁忌吃刺激性强的食物。

(二)药物治疗
1.抗酸和抑酸剂

目的是减低胃、十二指肠液的酸度,缓解疼痛,促进溃疡愈合。

(1)H_2 受体拮抗剂:可直接抑制组织胺、阻滞乙酰胆碱和胃泌素分泌,达到抑酸和加速溃疡愈合的目的。常用西咪替丁,10~15 mg/(kg·d),分 4 次于饭前 10 分钟至 30 分钟口服;雷尼替丁,3~5 mg/(kg·d),每 12 小时一次,或每晚一次口服;或将上述剂量分 2~3 次,用 5%~10%葡萄糖液稀释后静脉滴注,肾功能不全者剂量减半。疗程均为 4~8 周。

(2)质子泵抑制剂:作用于胃黏膜壁细胞,降低壁细胞中的 H^+、K^+-ATP 酶活性,阻抑 H^+从细胞质内转移到胃腔而抑制胃酸分泌。常用奥美拉唑,剂量为 0.7 mg/(kg·d),清晨顿服,疗程2～4周。

2.胃黏膜保护剂

(1)硫糖铝:常用剂量为 10～25 mg/(kg·d),分 4 次口服,疗程 4～8 周。肾功能不全者禁用。

(2)枸橼酸铋钾:剂量 6～8 mg/(kg·d),分 3 次口服,疗程 4～6 周。本药有导致神经系统不可逆损害和急性肾衰竭等不良反应,长期大剂量应用时应谨慎,最好有血铋监测。

(3)呋喃唑酮:剂量 5～10 mg/(kg·d),分 3 次口服,连用 2 周。

(4)蒙脱石粉:麦滋林-S(marzulene-S)颗粒剂亦具有保护胃黏膜、促进溃疡愈合的作用。

3.抗幽门螺杆菌治疗

幽门螺杆菌与小儿消化性溃疡的发病密切相关,根除幽门螺杆菌可显著地降低消化性溃疡的复发率和并发症的发生率。临床上常用的药物有枸橼酸铋钾 6～8 mg/(kg·d);阿莫西林 50 mg/(kg·d);克拉霉素 15～30 mg/(kg·d);甲硝唑 25～30 mg/(kg·d)。

由于幽门螺杆菌栖居部位环境的特殊性,不易被根除,目前多主张联合用药(二联或三联)。以铋剂为中心药物的治疗方案为枸橼酸铋钾 6 周+阿莫西林 4 周,或+甲硝唑 2～4 周,或+呋喃唑酮 2 周。亦有主张使用短程低剂量二联或三联疗法者,即奥美拉唑+阿莫西林或克拉霉素 2 周,或奥美拉唑+克拉霉素+甲硝唑 2 周,根除率可达 95％以上。

(三)外科治疗

外科治疗的指征:①急性大出血;②急性穿孔;③器质性幽门梗阻。

(陈德鸿)

第四节 肠 套 叠

肠套叠是肠管的一部分连同相应的肠系膜套入邻近肠腔内的一种特殊类型的肠梗阻,本病是婴儿时期的一种特有疾病,是最常见的婴幼儿急腹症,居婴幼儿肠梗阻原因的首位。根据病因不同,分为原发性肠套叠与继发性肠套叠;根据年龄的不同,分为婴儿肠套叠与儿童肠套叠。

急性肠套叠随着年龄的增长发病率逐渐降低。常见于 2 岁以下婴幼儿,4～10 个月为发病年龄高峰。男孩发病比女孩多 2～3 倍,健康肥胖儿多见。发病季节与胃肠道病毒感染流行相一致,以春末夏初最为集中。

一、病因

肠套叠分为原发性与继发性两类。肠套叠的病因尚未完全明确,其发病机制公认为肠套叠起点的存在和肠蠕动的紊乱。

(一)原发性肠套叠

原发性肠套叠是指非肠管器质性病变引起的肠套叠。约 95％的小儿肠套叠属于原发性。

1.套叠起点

关于原发性肠套叠起点的产生,尚无统一学说,可能与下列因素有关。

(1)回盲部解剖因素学说:婴幼儿肠套叠主要发生在回盲部,婴幼儿期回盲部较游动,回盲瓣呈唇样凸入肠腔,加上该区淋巴组织丰富,受炎症或食物刺激后易引起回盲瓣充血、水肿、肥厚,肠蠕动易将肿大回盲瓣向前推移,牵拉肠管形成套叠。

(2)病毒感染学说:小儿受到腺病毒和轮状病毒感染后,可引起末段回肠的集合淋巴结增生,局部肠壁增厚,甚至形成肿物向肠腔凸起,构成套叠起点,加之肠道受病毒感染,蠕动增强,导致发病。春末夏初是腺病毒感染的高发季节,因此肠套叠在此时期发病较多,目前已分离出腺病毒非流行性Ⅰ、Ⅱ和Ⅴ血清型。

2.肠蠕动紊乱

(1)饮食改变因素:婴幼儿期为肠蠕动节律处于较大变化时期,当增添辅食或食物的性质、温度发生变化时,婴幼儿肠道不能立即适应食物改变的刺激,易引起肠功能紊乱而诱发肠套叠,婴儿生后4～10个月,正是添加辅食时期,故此年龄段是发病高峰期。

(2)肠痉挛因素:由于食物、肠炎、腹泻、细菌等因素刺激肠道产生痉挛,使肠蠕动功能节律紊乱或逆蠕动而引起肠套叠,若小儿属于痉挛体质,则更易发生肠套叠。

(3)免疫反应不平衡因素:原发性肠套叠多发生于1岁以内,恰为机体免疫功能不完善时期,肠壁局部免疫功能易破坏。加之蠕动紊乱而诱发肠套叠。

(二)继发性肠套叠

继发性肠套叠指肠管器质性病变引起的肠套叠。约5%的病例属继发型,多数是儿童。器质性病变以梅克尔憩室为最多,其次有息肉、血管瘤、腺肌瘤、腹型紫癜形成的肠壁血肿、异位胰腺、淋巴瘤、肠囊肿、阑尾内翻等。肠壁上的病变成为套叠起点被肠蠕动推动,牵引肠壁而发生肠套叠。

二、病理

(一)肠套叠的病理解剖结构

肠套叠由鞘部、套入部组成。外层肠管为鞘部,进入肠管为套入部,套入部最远点为头部,肠管从外面卷入处为颈部。一个肠套叠由3层肠壁组成称为单套,由5层肠壁组成则为复套,即单套再套入相邻的远端肠管内。肠套叠一般是近端肠管套入远端肠管内,与肠蠕动方向一致,称之为顺行性肠套叠。一般肠套叠为顺行性肠梗阻。若远端套入近端,称为逆性肠套叠,较为罕见。

(二)肠套叠的类型

一般按套入部的最近端和鞘部最远端的肠管名称分类,将肠套叠分为6型。

1.回结型

以回肠末端为出发点,回肠通过回盲瓣内翻套入结肠中,盲肠与阑尾不套入鞘内,此型最多,约占30%。

2.回盲型

以回盲瓣出发点,盲肠、阑尾随之套入鞘内,此型占50%～60%。

3.回回结型

复套,回肠套入回肠后再套入结肠,占10%左右。

4.小肠型

小肠套入小肠,比较少见,此型占5%～10%,包括空空型、回回型、空回型。

5.结肠型

结肠套入结肠,极少见。

6.多发型

在肠管不同区域内有分开的 2 个、3 个或更多的肠套叠。

(三)肠套叠的病理改变

肠套叠的基本病理变化是肠腔梗阻、肌肉痉挛和血液循环障碍。肠套叠发生后,套入部随着肠蠕动不断向前推进,该段肠管相应所附的肠系膜也被牵入鞘内,颈部束紧不能自动退出。鞘部肠管持续痉挛紧缩,致使套入部的肠系膜血管被鞘部嵌压而发生血液循环障碍。初期静脉回流受阻,组织瘀血水肿,套入部肠壁静脉怒张破裂出血,与肠黏液混合成果酱样胶冻状物排出。肠壁水肿继续加重,动脉受压,套入部供血停止而发生坏死,套入部的坏死呈现淤血性坏死,为静脉性坏死。而鞘部肠壁则因高度扩张与长期痉挛可发生缺血性坏死,呈局灶性灰白色点状坏死,为动脉性坏死。鞘部灶性动脉性坏死容易被忽略,灌肠复位时极易穿孔,手术复位时也不易被发现,比套入部静脉性坏死更具危险性。

三、临床表现

小儿肠套叠的临床症状随年龄而有所不同。可分为婴儿肠套叠和儿童肠套叠两类。

(一)婴儿肠套叠

1.腹痛(哭闹)

腹痛为肠套叠出现最早且最主要的症状,而哭闹则为婴儿腹痛特有的表现,以突发、剧烈、节律性的哭闹为特征。原本很健康的婴儿忽然哭闹不安、面色苍白、紧握双拳、屈膝缩腹、手足乱动、拒食拒奶,发作持续 3～5 分钟而后自行缓解,间隔 10～20 分钟,重新发作。这种阵发性哭闹是由于肠蠕动将套入肠段向前推进,肠系膜被牵拉,肠套鞘部产生强烈收缩而引起的剧烈腹痛,当蠕动波过后,患儿即转为安静。随着缓解期逐渐缩短,患儿渐渐精神萎靡,嗜睡,随后进入休克状态,而哭闹、腹痛反不明显。

2.呕吐

肠套叠早期症状之一,腹痛发作后不久就发生呕吐,初为乳汁、乳块或食物残渣,以后带有胆汁,晚期则吐粪便样液体。早期呕吐是因肠系膜被强烈牵拉,导致神经反射性呕吐,晚期则由肠梗阻引起。

3.便血

便血为肠套叠特征性表现,便血多发生于疾病开始的 8～12 小时,典型的血便是红果酱样黏液血便,也可有鲜血便或脓血便,几小时后又可以重复排出几次。纵使家长忽视了婴儿的哭闹和呕吐,但在发生血便时一定会来医院求治。一部分患儿来院就诊时尚未便血,肛门指检时可发现指套上染有果酱色黏液。出血是由于肠套叠时,肠系膜被牵入嵌闭于套入部的肠壁间,发生血液循环障碍而引起黏膜渗血,与肠黏液、粪便混合形成暗红色胶冻样液体。

4.腹部肿物

腹部触及肿物是有意义的诊断。肿物多位于右上腹或中上腹,实性、光滑、稍可移动,并有压痛。随病情进展,肿物变长,沿结肠框分布,呈腊肠状。多数患儿由于回肠末端及盲肠套入结肠内,右下腹比较松软而有空虚感。严重者套入部达直肠,肛门指诊可触及子宫颈样物,偶见肿物从肛门脱出。一旦肠管有坏死倾向,腹胀加重,腹肌紧张,肿物常触诊不清。

5.全身情况

病程早期,患儿一般情况良好,体温正常,仅表现为面色苍白、精神欠佳。晚期精神萎靡、表情呆钝、嗜睡、脱水、发热,甚至有休克、腹膜炎征象。

(二)儿童肠套叠

多为继发性,病程较缓慢,呈亚急性不全性肠梗阻。可有反复发作的病史,发生肠套叠后也可自行复位。主要表现为腹痛,偶有呕吐,少有血便,腹壁薄者可触及腹部肿物。

四、诊断与鉴别诊断

(一)诊断

1.临床诊断

典型肠套叠的四联征为阵发性腹痛、呕吐、血便和腹部肿块。当患儿出现几个小时以上的无原因剧烈哭闹,时哭时停,伴有呕吐,随即排出血便,诊断并不困难。不典型肠套叠包括无痛性频繁呕吐型、无痛性便血型、精神萎靡尚未便血的休克型,这些类型的肠套叠是以单一症状为主征,缺乏典型的临床表现,很容易漏诊、误诊。依据患儿的年龄、性别、发病季节应考虑肠套叠的可能。此时应在镇静状态下仔细检查腹部是否触及肿块,施行肛门指检观察指套上有无血染,以协助诊断。

2.X线检查

肠套叠时,腹平片可无异常征象,也可呈现肠扩张,结肠内均匀致密的肿物阴影,腹立位片见小肠扩张,有张力性气液面,显示肠梗阻征象。腹平片诊断肠套叠虽无特异性征象,但可提示肠梗阻的诊断。

钡灌肠检查是在 X 线透视下,由肛门缓缓注入 25％硫酸钡生理盐水溶液,水平压力为 $5.9\sim8.8$ kPa$(60\sim90$ cmH$_2$O)透视下可见到钡剂在结肠的套入部受阻,呈杯状或钳状阴影。

空气灌肠是在 X 线透视下,经肛门注气,压力为 8.0 kPa(60 mmHg),套叠顶端致密的软组织肿块呈半圆形,向充气的结肠内突出,气柱前端形成杯口影、钳状阴影或球形阴影。

B 超检查对肠套叠具有较高的确诊率。超声扫描显示肠套叠的横断面呈"同心圆"征或"靶环"征,纵断面呈"套筒"征或"假肾"征。

(二)鉴别诊断

鉴别诊断应以发病年龄为主要思考线索,以主要症状为鉴别要点,与具有腹痛、便血、腹块的婴幼儿其他疾病相鉴别。

1.细菌性痢疾

肠套叠血便不典型且伴有腹泻者可误诊为细菌性痢疾。菌痢多见于夏季,起病急骤,体温升高较快,在早期即可达 39 ℃,大便次数频繁,含有大量黏液及脓血,粪便检查见到脓细胞及红细胞,细菌培养阳性即可确诊。

2.过敏性紫癜

腹型紫癜患儿有阵发性腹痛和呕吐,有腹泻和便血,粪便为暗红色,由于肠管有水肿、出血而增厚,有时在右下腹部能触及肿块,易与肠套叠混淆。过敏性紫癜的特点为双下肢有出血性皮疹,膝关节和踝关节肿痛,部分病例还有血尿,这些临床表现有助于与肠套叠鉴别。需注意的是此病由于肠功能紊乱和肠壁血肿而诱发肠套叠。故当腹部症状加重、腹部体征明显时,需做腹部B 超检查或低压气灌肠协助诊断。

3.梅克尔憩室

梅克尔憩室并消化道出血时,应与肠套叠鉴别。梅克尔憩室出血起病急骤,无前驱症状,出血量大,为暗红色或鲜红色血便,少有腹痛、呕吐等症状,腹部触诊无腹块、无压痛。腹部^{99m}Tc扫描可明确诊断。需注意的是梅克尔憩室内翻可继发肠套叠,患儿可出现肠套叠的相应症状及体征。

4.蛔虫肠梗阻

此病多来自农村地区的儿童,近年来发病率明显下降。蛔虫团块堵塞肠腔,可出现腹痛、呕吐,晚期肠坏死则表现为全身中毒症状、便血,与肠套叠极其相似。但蛔虫肠梗阻很少发生在婴儿,早期没有便血,腹内肿块多位于脐下,肿块粗而长,X线平片可见蛔虫影。

5.肠梗阻肠坏死

婴幼儿其他原因引起的肠梗阻,晚期出现肠血运障碍导致肠坏死,可出现腹痛、呕吐、便血、休克等症状,可与肠套叠混淆。此类患儿缺乏典型的阵发性哭闹史,血便出现晚且伴随休克及全身中毒症状,腹部检查出现腹膜刺激征,腹穿为血性液体,腹部 B 超检查未发现肠套叠影像,可作为鉴别点。

6.直肠脱垂

少数晚期肠套叠,其套入部可以通过全部结肠而由肛门脱出,不要误认为是直肠脱垂。直肠脱垂时,可以清楚地看到肠黏膜一直延续到肛门周围的皮肤,而肠套叠时,在肛门口与脱出的肠管之间有一条沟,可以通过此沟将手指伸入直肠内,而且直肠脱垂并无急腹症症状。

五、治疗

肠套叠治疗分非手术治疗和手术治疗。小儿肠套叠多为原发,以非手术治疗为主。

(一)非手术治疗

半个世纪以来,非手术治疗儿童肠套叠已成为公认的首选方法,其中气灌肠整复肠套叠是40年来我国最成功且应用最广泛的治疗方法。目前在我国,不论是在城市中心儿科还是在县医院,儿科气灌肠复位率达 90% 左右。

1.适应证

(1)病程不超过 48 小时,便血不超过 24 小时。

(2)全身状况好,无明显脱水、酸中毒及休克表现,无高热及呼吸困难者。

(3)腹不胀,无压痛及肌紧张等腹膜刺激征象。

2.禁忌证

(1)病程超过 48 小时,便血超过 24 小时。

(2)全身情况不良,有高热、脱水、精神萎靡及休克等中毒症状者。

(3)腹胀明显,腹部有明显压痛、肌紧张,疑有腹膜炎或疑有肠坏死者。

(4)立位 X 线平片显示完全性肠梗阻者。

(5)试用空气灌肠时逐渐加压至 8.0 kPa(60 mmHg)、10.7 kPa(80 mmHg)、13.3 kPa(100 mmHg),而肠套叠阴影仍不移动,形态不变者。

3.治疗方法

(1)气体灌肠复位法:采用空气或氧气均可,观察方法有透视及非透视下进行两种,将气囊肛管置入直肠内,采用自动控制压力仪,肛门注气后即见套叠影逆行推进,直至完全消失,大量气体进入回肠,提示复位成功。

气灌肠前准备:①解痉镇静,肌内注射阿托品、苯巴比妥钠,必要时在麻醉状态下进行;②脱水明显者,应予以输液纠正,改善全身情况;③麻醉下灌肠复位,保证禁食 6 小时,禁水 4 小时,必要时插胃管吸出胃内容物;④X 线透视室内应备有吸引器、氧气、注射器等抢救设施。

气体灌肠压力:①诊断性气体灌肠压力为 6.7～8.0 kPa(50～60 mmHg);②复位治疗压力为 12.0～13.3 kPa(90～100 mmHg),不超过 16.0 kPa(120 mmHg)。

气体灌肠复位征象:①X 线透视下见肿块逐渐变小消失,气体突然进入回肠,继之中腹部小肠迅速充气;②拔出气囊肛管,大量气体和暗红色黏液血便排出;③患儿安然入睡,不再哭闹,腹胀减轻,肿块消失;④碳剂试验,口服 1 g 活性炭。约 6 小时后由肛门排出黑色炭末。

气体灌肠终止指征:①注气后见肿物巨大,套入部呈分叶状,提示复套存在,复位可能性较小;②注气过程中见鞘部扩张而套入部退缩不明显或见套入部退而复进,表示套叠颈部过紧,复位困难;③注气后肿物渐次后退,通过回盲瓣后,肿物消失,但小肠迟迟不进气,提示仍存在小肠套叠,复位困难;④复位过程中,肿物消失,但荧光屏上突然有闪光改变,旋即见膈下游离气体,表明发生肠穿孔,即刻停止注气。

(2)钡剂灌肠复位法:在欧美国家较为流行。钡剂浓度为 20%～25%,钡柱高度不超过患儿水平体位 90 cm,维持液体静压在 5 分钟之内,套叠影逆行推进,变小,渐至消失,钡剂进入回肠,提示复位成功。

(3)B 超监视下水压灌肠复位法:采用生理盐水或水溶性造影剂为介质灌肠。复位压力为 6.7～12.0 kPa(50～90 mmHg),注水量在 300～700 mL。在 B 超荧光屏上可见"同心圆"或"靶环"状块影向回盲部收缩,逐渐变小,最后通过回盲瓣突然消失,液体急速进入回肠。满意的复位是见套入部消失,液体逆流进入小肠。

(二)手术疗法

1.手术指征

(1)有灌肠禁忌证者。

(2)灌肠复位失败者。

(3)肠套叠复发达 3 次以上,疑有器质性病变者。

(4)疑为小肠套叠者。

2.手术方式

(1)手法复位术:取右下腹或右上腹横切口,在套叠远端肠段用挤压手法使其整复,切忌强行牵拉套叠近端肠段。复位成功后必详细检查是否存在病理性肠套叠起点,必要时一并处理。对原发复发性肠套叠手术的患儿,手法复位后如未发现病理起点,存在游动盲肠者可行盲肠右下腹膜外埋藏固定法,以减少复发。如阑尾有损伤,呈现水肿和淤血时,可将其切除。

(2)肠切除肠吻合术:术中见鞘部已有白色斑块状动脉性坏死或套入部静脉性坏死,争取做肠切除一期吻合术。必要时亦可延迟 24～48 小时再吻合。

(3)肠外置或肠造口术:适应于患儿存在休克且病情危重时,或肠套叠手法复位后局部血液供给情况判断有困难时。可将肠襻两断端或可疑肠襻外置于腹壁外,切口全层贯穿缝合;表面覆盖油纱保护,24～48 小时后,待休克纠正,病情平稳,再行二期肠吻合术。观察可疑肠襻循环恢复情况决定还纳入腹,抑或肠切除肠吻合。如肠切除后患儿全身或局部循环不满意,无法行肠吻合时,可行肠造口术。

六、预后

小儿原发性肠套叠如能早期就诊、早期诊断、早期治疗,预后良好。绝大多数病例可采用灌肠复位,复位成功率达 90％以上。小儿原发性肠套叠复位后极少复发。随着我国人民生活水平提高,医疗条件改善,科普宣传的普及,家长及儿科工作者更加关注小儿肠套叠,晚期肠套叠患儿已少见,已罕见死亡,目前肠套叠的病死率仅为 1％。

(陈德鸿)

第五节　慢　性　便　秘

慢性便秘主要是指粪便干结、排便困难或不尽感以及排便次数减少等症状持续 1 个月以上。儿童患病率 3％～8％,根据病因分为器质性便秘和功能性便秘(functional constipation,FC),其中 90％为功能性便秘,仅小部分是由于器质性疾病导致,后者包括肛门直肠畸形、手术、外伤、先天性巨结肠、脊膜膨出症、脊髓损伤、脑瘫、内分泌代谢性疾病和药物等。本病占儿科普通门诊的 3％～5％,儿科消化门诊的 25％。可见于各个年龄段儿童,多在婴儿期以后起病,2～4 岁儿童为发病高峰,随着年龄增长有升高趋势,部分存在家族史。根据发病机制的不同,功能性便秘可以分为两个基本类型:慢传输型和出口梗阻型,同时具备两者特征则为混合型。功能性便秘是一个良性疾病,但可以长期存在,有些情况下可严重影响患儿及家庭的生活质量甚至患儿的生长发育。

一、诊断

功能性便秘的症状类型与不同亚型各自的发病机制密切相关。

(一)症状

(1)慢传输型:大便干结、排便费力、大便次数减少和腹胀等。

(2)出口梗阻型:排便艰难(不一定有大便干结)、排便时间延长、便意少(直肠壁感觉阈值异常)、排便不净和肛门直肠下坠感等。

(3)两者特点兼备,但程度上可有所侧重。

部分患儿可与反酸、胃灼热、上腹胀、早饱、厌食、恶心和呕吐等上胃肠症状相重叠。

(二)体征

1.慢传输型便秘

严重者可出现腹胀、下腹部粪块以及继发肛裂和出血。

2.出口梗阻型便秘

直肠指诊有助于了解肛门括约肌功能,并判断大便性状及有无直肠肿块。

(三)辅助检查

1.放射学检查

钡剂灌肠造影可鉴别先天性巨结肠症和肛门直肠畸形,并可观察结肠形态(肠腔扩张、结肠冗长等)和粪块。排粪造影能动态观察肛门直肠的解剖和功能变化。

2.肛门直肠压力测定

肛门直肠压力测定对于出口梗阻型便秘意义较大。能显示肛门括约肌有无排便生物力学的异常,又可同时了解直肠感觉功能。结合超声内镜检查更为直观可靠。气囊排出试验可反映肛门直肠对排出气囊的能力。

3.会阴神经或肌电图检查

会阴神经或肌电图检查能分辨便秘是肌源性或是神经源性,协助判断盆底肌功能。

4.胃肠传输试验

胃肠传输试验对判断有无慢传输型便秘有帮助,包括核素和钡条排空法,前者为"金标准",但操作烦琐,多用于科研,临床少用。后者为服用不透 X 线标志物 20 根后 48 小时拍摄腹平片,正常时 90％标志物抵达直肠或已经排出体外。

5.其他相关检查

内分泌代谢检查(甲状腺功能、血糖和血钙等)、中毒、自身抗体和感染指标应酌情选择。脊髓和脑的 MRI 检查可以除外神经系统病变。

二、诊断标准

2006 年美国洛杉矶 RomeⅢ诊断标准如下。对于无腹痛、腹部不适或者腹痛、腹部不适与排便不相关的儿童,必须满足以下 2 条或更多条,并持续 2 个月以上(4 岁以下患儿持续 1 个月以上),方可诊断儿童功能性便秘(必须除外器质性疾病导致的便秘症状):①每周排便≤2 次;②每周至少出现 1 次大便失禁;③有过度克制排便的病史;④有排便疼痛和费力史;⑤直肠内存在大的粪块;⑥大的粪块曾堵塞厕所。

三、鉴别诊断

对于具有慢性便秘症状的儿童,应结合病史、查体,选择合适的检查手段排除器质性疾病,方能考虑功能性便秘的诊断。

四、治疗

对于器质性便秘,首先应去除基础病因,同时配合对症治疗,脊髓神经病变导致便秘者可考虑盲肠造瘘术。

功能性便秘应该综合治疗与个体化治疗相结合。功能性便秘治疗的目的不仅仅是通便和清除结直肠内粪块,更主要的是去除病因,改善饮食习惯和膳食成分、恢复正常的胃肠传输排空功能,改善粪便性状,恢复正常的排便行为。应该区分是慢传输型还是出口梗阻型,然后选择相应的干预措施。治疗主要包括两方面:首先,尽快解除粪便嵌塞,解除症状,随后进行一系列序贯的维持治疗措施。部分顽固性便秘患儿可能需要手术干预。

(一)去除结直肠内聚积的粪便

对合并粪便嵌塞的患儿,可清洁灌肠或短期使用刺激性泻剂解除嵌塞、快速缓解症状,在此基础上,再选用膨松剂或渗透性药物,保持排便通畅。开塞露可润滑肠壁,软化大便,去除结直肠内积聚的粪便,可用于急性期缓解症状,但不主张长期反复使用。儿童应避免肥皂液灌肠。

目前北美小儿胃肠病、肝脏病及营养学会(NASPGHAN)推荐的灌肠方法。①磷酸盐灌肠:

为渗透性灌肠剂,2岁以下患儿避免应用,2岁以上患儿6 mL/kg,最大135 mL,疗效肯定。磷酸盐灌肠在肾功能不全患儿中易发生高磷血症、低钙血症及手足搐搦,应用时应注意患儿肾功能情况。②等渗氯化钠液灌肠:较为安全、简便,临床常用,可在500 mL氯化钠液中加入30~60 mL甘油,但疗效欠佳。③聚乙二醇电解质溶液(PEG Lyte):为临床常用的导泻剂,通常在灌肠清理粪便后进行,儿童剂量25 mL/(kg·h)(最大剂量1 000 mL/h)持续泵入,应经鼻胃管内用药,疗效肯定,但有时会导致恶心、腹胀和呕吐,主张短期应用,且需要住院密切观察,不适合在门诊治疗,建议治疗后定期监测腹部平片,观察粪便聚积情况。常规灌肠方法欠佳时,应人工掏出积聚的粪块。

(二)维持治疗

1.一般治疗

适用于对轻型便秘和解除粪便嵌塞的维持治疗。重点包括宣传教育、饮食调整及排便训练三方面。首先向患儿家长进行耐心细致的宣传教育,解释排便的生理过程和便秘的发病机制,配合医师共同加强对患儿排便生理和肠道管理的教育。其次,采取合理的饮食习惯,纠正偏食挑食,多吃水果和蔬菜,增加食物非水溶性膳食纤维素的含量和饮水量,以加强对结肠的刺激,但目前对于膳食纤维的治疗价值尚存争议,对于严重结肠无力的顽固性便秘患儿,增加膳食纤维的摄入反而可能加重症状,应及时调整饮食,不能过于教条。对于婴幼儿,应咨询营养师,选择合适的配方奶及喂养食谱,调整碳水化合物的性质、摄入量。最后,应养成良好的排便习惯,饭后定时如厕,家长要有耐心,循序渐进,不要催促、责骂患儿。对合并心理行为障碍的患儿需积极给以相应治疗。此过程需要临床医师、心理医师、营养师、家长及患儿的多方配合。

2.通便药(缓泻剂)应用

常用于慢传输型便秘,包括渗透性(乳果糖、山梨醇、镁乳和聚乙二醇)、膨松剂(麦麸、膳食纤维、欧车前)、肠动力剂(西沙必利和红霉素)、润滑剂(植物油和液状石蜡)以及刺激性(番泻叶、甘油栓和吡沙可啶肠溶片)五大类,以前三类最为常用。乳果糖剂量1~3 mL/(kg·d),肠内不直接吸收,作用温和,无严重不良反应,长期服用耐受性好。聚乙二醇通过其氢键固定水分保留于结肠腔内,软化粪便,不在消化道内分解代谢,不改变肠道pH,不产生有机酸和气体,可长期用药,与乳果糖比较,聚乙二醇更有效、也更易被接受,不含电解质的聚乙二醇更有效,而且依从性高好。肠动力剂有促进结肠运动的作用,可以与乳果糖或聚乙二醇联合应用,病情平稳后减量维持,一直到患儿恢复正常的排便功能。润滑剂可影响脂溶性维生素K、维生素A、维生素D的吸收,不能长期使用,尤其对小婴儿。使用液状石蜡时应注意儿童服不配合而导致吸入性脂质肺炎的危险。番泻叶长期使用可损伤结肠壁神经丛,造成结肠黑变病,应避免长期滥用。

3.益生菌制剂

慢性便秘患儿常存在肠菌群失调,导致肠道内pH上升,肠功能紊乱和蠕动减慢。益生菌可降低肠道pH,从而刺激肠蠕动和改善排便。常用制剂有乳酸菌素片、双歧杆菌、金双歧以及整肠生等。

4.生物反馈以及心理认知行为治疗

对于出口梗阻型便秘,用力排便时出现括约肌矛盾性收缩者,可采取生物反馈治疗,改善排便时肛门括约肌、腹肌和盆底肌群活动协调性。对直肠感觉阈值异常者,应重视对排便反射的重建和调整对便意感知的训练。

5.其他保守疗法

其他保守疗法包括骶神经调节、中医针灸、推拿及胃肠电起搏等方法,尚需要进一步的动物实验和临床试验进行验证。

(三)外科手术

手术指征:顽固性便秘、规范化的非手术治疗无效;严重影响学习、生活质量;出现巨直肠、肛门直肠肌瘤及结肠冗长无力症。多采用肛门直肠肌瘤切除术或结肠次全切术,前者既有诊断价值,同时也有治疗价值。但是,仅极少数功能性便秘患儿需行手术,目前方法尚不成熟,疗效亦不肯定,应严格掌握手术适应证。

(陈德鸿)

第七章

小儿泌尿系统疾病

第一节　急性肾小球肾炎

急性肾小球肾炎(acute glomerulo nephritis,AGN)简称急性肾炎,是指一组病因不一,临床表现为急性起病,多有前期感染,以血尿为主,伴不同程度蛋白尿,可有水肿、高血压或肾功能不全等特点的肾小球疾病。可分为急性链球菌感染后肾小球肾炎(acute poststreptococcal glomerulonephritis,APSGN)和非链球菌感染后肾小球肾炎。本节急性肾炎主要是指 APSGN。

APSGN 可以散发或流行的形式出现,2005 年,发展中国家儿童 APSGN 年发病率为2.43/10 万,发达国家为 0.6/10 万。本病多见于儿童和青少年,以 5～14 岁多见,小于 2 岁少见,男女之比为 2∶1。

一、病因

尽管本病有多种病因,但绝大多数的病例属急性链球菌感染后引起的免疫复合物性肾小球肾炎。溶血性链球菌感染后,肾炎的发病率一般低于 20%。急性咽炎感染后肾炎发生率为10%～15%,脓皮病与猩红热后发生肾炎者占 1%～2%。

呼吸道及皮肤感染为主要前期感染。国内 105 所医院资料表明,各地区均以上呼吸道感染或扁桃体炎感染最常见,占 51%,脓皮病或皮肤感染次之,占 25.8%。

除乙型溶血性链球菌之外,其他细菌如绿色链球菌、肺炎链球菌、金黄色葡萄球菌、伤寒杆菌、流感杆菌等,病毒如柯萨基病毒 B_4 型、ECHO 病毒 9 型、麻疹病毒、腮腺炎病毒、乙型肝炎病毒、巨细胞病毒、EB 病毒、流感病毒等,还有疟原虫、肺炎支原体、白色念珠菌、丝虫、钩虫、血吸虫、弓形虫、梅毒螺旋体、钩端螺旋体等也可导致急性肾炎。

二、发病机制

目前认为急性肾炎主要与可溶血性链球菌 A 组中的致肾炎菌株感染有关,是通过抗原抗体免疫复合物所引起的一种肾小球毛细血管炎症病变,包括循环免疫复合物和原位免疫复合物形成致病学说。此外,某些链球菌株可通过神经氨酸苷酶的作用或其产物如某些菌株产生的唾液酸酶,与机体的 IgG 结合,脱出免疫球蛋白上的涎酸,从而改变了 IgG 的化学组成或其免疫原性,经过自家源性免疫复合物而致病。

所有致肾炎菌株均有共同的致肾炎抗原性,过去认为菌体细胞壁上的 M 蛋白是引起肾炎的主要抗原。1976 年后相继提出由内链球菌素和肾炎菌株协同蛋白(nephritis strain associated protein,NSAP)引起。

另外在抗原抗体复合物导致组织损伤中,局部炎症介质也起了重要作用。补体具有白细胞趋化作用,通过使肥大细胞释放血管活性胺改变毛细血管通透性,还具有细胞毒直接作用。血管活性物质包括色胺、5-羟色胺、血管紧张素 Ⅱ 和多种花生四烯酸的前列腺素样代谢产物均可因其血管运动效应,在局部炎症中起重要作用。

三、病理

在疾病早期,肾脏病变典型,呈毛细血管内增生性肾小球肾炎改变。在疾病恢复期可见系膜增生性肾炎表现。

四、临床表现

急性肾炎临床表现轻重悬殊,轻者全无临床症状而检查时发现无症状镜下血尿,重者可呈急进性过程,短期内出现肾功能不全。

(一)前期感染

90%病例有链球菌的前期感染,以呼吸道及皮肤感染为主。在前期感染后经 1～3 周无症状的间歇期而急性起病。咽炎引起者6～12 天,平均 10 天,多表现有发热、颈淋巴结大及咽部渗出。皮肤感染引起者 14～28 天,平均 20 天。

(二)典型表现

急性期常有全身不适、乏力、食欲缺乏、发热、头痛、头晕、咳嗽、气急、恶心、呕吐、腹痛及鼻出血等。约 70%的病例有水肿,一般仅累及眼睑及颜面部,严重的 2～3 天遍及全身,呈非凹陷性。50%～70%患者有肉眼血尿,持续 1～2 周即转镜下血尿。蛋白尿程度不等,约 20%的病例可达肾病水平蛋白尿。部分病例有血压增高。尿量减少,肉眼血尿严重者可伴有排尿困难。

(三)严重表现

少数患儿在疾病早期(指 2 周之内)可出现下列严重症状。

1.严重循环充血

常发生在起病后第一周内,由于水、钠潴留,血浆容量增加而出现循环充血。当肾炎患儿出现呼吸急促和肺部出现湿啰音时,应警惕循环充血的可能性,严重者可出现呼吸困难、端坐呼吸、颈静脉怒张、频咳、吐粉红色泡沫痰、两肺布满湿啰音、心脏扩大等症状,甚至出现奔马律、肝大而硬、水肿加剧。少数可突然发生,病情急剧恶化。

2.高血压脑病

由于脑血管痉挛,导致缺血、缺氧、血管渗透性增高而发生脑水肿。近年来也有人认为是脑血管扩张所致。常发生在疾病早期,血压突然上升之后,血压往往＞21.3/14.7 kPa(160/110 mmHg),年长儿会主诉剧烈头痛、呕吐、复视或一过性失明,严重者突然出现惊厥、昏迷。

3.急性肾功能不全

常发生于疾病初期,出现尿少、尿闭等症状,引起暂时性氮质血症、电解质紊乱和代谢性酸中毒,一般持续 3～5 天,不超过 10 天。

(四)非典型表现

1.无症状性急性肾炎

患儿仅有镜下血尿而无其他临床表现。

2.肾外症状性急性肾炎

有的患儿水肿、高血压明显,甚至有严重循环充血及高血压脑病,此时尿改变轻微或尿常规检查正常,但有链球菌前期感染和血 C3 水平明显降低。

3.以肾病综合征表现的急性肾炎

少数患儿以急性肾炎起病,但水肿和蛋白尿突出,伴轻度高胆固醇血症和低清蛋白血症,临床表现似肾病综合征。

五、辅助检查

尿蛋白可在＋～＋＋＋,且与血尿的程度相平行,尿镜检除多少不等的红细胞外,可有透明、颗粒或红细胞管型,疾病早期可见较多的白细胞和上皮细胞,并非感染。血白细胞计数一般轻度升高或正常,血沉加快。咽炎的病例抗链球菌溶血素 O(ASO)往往增加,10～14 天开始升高,3～5 周达高峰,3～6 个月恢复正常。另外咽炎后 APSGN 者抗双磷酸吡啶核苷酸酶滴度升高。皮肤感染的患者 ASO 升高不明显,抗脱氧核糖核酸酶的阳性率高于 ASO,可达 92％。另外脱皮后 APSGN 者抗透明质酸酶滴度升高。80％～90％的患者血清 C3 下降,至第 8 周,94％的病例血 C3 已恢复正常。明显少尿时血尿素氮和肌酐可升高。肾小管功能正常。持续少尿无尿者,血肌酐升高,内生肌酐清除率降低,尿浓缩功能也受损。

肾穿刺活检指征:①需与急进性肾炎鉴别时;②临床、化验不典型者;③病情迁延者进行肾穿刺活检,以确定诊断。

六、诊断

临床上在前期感染后急性起病,尿检有红细胞、蛋白和管型,或有水肿、尿少、高血压者,均可诊断急性肾炎。

APSGN 诊断依据:①血尿伴(或不伴)蛋白尿伴(或不伴)管型尿;②水肿,一般先累及眼睑及颜面部,继而下行性累及躯干和双下肢,呈非凹陷性;③高血压;④血清 C3 短暂性降低,到病程第 8 周 94％的患者恢复正常;⑤3 个月内链球菌感染证据(感染部位细菌培养)或链球菌感染后的血清学证据;⑥临床考虑不典型的急性肾炎,或临床表现或检验不典型,或病情迁延者应考虑肾组织病理检查,典型病理表现为毛细血管内增生性肾小球肾炎。

APSGN 满足上文第①、④、⑤三条即可诊断,如伴有②、③、⑥的任一条或多条则诊断依据更加充分。

七、鉴别诊断

根据有 1～3 周的前驱感染史,且有血尿、蛋白尿、水肿、少尿、高血压等临床表现,ASO 效价增高,C3 浓度降低,B 超双肾体积增大,可做出诊断。急性肾炎主要与下列疾病相鉴别。

(一)急进性肾小球肾炎

与急性肾小球肾炎起病过程相似,但多病情发展快,早期迅速出现少尿、无尿、进行性肾功能恶化、贫血等,血清 C3 正常,血清抗基膜性肾小球肾炎抗体或抗中性粒细胞胞浆抗体阳性。肾脏体积正常或增大,肾活检证实肾小球有大量新月体形成,可明确诊断。按免疫病理学分类可分为3型。①Ⅰ型为抗肾小球基膜抗体型,肾小球基膜可见IgG呈线状均匀沉积,新月体形成数量多,血清中可检测到抗基膜性肾小球肾炎抗体,预后很差。②Ⅱ型为免疫复合物型,IgG及C3呈颗粒状沉积在肾小球基膜和系膜区,血清免疫复合物阳性,预后较Ⅰ型为好。③Ⅲ型为血管炎型,血清抗中性粒细胞胞质抗体阳性,肾小球有局灶性节段性纤维素样坏死,是急进性肾小球肾炎中最多见的类型,预后较Ⅰ型为好。

治疗上主张积极行糖皮质激素和CTX冲击治疗,应用抗凝、抗血小板解聚药,有条件可行血浆置换疗法,应早期进行血液透析治疗,为免疫抑制剂的使用创造条件。

(二)慢性肾小球肾炎

发作时症状同本病,但有慢性肾炎史,诱发因素较多,如感染诱发者临床症状(多在1周内,缺乏间歇期)迅速出现,常有明显贫血、低蛋白血症、肾功能损害等,B超检查有的显示双肾缩小,急性症状控制后,贫血仍存在,肾功能不能恢复正常,对鉴别有困难的除了肾穿刺进行病理分析之外,还可根据病程和症状、体征及化验结果的动态变化来加以判断。

(三)IgA肾病

好发于青少年,男性多见。典型患者常在呼吸道、消化道或泌尿系统感染后24~72小时出现肉眼血尿,持续数小时至数天。肉眼血尿有反复发作的特点。还有一部分患者起病隐匿,主要表现为无症状镜下血尿,可伴或不伴有轻度蛋白尿。免疫病理学检查:肾小球系膜区或伴毛细血管壁以IgA为主的免疫球蛋白呈颗粒样或团块状沉积。临床表现多样化,治疗方案各不一样。

八、治疗

本病无特异治疗。

(一)休息

急性期需卧床2~3周,直到肉眼血尿消失,水肿减退,血压正常,即可下床做轻微活动。血沉正常可上学,但仅限于完成课堂学业。3个月内应避免重体力活动。尿沉渣细胞绝对计数正常后方可恢复体力活动。

(二)饮食

对有水肿高血压者应限盐及水。食盐以60 mg/(kg·d)为宜。水分一般以不显性失水加尿量计算。有氮质血症者应限蛋白,可给优质动物蛋白0.5 g/(kg·d)。尿量增多、氮质血症消除后应尽早恢复蛋白质供应,以保证小儿生长发育的需要。

(三)抗感染治疗

有感染灶时应给予青霉素类或其他敏感抗生素治疗10~14天。经常反复发生的慢性感染灶如扁桃体炎、龋齿等应予以清除,但须在肾炎基本恢复后进行。本症不同于风湿热,不需要长期使用药物预防链球菌感染。

(四)对症治疗

1.利尿

经控制水盐入量仍水肿少尿者可用氢氯噻嗪1~2 mg/(kg·d)分2~3次口服。尿量增多时可加用螺内酯2 mg/(kg·d)口服。无效时需用呋塞米,注射剂量每次1~2 mg/kg,每天1~2次,静脉注射剂量过大时可有一过性耳聋。

2.降压

凡经休息,控制水盐、利尿而血压仍高者均应给予降压药。可根据病情选择钙通道阻滞剂(硝苯地平)和血管紧张素转换酶抑制剂等。

3.激素治疗

APSGN 表现为肾病综合征或肾病水平的蛋白尿时,给予糖皮质激素治疗有效。

(五)严重循环充血治疗

(1)矫正水钠潴留,恢复正常血容量,可使用呋塞米注射。

(2)表现有肺水肿者除一般对症治疗外可加用硝普钠,5~20 mg 加入 5％葡萄糖液 100 mL 中,以 1 μg/(kg·min)速度静脉滴注,用药时严密监测血压,随时调节药液滴速,每分钟不宜超过 8 μg/kg,以防发生低血压。滴注时针筒、输液管等须用黑纸覆盖,以免药物遇光分解。

(3)对难治病例可采用腹膜透析或血液滤过治疗。

(六)高血压脑病的治疗原则

高血压脑病的治疗原则为选用降压效力强而迅速的药物。

(1)首选硝普钠,通常用药后 1~5 分钟内可使血压明显下降,抽搐立即停止,并同时每次静脉推注呋塞米 2 mg/kg。

(2)有惊厥者应及时止痉。持续抽搐者首选地西泮,按每次0.3 mg/kg,总量不大于 10 mg,缓慢静脉注射。

九、预防

防治感染是预防急性肾炎的根本。减少呼吸道及皮肤感染,对急性扁桃体炎、猩红热及脓疱患儿应尽早地、彻底地用青霉素类或其他敏感抗生素治疗。另外,感染后 1~3 周内应随访尿常规,及时发现和治疗本病。

十、预后

急性肾炎急性期预后好。95％的 APSGN 病例能完全恢复,小于 5％的病例可有持续尿异常,死亡病例在 1％以下。目前主要死因是急性肾衰竭。远期预后小儿比成人好,一般认为 80％~95％终将痊愈。转入慢性者多呈自身免疫反应参与的进行性肾损害。

影响预后的因素可能有:①与病因有关的一般病毒所致者预后较好;②散发者较流行性者差;③成人比儿童差,老年人更差;④急性期伴有重度蛋白尿且持续时间久,肾功能受累者预后差;⑤组织形态学上呈系膜显著增生者,40％以上肾小球有新月体形成者,"驼峰"不典型(如过大或融合)者预后差。

（王洪展）

第二节　急进性肾小球肾炎

急进性肾小球肾炎(RPGN)简称急进性肾炎,是一种综合征,临床呈急性起病,以大量血尿和蛋白尿等肾炎综合征或肾病综合征为临床表现,病情迅速发展到少尿及肾衰竭,可在几个月内死亡。主要病理改变是以广泛的肾小球新月体形成为其特点。

急进性肾炎可见于多种疾病：①继发于全身性疾病，如系统性红斑狼疮、肺出血肾炎综合征、结节性多动脉炎、过敏性紫癜、溶血尿毒综合征等；②严重链球菌感染后肾炎或其他细菌感染所致者；③原发性急进性肾炎，只限于排除链球菌后肾炎及全身性疾病后才能诊断。发病机制尚不清楚，目前认为主要是免疫性损害和凝血障碍两方面引起，免疫损害是关键，凝血障碍是病变持续发展和肾功能进行性减退的重要原因。

一、临床表现及诊断

(一)临床表现

(1)本患儿科常见于较大儿童及青春期，年龄最小者 5 岁，男多于女。

(2)病前 2～3 周内可有疲乏、无力、发热、关节痛等症状。约一半患者有上呼吸道前驱感染。

(3)起病多与急性肾小球肾炎相似，一般多在起病后数天至 3 个月内发生进行性肾功能不全。

(4)全身水肿，可出现各种水、电解质紊乱。

(5)少数病例也可具有肾病综合征特征。

(二)实验室检查

(1)尿比重低且恒定，大量蛋白尿，血尿、管型尿。血尿持续是本病重要特点。血红蛋白和红细胞数呈进行性下降，血小板计数可减少。

(2)肾功能检查有尿素氮上升，肌酐清除率明显降低，血肌酐明显升高。

(3)部分患者约 5% 血抗基膜抗体可阳性。血清免疫复合物可阳性。补体 C3 多正常，但由于链球菌感染所致者可有一过性补体降低。冷球蛋白可阳性。血纤维蛋白原增高，凝血时间延长，血纤维蛋白裂解产物(FDP)增高。并可出现低钠血症、高钾血症、高镁血症、低氯血症、低钙血症、高磷血症及代谢性酸中毒。血沉增快。

(4)约 30% 患者抗中性粒细胞胞浆抗体(ANCA)阳性。

(5)除血纤维蛋白原增高外，尿 FDP 可持续阳性。

(三)诊断与鉴别诊断

目前较公认的急进性肾炎诊断标准是：①发病 3 个月内肾功能急剧恶化；②少尿或无尿；③肾实质受累表现为大量蛋白尿和血尿；④既往无肾脏病史；⑤肾脏大小正常或轻度大；⑥病理改变为 50% 以上肾小球呈新月体病变。对诊断有困难者，应做肾活组织检查。

本病主要需与急性链球菌后肾炎及溶血尿毒综合征鉴别。

二、治疗

急进性肾炎治疗原则是保护残余肾功能，针对急性肾功能不全的病理生理改变及其并发症及时采取对症治疗的综合治疗。并根据急进性肾炎的发病的可能机制采取免疫抑制和抗凝治疗。

(一)肾上腺皮质激素冲击疗法

甲泼尼龙 15～30 mg/kg，溶于 5% 葡萄糖溶液 150～250 mL 中，在 1～2 小时内静脉滴入，每天 1 次，连续三天为 1 个疗程。继以泼尼松 2 mg/(kg·d)，隔天顿服，减量同肾病综合征。

(二)抗凝疗法

1.肝素

1 mg/(kg·d),静脉点滴,具体剂量可根据凝血时间或部分凝血活酶时间加以调整,使凝血时间保持在正常值的 2～3 倍或介于 20～30 分钟,部分凝血活酶时间比正常对照组高 1.5～3 倍。疗程5～10 天。如病情好转可改用口服华法林 1～2 mg/d,持续 6 个月。肝素一般在无尿前应用效果较好。

2.双嘧达莫

5～10 mg/(kg·d),分 3 次饭后服,6 个月为 1 个疗程。

(三)血浆置换疗法

可降低血浆中免疫活性物质,清除损害之递质,即抗原抗体复合物,抗肾抗体、补体、纤维蛋白原及其他凝血因子等,因此阻止和减少免疫反应,中断或减轻病理变化。

(四)透析疗法

本病临床突出症状为进行性肾衰竭,故主张早期进行透析治疗。一般可先做腹膜透析。不满意时可考虑做血透析。

(五)四联疗法

采用泼尼松 2 mg/(kg·d),环磷酰胺 1.5～2.5 mg/(kg·d)或硫唑嘌呤 2 mg/(kg·d),肝素或华法林及双嘧达莫等联合治疗可取得一定疗效。

(六)肾移植

肾移植须等待至血中抗肾抗体阴转后才能进行,否则效果不好。一般需经透析治疗维持半年后再行肾移植。

（王洪展）

第三节　慢性肾小球肾炎

慢性肾小球肾炎是指各种原发性或继发性肾炎病程超过 1 年,伴有不同程度的肾功能不全和/或持续性高血压、预后较差的肾小球肾炎。其病理类型复杂,常见有膜性增殖性肾炎、局灶节段性肾小球硬化、膜性肾病等。此病在儿科少见,为慢性肾功能不全最常见的原因。

一、临床表现

慢性肾小球肾炎起病缓慢,病情轻重不一,临床一般可分为普通型、肾病型、高血压型、急性发作型。

(一)共同表现

1.水肿

均有不同程度的水肿。轻者仅见于颜面部、眼睑及组织松弛部位,重者则全身普遍水肿。

2.高血压

部分患者有不同程度的高血压。血压升高为持续性或间歇性,以舒张压中度以上升高为特点。

3.蛋白尿和/或尿沉渣异常

持续性中等量的蛋白尿和/或尿沉渣异常,尿量改变,夜尿增多,尿比重偏低或固定在1.010左右。

4.贫血

中-重度贫血,乏力,生长发育迟缓,易合并感染、低蛋白血症或心功能不全。

5.其他

不同程度的肾功能不全、电解质紊乱。

(二)分型

凡具备上述各临床表现均可诊断为慢性肾小球肾炎。

1.普通型

无突出特点者。

2.高血压型

高血压明显且持续升高者。

3.肾病型

突出具备肾病综合征特点者。

4.急性发作型

感染劳累后短期急性尿改变加重和急剧肾功能恶化,经过一段时期后,恢复至原来的状态者。

二、实验室检查

(一)尿常规

尿蛋白可从＋～＋＋＋＋,镜检有红细胞及各类管型,尿比重低且固定。

(二)血常规

呈正色素、正细胞性贫血。

(三)肾功能检查

肾小球滤过率下降,内生肌酐清除率、酚红排泄试验均降低;尿素氮及肌酐升高,尿浓缩功能减退。

(四)其他

部分患者尿FDP升高,血清补体下降,红细胞沉降率增快,肾病型可示低蛋白血症、高胆固醇血症。

三、诊断

肾小球肾炎病程超过1年,尿变化包括不同程度的蛋白尿、血尿和管型尿,伴有不同程度的肾功能不全和/或高血压者,临床诊断为慢性肾炎。尚需排除引起小儿慢性肾功能不全的其他疾病,如泌尿系统先天发育异常或畸形、慢性肾盂肾炎、溶血尿毒综合征、肾结核、遗传性肾病等。

四、治疗

目前尚无特异治疗,治疗原则为去除已知病因,预防诱发因素,对症治疗和中西医结合的综合治疗。有条件的最好根据肾组织病理检查结果制订其具体治疗方案。

（一）一般措施

加强护理,根据病情合理安排生活制度。

（二）调整饮食

适当限制蛋白的摄入,以减轻氮质血症。蛋白质以每天 1 g/kg 为宜,供给优质的动物蛋白如牛奶、鸡蛋、鸡、鱼等。根据水肿及高血压的程度,调整水和盐的摄入。

（三）防治感染

清除体内慢性病灶。

（四）慎重用药

必须严格掌握各种用药的剂量及间隔时间,勿用肾毒性药物。

（五）激素及免疫抑制剂

尚无肯定疗效。常规剂量的激素和免疫抑制剂治疗无效。但大剂量的激素可加重高血压和肾功能不全,应慎用。

有报道用:①甲泼尼龙冲击疗法。②长程大剂量泼尼松治疗,每天 1.5~2 mg/kg,每天晨服,持续 5~23 个月以后减量至 0.4~1 mg/kg,隔天顿服,间断加用免疫抑制剂或双嘧达莫,抗凝治疗,经 3~9 年的长程持续治疗,使部分患儿症状减轻、病情进展缓慢,以延长生命。

（六）透析治疗

病情发展至尿毒症时,可以进行透析治疗,等待肾移植。

（王洪展）

第四节　肾病综合征

肾病综合征(nephrotic syndrome,NS)是一组由多种原因引起的肾小球基膜通透性增加,导致血浆内大量蛋白质从尿中丢失的临床综合征。临床有以下四大特点:①大量蛋白尿;②低清蛋白血症;③高脂血症;④明显水肿。以上第①、②两项为必备条件。

NS 在小儿肾脏疾病中发病率仅次于急性肾炎。NS 按病因可分为原发性、继发性和先天遗传性 3 种类型。

本节主要叙述原发性肾病综合征(primary nephritic syndrome,PNS)。PNS 约占小儿时期 NS 总数的 90%,是儿童常见的肾小球疾病。国外报道儿童 NS 年发病率为(2~4)/10 万,患病率为 16/10 万,我国部分省、市医院住院患儿统计资料显示,PNS 占儿科住院泌尿系统疾病患儿的 21%~31%。男女比例约为 3.7:1。发病年龄多为学龄前儿童,3~5 岁为发病高峰。

一、病因及发病机制

PNS 肾脏损害使肾小球通透性增加导致蛋白尿,而低蛋白血症、水肿和高胆固醇血症是继发的病理生理改变。PNS 的病因及发病机制目前尚不明确。但近年来的研究已证实下列事实。

(1)肾小球毛细血管壁结构或电化学的改变可导致蛋白尿。实验动物模型及人类肾病的研究看到微小病变时肾小球滤过膜多阴离子的丢失,致静电屏障破坏,使大量带阴电荷的中分子血清蛋白滤出,形成高选择性蛋白尿。分子滤过屏障的损伤,则尿中丢失大中分子量的多种蛋白,而形成低选择性蛋白尿。

（2）非微小病变型肾内常见免疫球蛋白和/或补体成分沉积，局部免疫病理过程可损伤滤过膜的正常屏障作用而发生蛋白尿。

（3）微小病变型肾小球未见以上沉积，其滤过膜静电屏障损伤原因可能与细胞免疫失调有关。肾病患者外周血淋巴细胞培养上清液经尾静脉注射可致小鼠发生大量蛋白尿和肾病综合征的病理改变，表明 T 细胞异常参与本病的发病。

二、病理

PNS 可见于各种病理类型。最主要的病理变化是微小病变型占大多数。少数为非微小病变型，包括系膜增生性肾小球肾炎、局灶性节段性肾小球硬化、膜增生性肾小球肾炎、膜性肾病等。

疾病发展过程中微小病变型可进展为系膜增生性肾小球肾炎和局灶性节段性肾小球硬化。

三、临床表现

水肿最常见，开始见于眼睑，以后逐渐遍及全身。未治疗或时间长的病例可有腹水或胸腔积液。一般起病隐匿，常无明显诱因。大约 30％有病毒感染或细菌感染发病史，上呼吸道感染也可导致微小病变型 NS 复发。70％肾病复发与病毒感染有关。尿量减少，颜色变深，无并发症的患者无肉眼血尿，而短暂的镜下血尿可见于大约 15％的患者。大多数血压正常，但轻度高血压也见于约 15％的患者，严重的高血压通常不支持微小病变型 NS 的诊断。由于血容量减少而出现短暂的肌酐清除率下降约占 30％，一般肾功能正常，急性肾衰竭少见。部分病例晚期可有肾小管功能障碍，出现低血磷性佝偻病、肾性糖尿、氨基酸尿和酸中毒等。

四、并发症

（一）感染

肾病患儿极易罹患各种感染。常见的感染有呼吸道、皮肤、泌尿道等处的感染和原发性腹膜炎等，其中尤以上呼吸道感染最多见，占 50％以上。呼吸道感染中病毒感染常见。结核杆菌感染亦应引起重视。另外肾病患儿的医院感染不容忽视，以呼吸道感染和泌尿系统感染最多见，致病菌以条件致病菌为主。

（二）电解质紊乱和低血容量

常见的电解质紊乱有低钠血症、低钾血症、低钙血症。患儿可因不恰当长期禁盐或长期食用不含钠的食盐代用品，过多使用利尿剂，以及感染、呕吐、腹泻等因素均可致低钠血症。在上述诱因下可出现厌食、乏力、懒言、嗜睡、血压下降甚至出现休克、抽搐等。另外由于低蛋白血症，血浆胶体渗透压下降、显著水肿而常有血容量不足，尤在各种诱因引起低钠血症时易出现低血容量性休克。

（三）血栓形成和栓塞

NS 高凝状态易致各种动、静脉血栓形成。①肾静脉血栓形成常见，表现为突发腰痛、出现血尿或血尿加重，少尿甚至发生肾衰竭。②下肢深静脉血栓形成，两侧肢体水肿程度差别固定，不随体位改变而变化。③皮肤血管血栓形成，表现为皮肤突发紫斑并迅速扩大。④阴囊水肿呈紫色。⑤顽固性腹水。⑥下肢动脉血栓形成，出现下肢疼痛伴足背动脉搏动消失等症状体征。

股动脉血栓形成是小儿 NS 并发的急症状态之一,如不及时溶栓治疗可导致肢端坏死而需截肢。⑦肺栓塞时可出现不明原因的咳嗽,咯血或呼吸困难而无明显肺部阳性体征,其半数可无临床症状。⑧脑栓塞时出现突发的偏瘫、面瘫、失语、或神志改变等神经系统症状在排除高血压脑病,颅内感染性疾病时要考虑颅内血管栓塞。血栓缓慢形成者其临床症状多不明显。

(四)急性肾衰竭

5％微小病变型肾病可并发急性肾衰竭。当 NS 临床上出现急性肾衰竭时,要考虑以下原因:①急性间质性肾炎,可由使用合成青霉素、呋塞米、非甾体抗炎药引起;②严重肾间质水肿或大量蛋白管型致肾内梗阻;③在原病理基础上并发大量新月体形成;④血容量减少致肾前性氮质血症或合并肾静脉血栓形成。

(五)肾小管功能障碍

NS 时除了原有肾小球的基础病可引起肾小管功能损害外,由于大量尿蛋白的重吸收,可导致肾小管,主要是近曲小管功能损害。临床上可见肾性糖尿或氨基酸尿,严重者可出现 Fanconi 综合征。

(六)生长延迟

肾病患儿的生长延迟多见于频繁复发和接受长期大剂量糖皮质激素治疗的病例。

五、辅助检查

(一)尿液分析

(1)尿常规检查尿蛋白定性多在＋＋＋以上,大约有 15％有短暂的镜下血尿,大多数可见到透明管型、颗粒管型和卵圆脂肪小体。

(2)尿蛋白定量:24 小时尿蛋白定量检查＞50 mg/(kg・d)为肾病范围的蛋白尿。尿蛋白/尿肌酐,正常儿童上限为 0.2,肾病范围的蛋白尿＞3.5。

(二)血清蛋白、胆固醇和肾功能测定

血清蛋白浓度为 25 g/L(或更少)可诊断为 NS 的低清蛋白血症。由于肝脏合成增加,α_2、β-球蛋白浓度增高,IgG 减低,IgM、IgE 增加。胆固醇＞5.7 mmol/L 和三酰甘油升高,LDL 和 VLDL 增高,HDL 多正常。BUN、Cr 可升高,晚期患儿可有肾小管功能损害。

(三)血清补体测定

微小病变型 NS 血清补体水平正常,降低可见于其他病理类型及继发性 NS,及部分脂肪代谢障碍的患者。

(四)感染依据的检查

对新诊断病例应进行血清学检查寻找链球菌感染的证据,及其他病原学的检查,如乙肝病毒感染等。

(五)系统性疾病的血清学检查

对新诊断的肾病患者需检测抗核抗体、抗-dsDNA 抗体、Smith 抗体等。对具有血尿、补体减少并有临床表现的患者尤其重要。

(六)高凝状态和血栓形成的检查

大多数原发性肾病患儿都存在不同程度的高凝状态,血小板增多,血小板聚集率增加,血浆纤维蛋白原增加,D-二聚体增加,尿纤维蛋白裂解产物增高。对疑及血栓形成者可行彩色多普勒 B 超检查以明确诊断,有条件者可行数字减影血管造影。

（七）经皮肾穿刺组织病理学检查

大多数儿童 NS 不需要进行诊断性肾活检。NS 肾活检指征：①对糖皮质激素治疗耐药、频繁复发者；②对临床或实验室证据支持肾炎性肾病，慢性肾小球肾炎者。

六、诊断与鉴别诊断

临床上根据血尿、高血压、氮质血症、低补体血症的有无将原发性肾病综合征分为单纯性和肾炎性。PNS 还需与继发于全身性疾病的肾病综合征鉴别。儿科临床上部分非典型的链球菌感染后肾炎、系统性红斑狼疮性肾炎、紫癜性肾炎、乙型肝炎病毒相关性肾炎及药源性肾炎等均可有 NS 样表现。临床上须排除继发性 NS 后方可诊断 PNS。

有条件的医疗单位应开展肾活体组织检查以确定病理诊断。

七、治疗

（一）一般治疗

1.休息

水肿显著或大量蛋白尿，或严重高血压者均需卧床休息。病情缓解后逐渐增加活动量。在校儿童肾病活动期应休学。

2.饮食

显著水肿和严重高血压时应短期限制水钠摄入，病情缓解后不必继续限盐。活动期病例供盐 1～2 g/d。蛋白质摄入 1.5～2 g/（kg·d），以高生物价的动物蛋白（乳、鱼、蛋、禽、牛肉等）为宜。在应用激素过程中食欲增加者应控制食量，足量激素时每天应给予维生素 D 400 U 及钙800～1 200 mg。

3.防治感染

及时控制感染：小儿原发性肾病综合征患儿在起病前常有上呼吸道感染史，比如感冒、扁桃体炎、急性咽炎等，如果不及时治疗，1～4 周易患肾病综合征，所以及时控制感染很重要。

4.利尿

对激素耐药或使用激素之前，水肿较重伴尿少者可配合使用利尿剂，但需密切观察出入水量、体重变化及电解质紊乱。

5.对家属的教育

应使父母及患儿很好地了解肾病的有关知识，并且应该教给用试纸检验尿蛋白的方法。

6.心理治疗

肾病患儿多具有内向、情绪不稳定性或神经质个性倾向，出现明显的焦急、抑郁、恐惧等心理障碍，应配合相应心理治疗。

（二）激素敏感型 NS 的治疗

根据中华医学会儿科学分会肾脏病学组制定的激素敏感、复发/依赖肾病综合征诊治循证指南（试行）。

1.初发 NS 的激素治疗分两个阶段

（1）诱导缓解阶段：足量泼尼松（或泼尼松龙）60 mg/（m²·d）或 2 mg/（kg·d）（按身高的标准体重计算），最大剂量 80 mg/d，先分次口服，尿蛋白转阴后改为每晨顿服，疗程 6 周。

（2）巩固维持阶段：隔天晨顿服 1.5 mg 或 40 mg/m²（最大剂量 60 mg/d），共 6 周，然后逐渐减量。这里进入巩固维持阶段是隔天晨顿服 1.5 mg,一下子就把泼尼松剂量每 2 天总量减少了 5/8,是否对维持缓解有力,尚缺乏临床证据。

2.激素治疗的不良反应

长期超生理剂量使用糖皮质激素可见以下不良反应。

(1)代谢紊乱,可出现明显库欣综合征貌、肌肉萎缩无力、伤口愈合不良、蛋白质营养不良、高血糖、尿糖、水钠潴留、高血压、尿中失钾、高尿钙、骨质疏松。

(2)消化性溃疡和精神欣快感、兴奋、失眠甚至呈精神病、癫痫发作等;还可发生白内障、无菌性股骨头坏死、高凝状态、生长停滞等。

(3)易发生感染或诱发结核灶的活动。

(4)急性肾上腺皮质功能不全,戒断综合征。

(三)非频复发 NS 的治疗

1.寻找诱因

积极寻找复发诱因,积极控制感染,少数患儿控制感染后可自发缓解。

2.激素治疗

(1)重新诱导缓解:足量泼尼松(或泼尼松龙)每天分次或晨顿服,直至尿蛋白连续转阴 3 天后改40 mg/m² 或 1.5 mg/(kg·d)隔天晨顿服 4 周,然后用 4 周以上的时间逐渐减量。

(2)在感染时增加激素维持量:患儿在巩固维持阶段患上呼吸道感染时改隔天口服激素治疗为同剂量每天口服,可降低复发率。

(四)FRNS/SDNS 的治疗

1.激素的使用

(1)拖尾疗法:同上诱导缓解后泼尼松每 4 周减量 0.25 mg/kg,给予能维持缓解的最小有效激素量(0.5~0.25 mg/kg),隔天口服,连用 9~18 个月。

(2)在感染时增加激素维持量:患儿在隔天口服泼尼松 0.5 mg/kg 时出现上呼吸道感染时改隔天口服激素治疗为同剂量每天口服,连用 7 天,可降低 2 年后的复发率。

(3)改善肾上腺皮质功能:因肾上腺皮质功能减退患儿复发率显著增高,对这部分患儿可用促肾上腺皮质激素静脉滴注来预防复发。对 SDNS 患儿可予 ACTH 0.4 U/(kg·d)(总量不超过25 U)静脉滴注 3~5 天,然后激素减量。每次激素减量均按上述处理,直至停激素。

(4)更换激素种类:对泼尼松疗效较差的病例,可换用其他糖皮质激素制剂。

2.免疫抑制剂治疗

(1)环磷酰胺剂量:2~3 mg/(kg·d)分次口服 8 周,或 8~12 mg/(kg·d)静脉冲击疗法,每 2 周连用 2 天,总剂量≤200 mg/kg,或每月 1 次静脉推注,每次 500 mg/m²,共 6 次。不良反应有白细胞计数减少,秃发,肝功能损害,出血性膀胱炎等,少数可发生肺纤维化。最令人瞩目的是其远期性腺损害。病情需要者可小剂量、短疗程,间断用药,避免青春期前和青春期用药。

(2)其他免疫抑制剂。可根据相关指南分别选用:①环孢素 A;②他克莫司;③利妥昔布;④长春新碱。

3.免疫调节剂

左旋咪唑:一般作为激素辅助治疗。剂量:2.5 mg/kg,隔天服用 12~24 个月。左旋咪唑在治疗期间和治疗后均可降低复发率,减少激素用量,在某些患儿可诱导长期缓解。不良反应可有胃肠不适、流感样症状、皮疹、中性粒细胞下降,停药即可恢复。

(五)SRNS 的治疗

1.缺乏肾脏病理诊断的治疗

在缺乏肾脏病理检查的情况下,国内外学者将环磷酰胺作为 SRNS 的首选治疗药物。中华医学会儿科学分会肾脏病学组制定的《激素耐药肾病综合征诊治循证指南》推荐采用激素序贯疗法:泼尼松 2 mg/(kg·d)治疗 4 周后尿蛋白仍阳性时,可考虑以大剂量甲泼尼龙 15～30 mg/(kg·d),每天 1 次,连用 3 天为 1 个疗程,最大剂量不超过 1 g。冲击治疗 1 个疗程后如果尿蛋白转阴,泼尼松按激素敏感方案减量;如尿蛋白仍阳性者,应加用免疫抑制剂,同时隔天晨顿服泼尼松 2 mg/kg,随后每 2～4 周减 5～10 mg,随后以一较小剂量长期隔天顿服维持,少数可停用。

注意事项:建议甲泼尼龙治疗时进行心电监护。下列情况慎用甲泼尼龙治疗:①伴活动性感染;②高血压;③有胃肠道溃疡或活动性出血者;④原有心律失常者。

2.重视辅助治疗

ACEI 和/或 ARB 是重要的辅助治疗药物,不仅可以控制高血压,而且可以降低蛋白尿和维持肾功能;有高凝状态或静脉血栓形成的患者应尽早使用抗凝药物如普通肝素或低分子肝素;有高脂血症者重在调整饮食,10 岁以上儿童可考虑使用降脂药物如他汀类药物;有肾小管与间质病变的患儿可加用冬虫夏草制剂,其作用能改善肾功能,减轻毒性物质对肾脏的损害,同时可以降低血液中的胆固醇和甘油三酯,减轻动脉粥样硬化;伴有肾功能不全可应用大黄制剂。

(六)抗凝及纤溶药物疗法

由于肾病往往存在高凝状态和纤溶障碍,易并发血栓形成,需加用抗凝和溶栓治疗。

1.肝素

1 mg/(kg·d),加入 10％葡萄糖液 50～100 mL 中静脉点滴,每天 1 次,2～4 周为 1 个疗程。亦可选用低分子肝素。病情好转后改口服抗凝药维持治疗。

2.尿激酶

有直接激活纤溶酶溶解血栓的作用。一般剂量 3 万～6 万单位/天,加入 10％葡萄糖液 100～200 mL 中,静脉滴注,1～2 周为 1 个疗程。症状严重者可使用尿激酶冲击治疗。

3.口服抗凝药

双嘧达莫,5～10 mg/(kg·d),分 3 次饭后服,6 个月为 1 个疗程。

(七)血管紧张素转换酶抑制剂治疗

对改善肾小球局部血流动力学,减少尿蛋白,延缓肾小球硬化有良好作用。尤其适用于伴有高血压的 NS。常用制剂有卡托普利、依那普利、福辛普利等。

(八)中医药治疗

NS 属中医"水肿""阴水""虚劳"的范畴。可根据辨证施治原则立方治疗。

八、预后

肾病综合征的预后转归与其病理变化关系密切。微小病变型预后最好,灶性肾小球硬化和系膜毛细血管性肾小球肾炎预后最差。微小病变型 90％～95％的患儿对首次应用糖皮质激素有效。其中 85％可有复发,复发在第一年比以后更常见。如果一个小儿 3～4 年还没有复发,其后有 95％的机会不复发。微小病变型发展成尿毒症者极少,绝大多数死于感染或激素严重不良反应等。对于 SRNS 经久不愈者应尽可能检查有否相关基因突变,以避免长期无效的药物治疗。

(王洪展)

第五节　IgA 肾病

IgA 肾病是 1968 年由 Berger 首先描述的,以系膜增生及系膜区显著弥漫的 IgA 沉积为特征的一组肾小球疾病。其临床表现多种多样,以血尿最为常见。IgA 肾病可分为原发性和继发性两种类型,后者常继发于肝硬化、肠道疾病、关节炎及疱疹性皮炎等疾病,也以肾小球系膜区显著的 IgA 沉积为特点。原发性 IgA 肾病在世界许多地方被认为是一种最常见的肾小球肾炎,而且是导致终末期肾衰竭的常见原因之一。本节主要介绍原发性 IgA 肾病。

一、流行病学

本病依赖病理诊断,因此其在普通人群中的发病率并不清晰。现有的流行病学资料均是以同期肾活体组织检查乃至肾脏病住院人数作为参照对象统计得来的。中华儿科学会肾脏病学组统计了全国 20 个单位,共 2 315 例肾活检标本中,IgA 肾病 168 例,占 7.3%。该病在年长儿及成人中更多见,在原发性肾小球疾病肾活体组织检查中,IgA 肾病在北美占 10% 左右,欧洲 10%~30%,亚太地区最高,我国为 30%,日本甚至高达 50%。

二、病因及发病机制

病因还不十分清楚,与多种因素有关。由于肾组织内有 IgA、C_3 或/和 IgA、IgG 的沉积,因此 IgA 肾病是一种免疫复合物性肾炎,其发病与 IgA 免疫异常密切相关,目前有关研究已深入到 IgA 分子结构水平。

(一)免疫球蛋白 A 的结构与特征

IgA 是一种重要的免疫球蛋白,约占血清总免疫球蛋白的 15.2%,80% 的血清 IgA 是以单体四条链的形式出现,单体间的连接靠二硫键和 J 链稳定。依 α 重链抗原性不同,将 IgA 分为 2 个血清型,即 IgA1 和 IgA2。

IgA1 是血清中的主要亚型,占 80%~90%,IgA2 仅占 10%~20%。IgA1 铰链区比 IgA2 长 1 倍,IgA2 又可分为 IgA2m(1)和 IgA2m(2),尽管血清 IgA2 浓度仅及 IgA1 的 1/4,但分泌液中 IgA2 浓度与 IgA1 相等。在 IgA2m(1)结构中,α 链与轻链间无二硫键,靠非共价键连接,但轻链间及 α 链间则由二硫链相连接。

另一种形式的 IgA 称为分泌型 IgA(SIgA),存在于人的外分泌物中,如唾液、眼泪、肠内分泌物以及初乳中。分泌型 IgA 与血清型不同,它是一个二聚体分子,带一个 J 链和另一个外分泌成分(SC)组成(IgA)2-J-SC 复合物。而血清型则是(IgA)2-J 组成。

J 链由 137 个氨基酸构成,分子量 1 500,是一种酸性糖蛋白,含 8 个胱氨酸残基,6 个与链内二硫链形成有关,而 2 个与 α 链的连接有关。已知 α 链的 C 末端有 18 个额外的氨基酸残基,J 链是通过与 α 链的 C 端的第 2 个半胱氨酸残基与 α 链相连的。两者都是由浆细胞产生,并且在分泌时就连接在一起了。

SC 是由黏膜组织或分泌腺体中的上皮细胞合成的,通过二硫键同人 SIgA 的两个单体 IgA 中的一个相连接,SC 是由 549~558 个氨基酸组成的多肽链,分子量约 7 万,糖基含量高达

20％。其多肽链上有5个同源区，每个同源区由104～114个氨基酸组成，这些同源区在立体结构上与Ig相似。现已知连接到α链是在Fc区，但精确定位尚不清楚。SIgA的可能构型：①一种堆加起来的Y型排列；②末端对末端的排列，两个IgA通过Fcα区相连接，组成双Y字形结构。

局部组织浆细胞产生的(IgA)2-J通过：①与上皮细胞基底侧表面的SC结合后，形成IgA-J-SC，转送到一个囊泡中的顶端表面而分泌出去；②(IgA)2-J经淋巴管进入血液循环，同肝细胞表面的SC结合而清除，再经肝细胞的囊泡机制而转送入胆道，并最终进入肠道。

血清IgA末端相互连接可形成末端开放的多聚体，而且一个明显的特征是多聚体大小的异质性，血清中IgA有20％是以多聚体形或存在的，且沉降系数为10S、13S及15S不等，此外IgA有易于同其他蛋白质形成复合物的倾向，这都是由于α链的氨基酸残基极易于形成分子间的二硫键。IgA分子结构的这些特性在IgA肾病的发生上有重要意义。

(二)IgA在肾小球系膜区的沉积

在IgA肾病中，IgA沉积的方式与肾小球的病理变化是相平行的。系膜区的IgA沉积伴随系膜增生，毛细血管上的沉积则伴随血管内皮的改变。

引起IgA沉积的病理因素有：①抗原从黏膜处进入体内并刺激IgA免疫系统，抗原成分范围很广，包括微生物及食物(卵清蛋白、牛血清蛋白、酪蛋白和胶)等；②IgA免疫反应异常导致高分子量的多聚IgA形成；③结合抗原的多聚IgA通过静电(λ链)、受体(FcαR)或与纤维连接蛋白结合而沉积于肾脏，已发现血清中IgA-纤维连接蛋白复合物是IgA肾病的特征；④其他IgA清除机制(如肝脏)的受损或饱和。

现有的研究表明，IgA肾病中在肾小球内沉积的IgA主要是多聚的λ-IgA1，IgA肾病患者的血清IgA1、多聚IgA和λ-IgA1水平均可见增高。患者B细胞存在β-1,3-半乳糖基转移酶(β-1,3GT)的缺陷，导致IgA1铰链区O型糖基化时，末端链接的半乳糖减少，这一改变可能影响IgA1与肝细胞上的寡涎酸蛋白受体(ASGPR)结合而影响IgA的清除，而且能增加其与肾脏组织的结合而沉积。

Harper等采用原位杂交技术研究发现IgA肾病肠道黏膜表达合成多聚IgA的必需成分J链mRNA水平降低，而骨髓则升高。此外，扁桃体PIgA1产生也增多。由于扁桃体PIgA产量远低于黏膜及骨髓，因此，沉积在肾组织中的PIgA1可能主要来源于骨髓而非扁桃体及黏膜。

(三)IgA肾病的免疫异常

对IgA肾病体液及细胞免疫的广泛研究，表明IgA肾病患者存在免疫异常，包括以下几种情况。

1.自身抗体

Fornesier等已在肾病患者血清中发现有针对肾脏系膜细胞胞浆大分子成分的抗体。此外还有针对基底膜Ⅰ、Ⅱ、Ⅲ型胶原纤维、层黏蛋白及G liadin等成分的抗体。在部分患者血液中还发现IgA型抗中性粒细胞胞浆抗体(IgA-ANCA)。IgA肾病接受同种肾移植后，在移植肾中重新出现IgA肾病病理改变者高达40％～50％，这些资料均说明自身抗体在IgA肾病的发病中起重要作用。

2.细胞免疫

研究表明，细胞免疫功能的紊乱也在IgA肾病发病中起重要作用。IgA特异性抑制T细胞活性的下降导致B细胞合成IgA的增加。T辅助细胞(Th)数在IgA肾病活动期也增高，因此活动期时 Th/Ts 增高。具有 IgA 特异性受体的 T 细胞称为 Tα 细胞,Tα 细胞具有增加 IgA 产生的作用。有人发现 IgA 肾病尤其是表现为肉眼血尿的患者 Tα 明显增多,Tα 辅助细胞明显增多导致了 IgA 合成的增多。

3.细胞因子与炎症介质

许多细胞因子参与了免疫系统的调节,包括淋巴因子、白介素(interleukin,IL)、肿瘤坏死因子以及多肽生长因子,这些细胞因子对于行使正常的免疫功能起重要作用,在异常情况下也会导致细胞因子网络的失调,从而产生免疫损伤。在肾小球系膜细胞增生的过程中,细胞因子与炎症介质(补体成分 MAC、IL1、MCP-1 及活性氧等)发挥着重要作用。

4.免疫遗传

已有家族成员先后患 IgA 肾病的报道,提示遗传因素在 IgA 肾病中有重要作用。IgA 肾病相关的 HLA 抗原位点也报道不一,欧美以 *Bw*35,日本和我国以 *DR*4 多见,也有报道我国北方汉族以 *DRW*12 最多见,此外还有与 *B*12、*DR*1、*ACE D/D* 基因型相关的报道。

三、病理

光镜表现为肾小球系膜增生,程度从局灶、节段性增生到弥漫性系膜增生不等。部分系膜增生较重者可见系膜插入,形成节段性双轨。有时还见节段性肾小球硬化、毛细血管塌陷及球囊粘连。个别病变严重者可出现透明样变和全球硬化,个别有毛细血管管襻坏死及新月体形成。Masson 染色可见系膜区大量嗜复红沉积物,这些沉积物具有诊断价值。Ⅰ、Ⅲ、Ⅳ 型胶原及层黏蛋白、纤维结合蛋白在 IgA 肾病肾小球毛细血管襻的表达明显增加,Ⅰ、Ⅲ 型胶原在系膜区表达也明显增加,多数患者肾小管基底膜 Ⅳ 型胶原表达也增加。

电镜下主要为不同程度的系膜细胞和基质增生,在系膜区有较多的电子致密物沉积,有些致密物也可沉积于内皮下。近年报道,肾小球基底膜超微结构也有变化,10% 左右的 IgA 肾病有基底膜变薄,究竟是合并薄基底膜病还是属于 IgA 肾病的继发改变尚不清楚。

四、临床表现

本病多见于年长儿童及青年,男女比为 2∶1,起病前多常有上呼吸道感染的诱因,也有由腹泻及泌尿系统感染等诱发的报道。临床表现多样化,从仅有镜下血尿到肾病综合征,均可为起病时的表现,各临床表现型间也可在病程中相互转变,但在病程中其临床表现可相互转变。

80% 的儿童 IgA 肾病以肉眼血尿为首发症状,北美及欧洲的发生率高于亚洲,常和上呼吸道感染有关(Berger 病);与上呼吸道感染间隔很短时间(24～72 小时),偶可数小时后即出现血尿。且多存在扁桃体肿大,扁桃体切除后多数患者肉眼血尿停止发作。

也有些患儿表现为血尿和蛋白尿,此时血尿既可为发作性肉眼血尿,也可为镜下血尿,蛋白尿多为轻-中度。

以肾病综合征为表现的 IgA 肾病占 15%～30%,三高一低表现突出,起病前也往往很少合并呼吸道感染。

亦有部分病例表现为肾炎综合征,除血尿外,还有高血压及肾功能不全。高血压好发于年龄偏大者,成人占 20%,儿童仅 5%。高血压是 IgA 肾病病情恶化的重要标志,多数伴有肾功能的迅速恶化。不足 5% 的 IgA 肾病患者表现为急进性肾炎。

五、实验室检查

(一)免疫学检查

1/4～1/2 患者血 IgA 增高,主要是多聚体 IgA 的增多;1/5～2/3 的患儿血中可检出 IgA 循环免疫复合物和/或 IgG 循环免疫复合物;少数患者有抗"O"滴度升高;补体 C3、C4 多正常。IgA 型类风湿因子以及 IgA 型 ANCA 也时常为阳性,有人认为血中升高的 IgA-纤维结合蛋白复合物是 IgA 肾病的特征性改变,有较高诊断价值。

(二)免疫病理

肾脏免疫病理是确诊 IgA 肾病唯一关键的依据。有人进行皮肤免疫病理检查发现,20%～50% 的患者皮肤毛细血管壁上有 IgA、C3 及备解素的沉积,Bene 等报道皮肤活体组织检查的特异性和敏感性分别为 88% 和 75%。

六、诊断

(一)诊断

年长儿童反复发作性肉眼血尿并多有上呼吸道或肠道感染的诱因,应考虑本病;表现为单纯镜下血尿或肉眼血尿或伴中等度蛋白尿时,也应怀疑 IgA 肾病,争取尽早肾活体组织检查。以肾病综合征、急进性肾炎综合征和高血压伴肾功能不全为表现者也应考虑本病,确诊有赖肾活体组织检查。

(二)WHO 对本病的病理分级

1. Ⅰ级

光镜大多数肾小球正常,少数部位有轻度系膜增生伴/不伴细胞增生。称微小改变,无小管和间质损害。

2. Ⅱ级

少于 50% 的肾小球有系膜增生,罕有硬化、粘连和小新月体,称轻微病变,无小管和间质损害。

3. Ⅲ级

局灶节段乃至弥漫性肾小球系膜增宽伴细胞增生,偶有粘连和小新月体,称局灶节段性肾小球肾炎。偶有局灶性间质水肿和轻度炎症细胞浸润。

4. Ⅳ级

全部肾小球示明显的弥漫性系膜增生和硬化,伴不规则分布的、不同程度的细胞增生,经常可见到荒废的肾小球。少于 50% 的肾小球有粘连和新月体,称弥漫性系膜增生性肾小球肾炎。有明显的小管萎缩和间质炎症。

5. Ⅴ级

与Ⅳ级相似但更严重,节段和/或球性硬化、玻璃样变以及球囊粘连,50% 以上的肾小球有新月体,称之为弥漫硬化性肾小球肾炎。小管和间质的损害较Ⅳ级更严重。

七、治疗

既往认为对本病尚无特异疗法,而且预后相对较好,因此治疗措施不是很积极。但近年来随着对本病的认识深入,有许多研究证明积极治疗可以明显改善预后。IgA 肾病从病理变化到临床表现都有很大差异,预后也有很大区别,因此,治疗措施必须做到个体化。

(一)一般治疗

儿童最多见的临床类型是反复发作性的肉眼血尿,且大多有诱因如急性上呼吸道感染等,因此要积极控制感染,清除病灶,注意休息。短期抗生素治疗对于控制急性期症状也有一定作用。对于合并水肿、高血压的患儿,应相应给予利尿消肿,降压药物治疗,并采用低盐、低蛋白饮食。

(二)肾上腺皮质激素及免疫抑制剂

对于以肾病综合征或急进性肾炎综合征起病的患儿,应予以皮质激素及免疫抑制剂治疗。日本曾做全国范围多中心对照研究,采用泼尼松及免疫抑制治疗 IgA 肾病的患儿,其远期肾功能不全的比例要明显低于使用一般性治疗的患儿。

Kabayashi 曾回顾性研究二组患者,一组为 29 例,蛋白尿>2 g/d,泼尼松治疗 1～3 年,随访 2～4 年,结果表明早期的激素治疗(Ccr 在 70 mL/min 以上时)对于稳定肾功能及延缓疾病进展有益。对另一组 18 例蛋白尿 1～2 g/d 的 IgA 肾病也采用皮质激素治疗,同时以 42 例使用双嘧达莫及吲哚美辛的 IgA 患者做对照,治疗组在稳定肾功能及降压蛋白尿方面明显优于对照组。

Lai 等报道了一个前瞻性随机对照试验结果,17 例患者每天服用泼尼松 4 个月,与 17 例对照组相比,平均观察 38 个月,两组内生肌酐清除率无显著差异,泼尼松治疗对轻微病变的肾病综合征患者,可明显提高缓解率,但有一定不良反应。这一研究提示泼尼松治疗对于 IgA 肾病是有益的。

有人报道一组对成人 IgA 肾病的对照研究以考察硫唑嘌呤和泼尼松的疗效。66 例患者使用硫唑嘌呤和泼尼松,结果表明其在减慢 IgA 肾病进展方面,与 48 例未接受该治疗的对照组比较是有益的。

Nagaoka 等报道一种新型免疫抑制剂——咪唑立宾,用于儿童 IgA 肾病治疗,该药安全、易耐受,可长期服用,并能显著减少蛋白尿和血尿程度,重复肾活体组织检查证实肾组织病变程度减轻。

有关应用环孢霉素的报道较少,Lai 等曾应用环孢素 A 进行了一个随机、单盲对照试验,治疗组及对照组各 12 例,患者蛋白尿>1.5 g/d,并有肌酐清除率减退[Ccr(77±6)mL/min],予环孢素 A 治疗 12 周,使血浆浓度水平控制在 50～100 ng/mL。结果显示蛋白排泄显著减少,同时伴随着血浆肌酐清除率提高,但这些变化在终止治疗后则消失。

总之,免疫抑制剂在治疗 IgA 肾病方面的功效仍有待评价。Woo 和 Wallker 分别观察了环磷酰胺、华法林、双嘧达莫及激素的联合治疗效果,结果与对照组相比,在治疗期间可以降低蛋白尿并稳定肾功能,但随访 2～5 年后,肾功能保护方面与对照组相比较无明显差异。

(三)免疫球蛋白

在一组开放的前瞻性的研究中,Rostoker 等人采用大剂量免疫球蛋白静脉注射,每天 1 次,每次 2 g/kg,连用 3 个月,然后改为 16.5% 免疫球蛋白肌内注射,每次 0.35 mL/kg,每半月 1 次,连用 6 个月,结果发现,治疗后尿蛋白排泄由 5.2 g/d 降至 2.2 g/d,血尿及白细胞尿消失,肾小球滤过率每月递减速率由 -3.78 mL/min 减慢至 0。

(四)鱼油

IgA 肾病患者缺乏必需脂肪酸,而鱼油可补充必需脂肪酸,从而防止早期的肾小球损害。鱼油富含长链 ω-3-多聚不饱和脂肪酸、EPA 及 DHA,这些物质可代替花生四烯酸,作为脂氧化酶和环氧化酶的底物而发挥作用,改变膜流动性,降低血小板聚集。早在 1984 年 Hamazaki 收集

20 例 IgA 肾病患者做了初步研究,治疗组接受鱼油治疗 1 年,肾功能维持稳定,而未接受鱼油的对照组,则显示血浆肌酐清除率的降低。

1994 年 Donadio 进行了多中心的双盲随机对照试验。共收集 55 例患者,每天口服 12 g 鱼油为治疗组,51 例患者服橄榄油为对照组,所选病例中 68% 的基础血肌酐值增高,初始观察终点是血肌酐上升>50%,结果为在治疗期间(2 年),鱼油组仅 6% 的患者进展到观察终点,而对照组达 33%,每年血肌酐的增高速率在治疗组为 0.03 mg/dL,对照组为 0.14 mg/dL。4 年后的终末期肾病发生率,对照组为 40%,治疗组则为 10%,结果有统计学显著意义,没有患者因不良反应而停止治疗。表明鱼油可减慢 GFR 的下降率。该学者在 1999 年又报道了上述病例远期随访结果,表明早期并持续使用鱼油可明显延缓高危 IgA 肾病患者的肾衰竭出现时间。

(五)其他

Copp 最近组织了一个为期 6 年的前瞻多中心双盲随机对照研究,以探讨长效服用贝那普利,0.2 mg/(kg·d),对中等程度蛋白尿、肾功能较好的儿童和青年 IgA 肾病患者的治疗功效,试验于 2004 年已完成。

以往有人采用苯妥英钠 5 mg/(kg·d)治疗 IgA 肾病,发现可降低血清中 IgA 及多聚 IgA 水平,且血尿发作次数减少,但循环免疫复合物未减低,且远期疗效不肯定,近年已很少使用。

中医中药治疗 IgA 肾病也有一定疗效,对于中等程度的蛋白尿,使用雷公藤多苷片 1 mg/(kg·d)治疗 3 个月,可获明显疗效。

(六)透析及肾移植

对终末期肾衰竭患者可行透析及移植治疗。

八、预后

成人 IgA 肾病 10 年后约 15% 进展到终末肾衰竭,20 年后升至 25%～30%。儿童 IgA 肾病预后好于成人,Yoshikawa 报道 20 年后 10% 进展到终末肾衰竭。影响预后的因素很多,重度蛋白尿、高血压、肾小球硬化及间质小管病变严重均是预后不良的指标;男性也易于进展;肉眼血尿与预后的关系尚存争议。据报道,IgA 肾病患者从肾功能正常起每年 GFR 的减低速度为 1～3 mL/min,而表现为肾病综合征的 IgA 肾病患者 GFR 递减率为 9 mL/min。合并高血压时,GFR 减低速度更是高达每年 12 mL/min,因此,控制血压和蛋白尿在 IgA 肾病治疗中至关重要。

（王洪展）

第八章

小儿内分泌系统疾病

第一节 生长激素缺乏症

生长激素缺乏症(growth hormone deficiency,GHD)是由于腺垂体合成和分泌生长激素(growth hormone,GH)部分或完全缺乏,或由于 GH 分子结构异常等所致的生长发育障碍性疾病。患者身高处于同年龄、同性别正常健康儿童生长曲线第 3 百分位以下或低于其平均身高减两个标准差。

一、病因

(一)原发性
1.下丘脑-垂体功能障碍

垂体发育异常,如不发育、发育不良或空蝶鞍,其中有些伴有视中隔发育不全、唇裂、腭裂等畸形。

2.遗传性生长激素缺乏

GH 基因缺陷引起单纯性生长激素缺乏,而垂体 Pit-1 转录因子缺陷导致多种垂体激素缺乏症。此外,还有少数是由于 GH 分子结构异常、GH 受体缺陷(Laron 综合征)或胰岛素样生长因子受体缺陷所致。

(二)继发性

多为器质性,常继发于下丘脑、垂体或其他颅内肿瘤、感染、细胞浸润、放线性损伤和头颅创伤等。

(三)暂时性

体质性生长及青春期延迟、社会-心理性生长抑制等可造成暂时性 GH 分泌功能低下。

二、诊断

(一)临床表现

新生儿出生时身长、体重正常,一般 2～3 岁后发现生长落后,自幼食欲缺乏,身材矮小、体形匀称,各部位比例正常,头围与身高比例适应,面容与年龄相比显幼稚,呈娃娃脸,皮下脂肪较丰满,特别在躯干部位,声音尖高,即使已达青春期,有的也无明显声调改变,男孩小阴茎、隐睾、小睾丸及阴囊发育不全,青春期明显延迟或无青春期,出牙换牙延迟,牙齿发育不全,骨龄延迟,比实际年龄落后 4 岁以上。智力常正常,有头晕及出汗等低血糖症状。

(二)实验室检查

1.生长激素刺激试验

GH 峰值<5 μg/L 即为完全性缺乏,5～10 μg/L 为部分性缺乏,>10 μg/L 则属正常。必须在两项刺激试验都异常时方能确诊 GHD。

2.血清 IGF-1、IGFBP-3 测定

目前一般作为 5 岁到青春发育期前儿童 GHD 筛查项目。

3.血总 T_3、总 T_4、TSH 测定

水平一般正常,若伴有重度垂体功能减退时,T_3、T_4 水平降低,TSH 下降。

4.促性腺激素测定

主要检测促黄体生成激素(LH)、尿促卵泡素(FSH)。到青春期不出现第二性征,尿中促性腺激素很低者,可做黄体生成素释放激素(LHRH)刺激试验。

5.手腕骨 X 线检查

骨龄延迟。

6.头颅 X 线、CT、MRI 等影像学检查

可了解和证实疾病的相关改变。

7.眼底检查

眼底检查是检查玻璃体、视网膜、脉络膜和视神经疾病的重要方法。许多全身性疾病均会发生眼底病变,检查眼底可提供重要诊断资料。

(三)诊断标准

根据身高低于同龄儿第 3 百分位数或低于两个标准差,临床表现特点,两种生长激素激发试验的峰值均<10 μg/L,诊断便可成立。

三、治疗

(一)一般治疗

加强运动、合理的营养和充足的睡眠。

(二)特异性治疗

特异性治疗包括 GH 的补充治疗,有明显周围腺体功能减退者补充相应的激素治疗。

1.GH 补充治疗

(1)适应证:确诊为 GHD 同时骨干骺端没闭合的,或有部分 GH 缺乏均可应用 GH 治疗,开始治疗年龄愈小效果愈好。

(2)用法:基因重组人生长激素 0.1～0.15 U/kg,每晚睡前 1 小时皮下注射 1 次,每周 6～7 次,可持续至骨骺融合为止。

(3)注意:治疗 1～3 个月应查血 T_3、T_4 水平,此时 T_4 向 T_3 转换增多,血中 T_4 下降,T_3 上升,在 T_4 一过性下降期间,身高发育进展顺利,不需补充甲状腺素。如治疗前 T_4 低下,应同时补充甲状腺素。

2.肾上腺皮质激素

当伴有明显肾上腺皮质功能低下时才应用,氢化可的松 12.5～25 mg/d,口服。

3.性激素

同时伴有性腺功能轴障碍的 GHD 患儿在骨龄达 12 岁时即可开始用性激素治疗,以促使第二性征发育。男孩可用长效庚酸睾酮,每月肌内注射 1 次,25 mg,每 3 个月增加剂量 25 mg,直至每月 100 mg;女孩可用妊马雌酮,剂量自每天 0.3 mg 起,根据情况逐渐增加。

(陈德鸿)

第二节　先天性甲状腺功能减退症

先天性甲状腺功能减退症简称先天性甲减,是由于先天性甲状腺激素合成不足或其受体缺陷所致的先天性疾病。

一、病因

先天性甲减按病变部位可分为原发性和继发性。

(一)原发性甲减

原发性甲减由甲状腺本身的疾病所致。甲状腺先天性发育异常(甲状腺不发育、发育不全或异位)是最主要病因,约占 90%;其他病因有甲状腺激素合成障碍、甲状腺或靶器官反应低下,前者为甲状腺对垂体促甲状腺激素(TSH)无反应,后者是因甲状腺激素受体功能缺陷所致,均较罕见。

(二)继发性甲减

继发性甲减又称中枢性甲减,较为少见,病变部位在下丘脑和垂体,是因垂体分泌 TSH 障碍所致,常见于特发性垂体功能低下或下丘脑、垂体发育缺陷,其中因促甲状腺激素释放激素(TRH)不足所致者较为多见。

(三)母亲因素

母亲服用抗甲状腺药物或母亲患自身免疫性疾病,存在抗 TSH 受体抗体,均可通过胎盘而影响胎儿,致使出生时甲状腺激素分泌暂时性缺乏,通常在 3 个月后甲状腺功能可恢复正常,故亦称为暂时性甲减。

(四)地方性先天性甲状腺功能减退症

多因孕妇饮食缺碘,使胎儿在胚胎期因碘缺乏而导致甲状腺功能减退。

二、诊断

诊断主要依据临床表现和实验室检查。

(一)临床表现

1.新生儿期症状

患儿常为过期产,出生体重超过正常新生儿,生理性黄疸期延长,一般自出生后即有腹胀、便秘,易被误诊为巨结肠。患儿常处于睡眠状态,对外界反应迟钝,喂养困难,哭声低,声音嘶哑。

体温低,末梢循环差,皮肤出现斑纹或有硬肿现象。以上症状和体征均无特异性,极易被误诊为其他疾病。

2.典型症

(1)特殊面容和体态:头大、颈短,皮肤苍黄、干燥,毛发稀少,面部黏液性水肿,眼睑水肿,眼距宽,鼻梁宽平,舌大而宽厚、常伸出口外。腹部膨隆,常有脐疝。患儿身材短小,躯干长而四肢短小,上部量/下部量>1.5。

(2)神经系统:患儿动作发育迟缓,智能发育低下,表情呆板、淡漠,神经反射迟钝。

(3)生理功能低下:精神、食欲差,不善活动,体温低而怕冷,安静少哭,对周围事物反应少,嗜睡,声音低哑。脉搏及呼吸均缓慢,心音低钝,心电图呈低电压、PR 间期延长、T 波平坦等改变。全身肌张力较低,肠蠕动减慢,腹胀和便秘多见。

3.地方性甲状腺功能减退症

(1)"神经性"综合征:以共济失调、痉挛性瘫痪、聋哑和智能低下为特征,但身体生长正常且甲状腺功能正常或仅轻度减低。

(2)"黏液水肿性"综合征:以显著的生长发育和性发育落后、黏液性水肿、智能低下为特征,血清甲状腺素(T_4)降低,TSH 升高。约 25% 患儿有甲状腺肿大,这两组症状有时会交叉重叠。

4.多种垂体激素缺乏症状

TSH 和 TRH 分泌不足的患儿常保留部分甲状腺激素分泌功能,因此临床症状较轻,但常有其他垂体激素缺乏的症状如低血糖(促肾上腺皮质激素缺乏)、小阴茎(促性腺激素缺乏)或尿崩症(精氨酸加压素缺乏)等。

(二)辅助检查

1.新生儿筛查

足月新生儿出生 72 小时后,7 天之内,并充分哺乳,足跟采血,滴于专用滤纸片上测定干血滤纸片 TSH 值,TSH>20 mU/L 时,再采集血清标本检测 T_4 和 TSH 以确诊。

2.血清甲状腺激素和 TSH 测定

血清游离甲状腺素(FT_4)浓度不受甲状腺结合球蛋白(TBG)水平影响。若血 TSH 增高、FT_4 降低者,诊断为先天性甲减。

3.骨龄测定

可评估骨骺或小骨点出现与骨干愈合的年龄。

4.甲状腺 B 超

可评估甲状腺发育情况,但对异位甲状腺判断不如放射性核素显像敏感,甲状腺肿大常提示甲状腺激素合成障碍或缺碘。多数患儿骨龄延迟。

5.放射性核素检查

采用静脉注射^{99m}Tc 后,以单光子发射计算机体层摄影术检查患儿甲状腺有无异位、结节及其发育情况等。

(三)诊断标准

根据典型的临床症状和体征,若血 TSH 增高、FT_4 降低者,诊断为先天性甲状腺功能减退症。若 TSH 正常或降低,FT_4 降低,诊断为继发性或者中枢性甲减。若 TSH 增高、FT_4 正常,可诊断为高 TSH 血症。高 TSH 血症的临床转归可能为 TSH 恢复正常、高 TSH 血症持续以及 TSH 进一步升高,FT_4 水平下降,发展到甲减状态。

三、治疗

(一)一般治疗

饮食需富含热能、蛋白质、维生素及微量元素,加强训练和教育。

(二)特异性治疗

无论是原发性或者继发性先天性甲减,一旦确定诊断应该立即治疗。

(1)对于新生儿筛查初次结果显示干血滤纸片 TSH 值超过 40 mU/L,同时 B 超显示甲状腺缺如或发育不良者,或伴有先天性甲减临床症状与体征者,可不必等静脉血检查结果立即开始左甲状腺素钠(L-T_4治疗)。不满足上述条件的筛查阳性新生儿应等待静脉血检查结果后再决定是否给予治疗。

(2)治疗首选 L-T_4,新生儿期先天性甲减初始治疗剂量 $10\sim15$ $\mu g/(kg \cdot d)$,每天 1 次口服,尽早使 FT_4、TSH 恢复至正常,FT_4 最好在治疗 2 周内,TSH 在治疗后 4 周内达到正常。对于伴有严重先天性心脏病患儿,初始治疗剂量应减少。治疗后 2 周抽血复查,根据血 FT_4、TSH 浓度调整治疗剂量。在血清 FT_4、TSH 正常后,可改为每 3 个月 1 次;服药 $1\sim2$ 年后可减为每 6 个月 1 次。随访中监测血清 FT_4、TSH 变化和发育情况,随时调整剂量。

(3)在随后的随访中,甲状腺激素维持剂量需个体化。血 FT_4 应维持在平均值至正常上限范围之内,TSH 应维持在正常范围内。L-T_4 治疗剂量应随静脉血 FT_4、TSH 值调整,婴儿期一般在 $5\sim10$ $\mu g/(kg \cdot d)$,$1\sim5$ 岁 $5\sim6$ $\mu g/(kg \cdot d)$,$5\sim12$ 岁 $4\sim5$ $\mu g/(kg \cdot d)$。药物过量患儿可有颅缝早闭和甲状腺功能亢进临床表现,如烦躁、多汗等,需及时减量,4 周后再次复查。

(4)对于 TSH>10 mU/L,而 FT_4 正常的高 TSH 血症,复查后 TSH 仍然增高者应予治疗,L-T_4 起始治疗剂量可酌情减量,4 周后根据 TSH 水平调整。

(5)对于 TSH 始终维持在 $6\sim10$ mU/L 的婴儿的处理方案目前仍存在争议,在出生头几个月内 TSH 可有生理性升高。对这种情况的婴儿,需密切随访甲状腺功能。

(6)对于 FT_4 和 TSH 测定结果正常,而总 T_4 降低者,一般不需治疗。多见于 TBG 缺乏、早产儿或者新生儿有感染时。

(7)对于幼儿及年长儿下丘脑-垂体性甲减,L-T_4 治疗需从小剂量开始。

(陈德鸿)

第三节　先天性肾上腺皮质增生症

一、概述

先天性肾上腺皮质增生症(congenital adrenal hyperplasia,CAH)是一组以肾上腺皮质细胞类固醇激素合成障碍为主要特征的常染色体隐性遗传性病。总体发病率为 1:(10 000～20 000),因地区、人种和性别而异。目前已明确的皮质醇合成通路中酶的缺陷有 6 种类型,同一个酶的缺陷也可因突变基因型不同使酶缺陷程度不一。以上使 CAH 的总体诊断和处理具有复杂和多元性,包括了产前诊断、新生儿筛查、不同酶缺陷的诊治方式,婴儿期肾上腺危象的预防和处理,儿童期为保证正常线性生长的治疗,青春期为保证正常青春发育和远期生殖能力的处理,远期代谢并发症的预防和监控乃至心理和生活质量的干预。其中因失盐型在婴儿早期因肾上腺危象导致的死亡率可达 4%～10%;新生儿筛查和早期诊治可使死亡率下降。

二、病因

与所有酶缺陷的遗传代谢病一样,不同酶缺陷的 CAH 将发生相应类固醇激素(终产物)的缺乏和所缺陷酶的相应阶段的前体(中间代谢产物)堆积和旁路代谢亢进所致产物增多,引起不同的相应症状(图 8-1)。目前较明确的 6 种酶的缺陷,分别发生不同相应型别的 CAH。其中最常见的是 21-羟化酶缺陷,占 95%;其次为 11-羟化酶缺陷、17α-羟基脱氢酶、17,20-裂解酶缺陷和3β-羟基脱氢酶缺陷,分别占 1% 左右;此外还有胆固醇侧链剪切酶、类固醇快速调节蛋白(StAR)缺陷。近年还发现了肾上腺皮质氧化还原酶(POR)缺陷。这些酶所编码的基因均已被克隆,结构和功能的关系大多已明确;对指导临床诊治和遗传咨询有积极的指导意义。

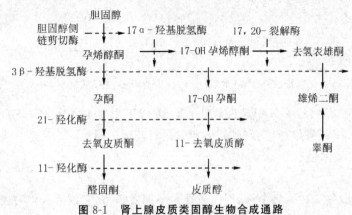

图 8-1　肾上腺皮质类固醇生物合成通路

三、诊断

按肾上腺皮质类固醇合成异常状况,CAH 总体临床发病表现可依据以下三大类临床表现作为诊断线索:婴幼儿期失盐、雄激素合成过多和雄激素合成不足致男性生殖器男性化不全和青春发育障碍。不同类型 CAH 的酶缺陷的生化特征与临床表现的关系见表 8-1。

表 8-1　不同酶缺陷的 CAH 的类型临床、激素改变与生化异常

酶缺陷	21-OHD 失盐型	21-OHD 单纯性男性化型	11β-羟化酶	17α-羟基脱氢酶	3β-羟基脱氧酶	类脂性 CAH
编码基因	CYP21	CYP21	CYP11	CYP17	HSD3B2	StAR/CYP11A
激素缺陷表现						
皮质醇	↓↓	↓	↓	↓↓	↓	0
醛固酮	↓	N	↓↓↓	↓↓↓	↓↓	0
DHEAS	↑	N/↑	↑	↓↓↓	↑↑↑	0
雄烯二酮	↑↑	↑↑	↑↑↑	↓↓↓	↓↓	0
睾酮	↑	↑	↑	↓↓↓	↓	0
堆积底物						

续表

酶缺陷	21-OHD失盐型	21-OHD单纯性男性化型	11β-羟化酶	17α-羟基脱氢酶	3β-羟基脱氧酶	类脂性CAH
17-OHP	↑↑↑	↑↑	↑	↓↓↓	N/↓	0
肾素活性	↑↑	N/↑	↓↓	↓↓↓	↑	↑↑↑
去氧皮质酮	↓	↓	↑↑	↑↑	↓	0
11-去氧皮质醇	↓	↓	↑↑	↓	↓	0
皮质醇	↓	↓	—	↓	↓	0
孕烯醇酮	—	—	—	—	—	±
17-孕烯醇酮	—	—	—	↑↑	—	0
临床表现						
失盐	+				+	+
高血压			+	+		
间性外阴	+(F)	+(F)	+(F)	+(B)	+(B)	+(M)
外周性性早熟	+	+	+			
青春发育障碍					+	+

注:+:y 有;—:无或不作为检测生化标记;F:女性;男性;B:两性;N:正常;0:不能检出。

由于 21-羟化酶缺陷(21-OHD)是最常见的类型,以下内容主要是 21-OHD 的诊治。诊断需依据临床表现、内分泌激素检查综合判断,必要时进行基因诊断。

(一)临床症状和体征

1.失盐表现

21-OHD 失盐型患儿在生后 2～4 周内或婴儿早期发病,在有或无诱因时表现为急性低血容量性休克的肾上腺危象,未及时诊治可致命。部分患者的危象由应激因素诱发,如轻重不等的感染、外伤、手术甚至预防接种。慢性失盐表现为软弱无力、慢性脱水状态、不长、恶心呕吐、腹泻和喂养困难。

2.雄激素合成过多表现

女性患儿(46,XX)出生时有不同程度的外阴男性化。轻者出生时仅轻度阴蒂肥大,随年龄加重。严重者阴蒂似阴茎,外阴酷似完全性阴囊型尿道下裂伴隐睾的男性(但有完全正常的女性内生殖器卵巢和子宫、输卵管等结构)。中间状态为阴蒂肥大伴不同程度的大阴唇背侧融合和阴囊化;尿、阴道分别开口或共同一个开口。迟发型在青春期因多毛、阴毛早生、阴毛浓密和/或似男性倒三角状分布,嗓音低沉,甚至无女性性征发育或原发性闭经就诊。男性患儿(46,XY)出生时外阴无明显异常,使新生儿期失盐危象时因之被忽视了对本症的诊断。2 岁后开始(早迟不一)发生阴茎增大伴阴毛早生等外周性性早熟表现。两性幼儿期都可有体毛增多、阴毛早生和多痤疮。

3.其他表现

不同程度的皮肤、黏膜颜色加深,位于齿龈、外阴、乳晕、掌纹和关节皱褶部位;部分患儿可无皮肤、黏膜颜色加深。

4.不同型别的表现

典型的 21-OHD 大多以失盐或伴雄激素过多表现起病,但因基因型复杂使临床表现呈现出轻至典型严重的宽阔谱带。结合诊治需要，一般将 21-OHD 分为 3 个类型。

(1)盐型：呈严重失盐伴不同程度的雄激素增高表现。

(2)单纯男性化型：以不同程度的雄激素增高为主要表现，无明显失盐。应激事件可诱发危象。

(3)非典型或称迟发型：一般无症状，多因阴毛早生、骨龄提前或月经稀发，原、继发闭经等就诊。

(二)辅助检查

1.染色体核型分析

对有失盐危象的新生儿或婴儿，不论有无外阴性别模糊者都需做染色体核型分析。某些伴肾上腺发育缺陷的患儿可以是 46,XY 的 DSD，例如 *SF-1*（*NR5A1*）基因突变的男性患儿，以失盐起病，外阴可以完全似女性。

2.生化改变

典型的 21-OHD 失盐型患者未经皮质醇补充治疗或替代不足时有不同程度的低钠和高钾血症，可伴酸中毒和低血糖。血容量不足有高钾血症时拟似失盐型的 CAH。

3.内分泌激素

(1)血清皮质醇和 ACTH：早上 8 时皮质醇低下、ACTH 升高支持原发性皮质醇合成减低。但酶活性减低程度轻者，两者都可以在正常范围内，尤其非应激情况下。对 3 月龄以下，睡眠-觉醒节律未建立的婴儿，不强调早上 8 时抽血，在患儿白天醒觉时抽血为宜。

(2)血清 17-OHP：17-OHP 升高是 21-羟基脱氢酶缺陷重要的激素改变；是诊断和治疗监测的重要指标。17-OHP 基础值因年龄、性别和酶缺陷类型和程度而异，需参照按年龄的正常参照值判断。该激素有昼夜的变化，一般上午较高，故血标本不迟于早上 8 时抽取为宜。

按 2010 年欧洲内分泌学会临床指导委员会发布的 21-羟化酶缺陷的临床应用诊治指南，17-OHP对诊断 21-OHD 的参照值如下。

按基础的 17-OHP 值划分为 3 个区段指导诊断和分型：①17-OHP＞300 nmol/L 时考虑为典型的 21-OHD(包括失盐型和单纯男性化型)。②17-OHP 在 6～300 nmol/L 时考虑为非典型。③17-OHP＜6 nmol/L 时不太支持 CAH 或为非典型的。但临床拟似诊断时，则将和第二种情况一样，均需做 ACTH 激发试验，按激发值判断。对第 2、3 种基础值需做激发试验时，按 ACTH 激发后的 17-OHP 建议判断界值为 17-OHP＞300 nmol/L 时考虑为典型的 21-OH 缺陷，在 31～300 nmol/L时考虑为非典型的，17-OHP＜50 nmol/L 时不支持21-OH 缺陷的诊断，或考虑为杂合子携带者(需基因诊断确定)。

(3)血清雄激素：判断血清中肾上腺来源的雄激素：雄烯二酮、硫酸脱氢表雄酮（DHEAS）和睾酮的测值时需注意年龄变化规律，尤其是男孩宜按照按年龄的正常参照值判断。21-OHD 患者改变较敏感和显著升高的是雄烯二酮，其次是睾酮。DHEAS 升高的敏感性和特异性不强。

男孩生后 7～10 天内因胎儿睾丸受胎盘 hCG 影响，血清雄激素可达青春期水平，其后下降，至 1 个月后又可因小青春期再度升高，但此时还可伴 LH 和 FSH 的升高。

(4)肾素-血管紧张素和醛固酮：典型失盐型 21-OHD 患者的肾素活性（PRA）升高，但它并非是诊断 21-OHD 的特异性指标。而 PRA 低下时可除外 21-OHD 的诊断。对单纯男性化型的 21-OHD患者，PRA 升高是 9α-氟氢可的松替代的依据。醛固酮低下支持 21-OHD；但至少有 1/4 的21-OHD 患儿的醛固酮在正常范围内。如 PRA 和醛固酮在"正常范围"不能排除21-OHD

诊断。新生儿和小婴儿有生理性醛固酮抵抗,测得高值时易被误导。

4.影像学检查

对出生时性别模糊者应按性发育障碍(DSD)的诊断流程,在生后一周内做B超检查有无子宫(女性患儿因受母亲雌激素影响,在生后2周内子宫增大,部分B超能清晰显示),这得以在染色体核型分析结果出来之前对性别判别有参考意义。儿童期起病者B超和CT/MRI等可显示双侧增大的肾上腺,可与肾上腺肿瘤或其他肾上腺发育不良、萎缩所致皮质醇减低鉴别;部分小婴儿和新生儿患者也可见增大,但可以是正常大小。如MRI显示肾上腺有类脂样密度,可提示类脂增生性CAH诊断。

5.基因检测

对临床高度怀疑,但实验室检查结果不典型者,可做相应基因检测以获确诊。

(三)分型

按照临床和实验室检查结果,综合判断并诊断不同CAH类型和21-OHD的相应分型,以制订治疗方案。不同类型的CAH的临床和生化、内分泌激素改变,因酶缺陷不同而异。部分类似21-OHD,但有些可以低雄激素血症为主要就诊原因。

四、鉴别诊断

21-OHD的鉴别诊断:应与其他类型的CAH的鉴别和与非CAH的皮质醇合成减低的疾病鉴别。

(一)21-OHD与其他类型的CAH的鉴别

有17-OHP升高的CAH类型的鉴别诊断如下。

1. 11-羟化酶缺陷

11-羟化酶缺陷是首个需鉴别的。它也有高雄激素血症,但不但无失盐,反而是水钠潴留和高血压。高血钠、低血钾,肾素-血管紧张素低下,类似醛固酮增多症。

2.P450氧化还原酶缺陷(POR)

该酶缺陷也有17-OHP升高。女孩出生时外阴男性化(宫内雄激素代谢异常),但生后不再加重;常有肾上腺危象。POR患者的雄激素低下是与21-OHD重要的鉴别点。

(二)肾上腺皮质肿瘤

儿童肾上腺皮质肿瘤常表现为性激素分泌增多,伴或不伴皮质醇分泌增多。肿瘤患儿皮质醇可正常或升高,但ACTH明显低下是鉴别要点。在新生儿或婴儿早期发病者多以高雄激素血症表现起病并可常伴有17-OHP升高。因肿瘤细胞内P450酶系的表达是无序的,雄激素升高的种类不平衡,如DHEA在肿瘤可显著升高而有别于21-OHD。虽然影像学检查可以发现肿瘤,但因受检查设备分辨的敏感度和特异度,肿瘤大小、性质和部位的影响,单次影像学结果可能不会发现肾上腺占位病变。对暂不能除外肿瘤,但雄激素不能被地塞米松抑制以及高雄激素临床表现呈进展性的患者需复查和密切随诊。

(三)其他病因的先天性肾上腺发育不良

其他遗传性肾上腺发育缺陷疾病也可在新生儿或婴儿早期以失盐危象发病。致肾上腺发育不良的遗传性疾病有甾体生成因子-1(steroidogenic factor-1,SF-1,NR5A1)基因突变。46,XY患者,表型女性或间性,尿生殖窦永存,不同程度的睾丸发育异常,可有异常的米勒管和华氏管结构。另一个在男孩常见的遗传性肾上腺发育缺陷是核受体转录因子-1(nuclear receptor transcription factors,*DAX*-1/*NR*0*B*1)基因突变,呈 X-性连锁遗传。除肾上腺皮质醇减低外,青春期伴低促性腺激素性性腺功能异常,无高雄激素血症。但在小青春期年龄,雄激素可与正常儿类同。

(四)单纯性阴毛早发育

对儿童期呈阴毛早生起病的 21-OHD 需与单纯性阴毛早发育鉴别,尤其女孩。鉴别意义在于单纯性阴毛早发育不需要治疗,但如是不典型 21-OHD,则要按需干预。ACTH 激发后的 17-OHP测值是主要诊断依据。

五、治疗

21-OHD 和所有类型的 CAH 的主要治疗是皮质醇补充治疗。治疗的目标是防止肾上腺危象和抑制 21-OHD 和 11-OHD 的高雄激素合成,以保证未停止生长的个体有尽可能正常的线性生长和青春发育;对已发育者需最大限度地维护正常生殖功能。对非典型的一般不需治疗,除非症状明显,如骨龄快速进展或明显的高雄激素血症和继发多囊卵巢综合征等。

(一)长期补充治疗方案

为避免对生长的抑制,对未停止生长的患儿,应该使用氢化可的松,不宜应用长效的制剂(如泼尼松、甲泼尼龙,甚至地塞米松)。按体表面积计算出的一天总量至少分 3 次给予。对失盐型,除了氢化可的松外,必须联用理盐作用强的 9α-氟氢可的松(表 8-2)。氟氢可的松的剂量一般可按表 8-2 所示给予。但氟氢可的松的剂量宜个体化,剂量范围为 $30\sim7\ \mu g/d$,酌情可用至 $150\ \mu g/d$,对严重的难以控制的失盐酌情再增。应用氟氢可的松,尤其是用量大时须严密监测临床和生化改变,防止过量的不良反应(如低血钾、血压升高等)。对 2 岁以下患儿还需额外补充氯化钠 $1.0\sim3.0\ g/d$。有应激事件时需增加氢化可的松的剂量,如发热、感染性疾病、手术麻醉、外伤或严重的心理情绪应激。

表 8-2　未停止生长的 21-OHD 患者的皮质醇治疗建议

药物	总剂量	每天分配
氢化可的松	$10\sim15\ mg/(m^2 \cdot d)$	3 次/天
氟氢可的松	$0.05\sim0.2\ mg/d$	$1\sim2$ 次/天
氯化钠补充	$1\sim2\ g/d$(婴儿)	分次于进食时

对已达成年身高的患者可以个体化地应用长效的皮质醇制剂(表 8-3),但需严密监测库欣综合征表现。对失盐型,即使达到成年身高,氟氢可的松也需照旧补充。

表 8-3　已达成年身高 21-OHD 患者的皮质醇治疗建议

皮质醇制剂	建议剂量(mg/d)	每天分次
氢化可的松	$15\sim25$	$2\sim3$ 次
泼尼松	$5\sim7.5$	2 次
泼尼松龙	$4\sim6$	2 次
地塞米松	$0.25\sim0.5$	1 次
氟氢可的松	$0.05\sim0.2$	1 次

（二）治疗监测

确诊后开始补充治疗 6 个月内以及 1 岁以下患儿，宜每 3 个月复诊一次。情况稳定后酌情 4～6 个月复诊。皮质醇剂量按体重和激素控制状态调节。

1.临床体格生长指标

定期检测身高、体重和第二性征的发育。生长速度过快或 6 岁前呈现第二性征提示雄激素控制欠佳，应及时做性腺轴相关检查，是否并发中枢性性早熟。2 岁起监测骨龄，6 岁前一般一年一次，但线性生长速度过快和激素控制不佳者需 4～6 个月复查。

2.内分泌激素检测

基础的 17-OHP 是主要治疗监测指标，需在清晨服用皮质醇前抽血。雄烯二酮最能反映雄激素控制状态，抽血时间对测定值影响不大。总体建议不需将雄激素和 17-OHP 抑制得完全"正常"甚至低下，合适的目标是使各指标稍高于"正常"范围。应用氟氢可的松者应定期监测肾素活性基础值（一般一年 1 次），控制 PRA 在正常范围的均值至上限范围内。ACTH 和皮质醇不是常规监测指标。

3.睾丸和肾上腺的影像检查

男孩自 4 岁起每年做 B 超检查睾丸，以明确是否有睾丸残余瘤发生。激素指标控制不良者需做肾上腺的 CT/MRI，以发现有无肾上腺结节样增生甚或腺瘤形成。

（陈德鸿）

第四节 糖 尿 病

糖尿病（diabetes mellitus，DM）是体内胰岛素缺乏或胰岛素功能障碍所致糖、脂肪和蛋白质代谢异常的全身性慢性疾病。儿童期糖尿病是指＜15 岁的儿童发生糖尿病患者，95％以上为 1 型 DM（T1DM），极少数为 2 型 DM（T2DM）。本节主要叙述 T1DM。T1DM 特指因胰岛 β 细胞破坏而导致胰岛素绝对缺乏，具有酮症倾向的糖尿病，患者需终身依赖胰岛素维持生命。

一、病因

1 型糖尿病是在遗传易感性的基础上由于免疫功能紊乱引发的自身免疫性疾病。遗传、免疫、环境等因素在 1 型糖尿病的发病过程中都起着重要的作用。

（一）遗传因素

家族集聚性，多基因疾病。

（二）免疫因素

1 型糖尿病发病的前提是针对 β 细胞分子（自身抗原）存在功能正常的 T 细胞，但平时受到免疫调节机制的限制，处于自身耐受状态。当某种免疫调节机制失调时，引起直接针对胰岛 β 细胞的自身反应性 T 细胞活化、增殖，进入炎性/免疫性阶段，导致 β 细胞破坏，发生 1 型糖尿病。

（三）环境因素

环境因素较为复杂，包括饮食因素；病毒感染，如柯萨奇病毒、巨细胞病毒、流行性腮腺炎病毒、风疹病毒等。

二、发病机制

儿童糖尿病各年龄均可发病,但以 5～7 岁和 10～13 岁两组年龄多见,近年来,婴幼儿糖尿病的发生率逐年增加。患病率男女无性别差异。秋、冬季节相对高发。T1DM 的主要病理变化为胰岛 β 细胞数量明显减少,胰岛细胞破坏 80% 左右可出现糖尿病临床症状。T1DM 的发生与遗传易感性、胰岛自身免疫及环境因素密切相关。

三、临床表现

T1DM 起病多数较急骤,可表现突然明显多尿、多饮,每天饮水量和尿量可达几升,易饿多食,但体重下降,称为"三多一少"。部分患儿因感染、饮食不当或情绪波动诱发而起病。

婴幼儿多饮多尿不易发现,有相当多的患者常以急性酮症酸中毒为首发症状,表现为胃纳减退、恶心、呕吐、腹痛、关节肌肉疼痛、呼吸深快、呼气中带有酮味,神志萎靡、嗜睡、反应迟钝,严重者可出现昏迷。

学龄儿童亦有因夜间遗尿、夜尿增多而就诊者。在病史较长的年长儿中,消瘦、精神不振、倦怠乏力等体质显著下降颇为突出。在长期的病程中,糖尿病有以下并发症。

(一)急性期并发症

1.糖尿病酮症酸中毒

儿童时期糖尿病有 1/3 以上发生酮症酸中毒,表现为不规则深长呼吸、有酮体味,突然发生恶心、呕吐、厌食或腹痛、腿痛等症状,严重者出现神志改变。常易误诊为肺炎、败血症、急腹症或脑膜炎等。通常血糖甚高,血生化示不同程度酸中毒,血尿酮体增高。

2.低血糖

由于胰岛素用量过多或用药后未按时进食而引起。表现心悸、出汗、饥饿感、头晕或震颤等,严重者可致昏迷、惊厥,若不及时抢救可致死亡。反复低血糖发作可引起脑功能障碍。

3.感染

与免疫功能障碍有关。

4.高血糖高渗状态

在儿童中较少见。表现为显著的高血糖,血糖＞33.3 mmol/L,但无酸中毒,血尿酮体无明显增高,血浆有效渗透压＞320 mmol/L。

(二)慢性并发症

若血糖长期控制不良,其为不可逆性。

1.生长障碍

表现为生长落后、矮小,性发育延迟。

2.糖尿病视网膜病

这是糖尿病微血管病变最常见的并发症,90% 患者最终将出现此并发症,造成视力障碍,白内障,甚至失明。

3.糖尿病肾病

其患病率随病程而增加,患儿有明显的肾病,表现为水肿、蛋白尿及高血压等,但少见终末期肾病。肾衰竭亦是引起儿童期糖尿病死亡的原因之一。

4.糖尿病周围神经病变及心血管等病变

儿童糖尿病相对少见。

四、实验室检查

(一)血糖和糖化血红蛋白(HbA1c)

(1)血糖增高,空腹血糖≥7.0 mmol/L,随机血糖≥11.1 mmol/L。

(2)HbA1c是血中葡萄糖与血红蛋白非酶性结合而产生,其寿命周期与红细胞相同,反映过去2~3个月的血糖平均水平。正常人<6.5%,若HbA1c<7.5%,为较理想的控制水平。若HbA1c>9%,发生糖尿病微血管并发症的危险性明显增加。

(二)血电解质

酮症酸中毒时血电解质紊乱,应测血电解质、血pH、血浆渗透压。

(三)血脂

代谢紊乱期血清胆固醇、甘油三酯均明显增高。

(四)尿液检测

(1)当糖尿病患者血糖超过肾阈值(>8.0 mmol/L)尿糖呈现阳性。

(2)糖尿病酮症酸中毒时尿酮体阳性。

(3)尿微量清蛋白排泄率:定量分析尿中清蛋白含量,正常人<30 mg/24 h。持续的30~299 mg/24 h蛋白尿是T1DM患者早期糖尿病肾病的主要表现。

(五)葡萄糖耐量试验(OGTT)

空腹或随机血糖能确诊1型糖尿病者,则一般不需做OGTT,仅用于无明显症状、尿糖偶尔阳性而血糖正常或稍增高的患儿。

(六)其他

如甲状腺素、促肾上腺皮质激素、皮质醇以及抗体等。

五、诊断和鉴别诊断

世界卫生组织和国际青少年糖尿病联盟对于糖尿病诊断标准如下:①空腹血糖≥7.0 mmol/L;②随机血糖≥11.1 mmol/L;③OGTT 2小时血糖≥11.1 mmol/L。凡符合上述任何一条即可诊断为糖尿病。

儿童T1DM一旦出现临床症状、尿糖阳性、空腹血糖>7.0 mmol/L和随机血糖在11.1 mmol/L以上,不需做糖耐量试验就能确诊。一般1型糖尿病症状典型,不需OGTT即可诊断。需与下列疾病相鉴别。

(一)肾性糖尿病

无糖尿病症状,多在体检或者做尿常规检查时发现,血糖正常,胰岛素分泌正常。

(二)假性高血糖

患者短期大量食入或者输入葡萄糖液,可使尿糖暂时阳性,血糖升高。另外,在应激状态时血糖也可一过性升高,需注意鉴别。

(三)甲状腺功能亢进症

该病由于甲状腺素释放增多可引起一系列高代谢表现,如多食、多饮、消瘦等,需注意鉴别。

六、治疗

(一)胰岛素治疗

T1DM 必须用胰岛素治疗。

1.胰岛素制剂和作用

从作用时间上分为速效、短效、中效和长效四大类别。各类制剂作用时间见表 8-4。

表 8-4　胰岛素的种类和作用时间

胰岛素种类	起效时间	高峰时间	作用时间
速效	10～20 分钟	30～90 分钟	3 小时
短效	30 分钟～1 小时	2～4 小时	6～10 小时
中效	1～4 小时	4～12 小时	16～24 小时
长效	1～2 小时	无高峰	24 小时

2.新诊患儿

初始胰岛素治疗的剂量为每天 0.5～1.0 U/kg,部分缓解期患儿每天＜0.5 U/kg,青春期者常每天1.2～1.5 U/kg 或更高剂量才可以使代谢控制满意。胰岛素治疗方案及剂量需要个体化,方案的选择依据年龄、病程、生活方式及既往健康情况和医师的经验等因素决定。胰岛素的治疗方案很多,每天 2 次、每天 3 次皮下注射方案、基础-餐前大剂量方案以及胰岛素泵治疗等。胰岛素治疗不可避免会有低血糖发生。应及时加餐或饮含糖饮料。

(二)营养管理

热量需要:应满足儿童年龄、生长发育和日常生活的需要。按碳水化合物 50％～55％,蛋白质 10％～15％、脂肪 30％配比。全日热量分三大餐和三次点心分配。

(三)运动治疗

运动可使肌肉对葡萄糖利用增加,血糖的调节得以改善。糖尿病患儿应每天安排适当的运动,在进行大运动量时应注意进食,防止发生低血糖。

(四)儿童糖尿病酮症酸中毒(DKA)

这是糖尿病最常见的死亡原因,大多是由于脑水肿的原因。治疗方法如下。

1.纠正脱水、酸中毒及电解质紊乱

补液方法有 48 小时均衡补液和 24 小时传统补液法,中重度脱水倾向于使用 48 小时均衡补液,此种方法一般不需要考虑额外丢失,液体复苏所补的液体量一般无须从总量中扣除。补液总量＝累积丢失量＋维持量。24 小时传统补液法应遵循先快后慢,先浓后淡的原则进行。前 8 小时输入累积丢失量的 1/2,余量在后 16 小时输入。维持液 24 小时均匀输入。继续丢失液体的补充按照丢失多少补多少。对于中重度脱水的患儿,尤其休克者,最先给予生理盐水 10～20 mL/kg,于 30～60 分钟快速输入,根据外周循环情况可重复使用。但第一小时不超过 30 mL/kg,以后根据血钠决定给半张或 1/3 张不含糖的液体。见排尿后即加入氯化钾 40 mmol/L。只有当血 pH＜6.9 时才用碱性液纠正酸中毒,5％的碳酸氢钠 1～2 mL/kg 在 1 小时以上时间内输入,必要时可以重复。

2.胰岛素应用

胰岛素一般在补液后 1 小时开始使用。采用小剂量胰岛素持续静脉输入,儿童胰岛素用量为 0.05～0.1 U/(kg·h),加入生理盐水中输入,要检测血糖,血糖下降速度为 2～5 mmol/h,防止血糖下降过快。

3.监测

每小时监测血糖一次,每 2～4 小时重复一次电解质、血糖、尿糖、血气分析,直至酸中毒纠正。血清渗透压下降过快有脑水肿的危险。

(五)糖尿病的教育和监控

1.分层教育

糖尿病教育应根据不同的知识层次实行分层教育。

2.糖尿病监控及并发症筛查

(1)血糖测定:每天应常规四次测量血糖(三餐前及临睡前),每周测一次凌晨 2～3 时血糖。根据血糖监测酌情调整胰岛素用量。

(2)HbA1c 测定:应每 2～3 个月检测一次。国际青少年糖尿病联盟指南提示糖尿病患者 HbA1c<7.5% 为控制理想,>9% 控制不当。

(3)尿微量清蛋白排泄率测定:一般有 5 年以上病史者和青春期患儿每年检测 1～2 次,以监测早期糖尿病肾病的发生。同时严密观察血压,若发生高血压应予治疗。

(4)视网膜病变筛查:青春期前诊断的患儿病史 5 年以上,或者年龄 11 岁,或进入青春期开始进行视网膜病变的筛查。青春期发病的患儿病史达 2 年开始进行视网膜病变的筛查,应每年进行甲状腺功能的筛查。

(陈德鸿)

第五节 低 血 糖 症

低血糖症是指某些病理或生理原因使血糖下降至低于正常水平。低血糖症的诊断标准是血糖在婴儿和儿童<2.8 mmol/L,足月新生儿<2.2 mmol/L,当出生婴儿血糖<2.2 mmol/L 就应开始积极治疗。

正常情况下,血糖的来源和去路保持动态平衡,血糖水平在正常范围内波动,当平衡被破坏时可引起高血糖或低血糖。葡萄糖是脑部的主要能量来源,由于脑细胞储存葡萄糖的能力有限,仅能维持数分钟脑部活动对能量的需求,且不能利用循环中的游离脂肪酸作为能量来源,脑细胞所需要的能量几乎全部直接来自血糖。因此,持续时间过长或反复发作的低血糖可造成不可逆性脑损伤,甚至死亡,年龄越小,脑损伤越重,出现低血糖状态时需要紧急处理。

一、诊断

(一)病史采集要点

1.起病情况

临床症状与血糖下降速度、持续时间长短、个体反应性及基础疾病有关。通常血糖下降速度越快,持续时间越长,原发病越严重,临床症状越明显。

2.主要临床表现

(1)交感神经过度兴奋症状:恶心、呕吐、饥饿感、软弱无力、紧张、焦虑、心悸、出冷汗等。

(2)急性脑功能障碍症状:轻者仅有烦躁不安、焦虑、淡漠,重者出现头痛、视物不清,反应迟钝,语言和思维障碍,定向力丧失,痉挛、癫痫样小发作,偶可偏瘫。新生儿和小婴儿低血糖的症状不典型,并且无特异性,常被忽略。

(3)小婴儿低血糖可表现为青紫发作、呼吸困难、呼吸暂停、拒乳,突发的短暂性肌阵挛、衰弱、嗜睡和惊厥,体温常不正常。儿童容易出现行为的异常,如注意力不集中,表情淡漠、贪食等。

(二)体格检查要点

面色苍白、血压偏高、手足震颤,如低血糖严重而持久可出现意识模糊,甚至昏迷,各种反射消失。

(三)门诊资料分析

血糖:婴儿和儿童<2.8 mmol/L,足月新生儿<2.2 mmol/L 时说明存在低血糖症。

(四)进一步检查

1.同时测血糖和血胰岛素

当血糖<2.24 mmol/L 时正常人血胰岛素应<5 mU/L,而不能>10 mU/L。如果有2次以上血糖低而胰岛素>10 mU/L 即可诊断为高胰岛素血症。

2.血酮体和丙氨酸检测

禁食8~16 小时出现低血糖症状,血和尿中酮体水平明显增高,并有血丙氨酸降低时应考虑酮症性低血糖。

3.血促肾上腺皮质激素(ACTH)、皮质醇、甲状腺素和生长激素监测

如检测的水平减低说明相应的激素缺乏。

4.酮体、乳酸、丙酮酸及 pH、尿酮体

除低血糖外还伴有高乳酸血症,血酮体增多,酸中毒时要考虑是否为糖原累积病。

5.腹部 CT 检查

发现胰岛细胞腺瘤有助诊断。

6.腹部 B 超检查

发现腺瘤回声图有助于诊断。

二、诊断

(一)诊断要点

有上述低血糖发作的临床表现,立即检测血糖,在婴儿和儿童<2.8 mmol/L,足月新生儿<2.2 mmol/L,给予葡萄糖后症状消除即可诊断。

(二)病因鉴别诊断要点

低血糖发作确诊后必须进一步查明病因,然后才能针对病因进行治疗和预防低血糖再发。

1.高胰岛素血症

高胰岛素血症可发生于任何年龄,患者血糖低而胰岛素仍>10 mU/L,可因胰岛 β 细胞增生、胰岛细胞增殖症或胰岛细胞腺瘤所引起。胰岛细胞腺瘤的胰岛素分泌是自主性的,胰岛素呈间断的释放,与血糖浓度无相关关系。胰岛细胞增生是分泌胰岛素的 β 细胞增生,胰岛细胞增殖症是胰腺管内含有胰岛的四种细胞,呈分散的单个细胞或是细胞簇存在的腺样组织,为未分化的

小胰岛或微腺瘤。腹部 B 超发现腺瘤回声图、腹部 CT 可能发现胰岛细胞腺瘤有助于诊断,确诊需要依靠病理组织检查。

2.酮症性低血糖

酮症性低血糖为最多见的儿童低血糖,多在晚餐进食过少或未进餐,伴有感染或胃肠炎时发病。次日晨可出现昏迷、惊厥,尿酮体阳性。患儿发育营养较差,不耐饥饿,禁食 12～18 小时就出现低血糖,空腹血丙氨酸降低,注射丙氨酸 2 mg/kg 可使血葡萄糖、丙酮酸盐及乳酸盐上升。至 7～8 岁可能因肌肉发育其中所含丙氨酸增多,可供糖异生之用而自然缓解。

3.各种升糖激素缺乏

生长激素、皮质醇不足以及甲状腺激素缺乏,均可出现低血糖。由于这些激素有降低周围组织葡萄糖利用,动员脂肪酸和氨基酸以增加肝糖原合成,并有拮抗胰岛素的作用。根据症状和体征临床疑诊升糖激素缺乏者可测定相应的激素,包括生长激素激发试验,血甲状腺激素、ACTH、皮质醇及胰高糖素水平检测。

4.糖类代谢障碍

(1)糖原累积病:除低血糖外还有高乳酸血症,血酮体增多和酸中毒。其Ⅰ型、Ⅲ型、Ⅳ型和 O 型均可发生低血糖,以Ⅰ型较为多见。Ⅰ型为葡萄糖-6-磷酸酶缺乏,该酶是糖原分解和糖异生最后一步产生葡萄糖所需的酶,此酶缺乏使葡萄糖的产生减少而发生严重的低血糖。Ⅲ型为脱酶缺乏,使糖原分解产生葡萄糖减少,但糖异生途径正常,因此低血糖症状较轻。Ⅳ型为肝磷酸化酶缺乏,可发生于糖原分解中激活磷酸化酶的任何一步,偶有低血糖发生,肝功有损害。O 型为糖原合成酶缺乏,肝糖原合成减少,易发生空腹低血糖和酮血症,而餐后有高血糖和尿糖。

(2)糖异生的缺陷:糖异生过程中所需要的许多酶可发生缺陷,如果糖-1,6-二磷酸醛缩酶缺乏时可发生空腹低血糖,以磷酸烯醇式丙酮酸羧化酶缺乏时低血糖最为严重,此酶为糖异生的关键酶,脂肪和氨基酸代谢的中间产物都不能转化成葡萄糖,因而发生空腹低血糖。

(3)半乳糖血症:是一种常染色体隐性遗传病,因缺乏 1-磷酸半乳糖尿苷转移酶,使 1-磷酸半乳糖不能转化成 1-磷酸葡萄糖,前者在体内积聚,抑制磷酸葡萄糖变位酶,使糖原分解出现急性阻滞,患儿于食乳后发生低血糖。患儿在食乳制品或人乳后发生低血糖,同时伴有呕吐腹泻、营养差、黄疸、肝大、酸中毒、尿糖及尿蛋白阳性、白内障,给予限制半乳糖饮食后尿糖、尿蛋白转阴,肝脏回缩,轻度白内障可消退,酶学检查有助于确诊。

(4)果糖不耐受症:因缺乏 1-磷酸果糖醛缩酶,1-磷酸果糖不能进一步代谢,在体内积聚。本病主要表现在进食含果糖食物后出现低血糖和呕吐。患儿食母乳时无低血糖症状,在添加辅食后由于辅食中含果糖,不能进行代谢,临床出现低血糖、肝大和黄疸等。血中乳酸、酮体和游离脂肪酸增多,三酰甘油减低。

5.氨基酸代谢障碍

因支链氨基酸代谢中 α-酮酸氧化脱羧酶缺乏,亮氨酸、异亮氨酸和缬氨酸的 α-酮酸不能脱羧,以致这些氨基酸及其 α-酮酸在肝内积聚,引起低血糖和重度低丙氨酸血症。临床多有酸中毒、吐泻、尿味异常,可查血、尿氨基酸确诊。

6.脂肪代谢障碍

各种脂肪代谢酶的先天缺乏可引起肉卡尼汀缺乏或脂肪酸代谢缺陷,使脂肪代谢中间停滞而不能生成酮体,发生低血糖、肝大、肌张力低下、心肌肥大,除低血糖外可合并有酸中毒,血浆卡尼汀水平降低,酮体阴性,亦可有惊厥。

7.新生儿暂时性低血糖

新生儿尤其早产儿和低出生体重儿低血糖发生率较高,主要原因是糖原贮备不足,体脂储存量少,脂肪分解成游离脂肪酸和酮体均少,因而容易发生低血糖。糖尿病母亲婴儿由于存在高胰岛素血症及胰高糖素分泌不足,内生葡萄糖产生受抑制而易发生低血糖。

8.糖尿病治疗不当

糖尿病患者因胰岛素应用不当而致低血糖是临床最常见的原因,主要是胰岛素过量,其次与注射胰岛素后未能按时进餐、饮食量减少、剧烈活动等因素有关。

9.其他

严重的和慢性的肝脏病变、小肠吸收障碍等亦可引起低血糖。

三、治疗对策

(一)治疗原则

(1)一经确诊低血糖,应立即静脉给予葡萄糖。

(2)针对病因治疗。

(二)治疗计划

1.尽快提高血糖水平

静脉推注 25%(早产儿为 10%)葡萄糖,每次 1～2 mL/kg,继以 10%葡萄糖液滴注,按5～8 mg/(kg·min)用输液泵持续滴注,严重者可给 15 mg/(kg·min),注意避免超过20 mg/(kg·min)或一次静脉推注 25%葡萄糖 4 mL/kg。一般用 10%葡萄糖,输糖量应逐渐减慢,直至胰岛素不再释放,防止骤然停止引起胰岛素分泌再诱发低血糖。

2.升糖激素的应用

如输入葡萄糖不能有效维持血糖正常,可用皮质激素增加糖异生,如氢化可的松5 mg/(kg·d),分3 次静脉注射或口服,或泼尼松 1～2 mg/(kg·d),分 3 次口服。效果不明显时改用胰高糖素 30 μg/kg,最大量为 1 mg,促进肝糖原分解,延长血糖升高时间。肾上腺素可阻断葡萄糖的摄取,对抗胰岛素的作用,用量为 1:2 000 肾上腺素皮下注射,从小量渐增,每次<1 mL。二氮嗪 10～15 mg/(kg·d)分3～4 次口服,对抑制胰岛素的分泌有效。

3.高胰岛素血症的治疗

(1)糖尿病母亲婴儿由于存在高胰岛素血症,输入葡萄糖后又刺激胰岛素分泌可致继发性低血糖,因此葡萄糖的输入应维持到高胰岛素血症消失才能停止。

(2)非糖尿病母亲的新生儿、婴儿或儿童的高胰岛素血症时应进行病因的鉴别,应按以下步骤进行治疗,静脉输入葡萄糖急救后开始服用皮质激素,效果不明显时试用人生长激素每天肌内注射 1 U,或直接改服二氮嗪,连服 5 天。近年报道长效生长抑素治疗能抑制胰岛素的释放和纠正低血糖。药物治疗效果不明显时需剖腹探查,发现胰腺腺瘤则切除,如无胰腺瘤时切除85%～90%的胰腺组织。

4.酮症性低血糖的治疗

以高蛋白、高糖饮食为主,在低血糖不发作的间期应监测尿酮体,如尿酮体阳性,预示数小时后将有低血糖发生,可及时给含糖饮料,防止低血糖的发生。

5.激素缺乏者治疗

应补充有关激素。

6.糖原代谢病的治疗

夜间多次喂哺或胃管连续喂食,后者予每天食物总热量的 1/3,于 8～12 小时连续缓慢滴入,尚可服用生玉米淀粉液,粉量每次 1.75 g/kg,每 6 小时 1 次,于餐间、睡前及夜间服用,可使病情好转。

7.枫糖尿症患者

饮食中应限制亮氨酸、异亮氨酸及缬氨酸含量,加服维生素 B_1,遇感染易出现低血糖时予输注葡萄糖。

(薛 雷)

第六节 性 早 熟

性早熟是一种生长发育异常;表现为青春期特征提早出现。一般认为女孩在 8 岁以前、男孩在 9 岁以前出现第二性征,或女孩月经初潮发生在 10 岁以前即属性早熟。女孩发生性早熟较男孩多 4～5 倍。

正常的青春发育过程是受下丘脑-垂体-性腺轴控制的。下丘脑的神经分泌细胞产生促性腺激素释放激素(gonadotropin releasing hormone,GnRH),刺激垂体分泌促性腺激素,包括卵泡刺激素(follicle stimulating hormone,FSH)和黄体生成素(luteinizing hormone,LH),后两者再刺激卵巢分泌雌二醇(E_2)和睾丸分泌睾酮(T),以促进生殖器官及性征的发育。目前认为中枢神经系统通过神经递质调节着下丘脑的神经分泌,如去甲肾上腺素促进 GnRH 的分泌而 γ-氨基丁酸(GABA)及 5-羟色胺(5-HT)则抑制 GnRH 的分泌。松果体产生的褪黑激素(melatonin,MLT)也抑制 GnRH 的分泌,而 5-HT 即是松果体合成 MLT 的前体物质。此外,下丘脑分泌GnRH 还受血中性激素水平的负反馈调节。幼儿至学龄期的儿童下丘脑-垂体-性腺轴处于抑制状态,这主要是由于此时中枢神经系统的抑制因素占优势,以及下丘脑对性激素的负反馈抑制作用高度敏感所致。接近青春期时中枢神经系统的这种抑制性影响逐渐解除,且随着下丘脑的发育成熟,其受体对性激素负反馈抑制的敏感性显著下降,使下丘脑-垂体-性腺轴功能被激活,导致青春发动。青春期早期主要表现为睡眠时出现阵发性脉冲式的 GnRH 及 LH 释放,随着青春期的进程,白天也出现 GnRH 及 LH 的释放,且脉冲式分泌的频率及振幅也逐渐增加,至青春期后期达到成人的型式,一天中大约每 2 小时出现一次脉冲式的 GnRH 及 LH 释放。女性在青春期后期,当血中 E_2 浓度升高到一个临界水平并持续一定时间后,即引起 GnRH、LH 及 FSH 分泌突然剧增,达到峰值,从而诱发排卵,这种正反馈机制的形成是月经周期的基础。不过正反馈机制的成熟及规则的月经周期的建立往往要到初潮后 2～5 年才能实现。

正常青春期开始的年龄,女孩平均为 10～11 岁,男孩平均为 12～13 岁,但个体差异很大,与遗传、营养状况、疾病及心理因素均有关。

青春发动后,在性激素的影响下,生殖器官及性征迅速发育。乳房发育是女孩首先出现的第二性征,继之大小阴唇发育、色素沉着,阴道分泌物增多,阴腋毛出现。月经初潮平均发生在13 岁左右。睾丸增大则是男孩青春发动的最早征象,继之阴茎增大,阴囊皮肤变松、着色,阴腋毛出现,接着出现胡须、喉结及变声。首次遗精平均发生在 15 岁左右。临床上通常按性征发育的程度作青春发育的分期(Tanner 分期)(见表 8-5)。

表 8-5　女性性征发育分期

青春发育		乳房		阴毛	
分期	阶段	分期	形态	分期	形态分布
P₁	期前	B₁	幼儿型	PH₁	无
P₂	早期	B₂	芽孢状隆起,乳晕增大	PH₂	稀少,分布于大阴唇
P₃	中期	B₃	乳房、乳晕继续增大	PH₃	卷曲,曼向阴阜
P₄	后期	B₄	乳晕突出乳房面	PH₄	卷曲,增多、增粗
P₅	成年	B₅	成人型,乳晕与乳房在同一丘面	PH₅	成人倒三角形分布

生长突增也是青春发育的重要标志,表现在体格和体态的发育等诸方面。其中身高的增长最具代表性,经历起始期、快速增长期及减慢增长期,其总增长量男性平均约为 28 cm,女性约为 25 cm。女孩月经初潮是开始性成熟的标志,并意味着身高快速增长期的结束。此外,由于性激素对蛋白质和脂肪合成代谢的不同促进作用,导致男性身材较高、肩部较宽、肌肉发达,而女性身材较矮、臀部较宽、体脂丰满的不同体态。

一、病因与分类

性早熟的病因分类见下表 8-6。

表 8-6　性早熟的病因分类

真性性早熟	假性性早熟	部分性性早熟
1.特发性(体质性)	1.性腺肿瘤	1.单纯性乳房早发育
2.中枢神经系统病变	卵巢肿瘤	2.单纯性阴毛早现
颅内肿瘤	睾丸肿瘤	
脑炎,结核性脑膜炎	2.肾上腺疾病	
脑外伤	先天性肾上腺皮质增生症	
3.原发性甲状腺功能减低	后天性肾上腺皮质增生症	
	肾上腺肿瘤	
	3.异位产生促性腺激素的肿瘤	
	4.摄入外源性激素	
	5.McCune-Albright 综合征	

(一)真性性早熟

由下丘脑-垂体-性腺轴提前发动、功能亢进所致,可导致生殖能力提前出现,其中非器质性病变所致者称为特发性或体质性性早熟。

(二)假性性早熟

由于内源性或外源性性激素的作用,导致第二性征提早出现,在女孩甚至引起阴道出血,但血中存在的大量性激素对下丘脑-垂体产生显著的抑制作用,故患儿并不具备生殖能力。

(三)部分性性早熟

乳房或阴毛提早发育,但不伴有其他性征的发育。第二性征与遗传性别一致者为同性性早熟,相矛盾时则为异性性早熟,如男孩出现乳房发育等女性化表现,或女孩出现阴蒂肥大、多毛、肌肉发达等男性化表现。

二、临床表现

(一)真性性早熟

1.特发性性早熟

以女孩多见,占女孩性早熟的80%以上,男孩性早熟的40%。部分患儿有家族性。绝大多数在4～8岁出现,但也有婴儿期发病者。发育顺序与正常青春发育相似,但提前并加速。女孩首先出现乳房发育,可有触痛,继而外生殖器发育、阴道分泌物增多及阴毛生长,然后月经来潮和腋毛出现。开始多为不规则阴道出血,亦无排卵,以后逐渐过渡到规则的周期性月经,故有妊娠的可能。男孩首先出现睾丸及阴茎增大,以后可有阴茎勃起及排精,并出现阴毛、痤疮和声音低沉,体力较一般同龄儿强壮。

在性发育的同时,患儿的身高及体重增长加快,骨骼生长加速,故身材常较同龄儿高,然而由于其骨骼成熟加速,骨骺提前融合,成年后身材将比正常人矮小,约有1/3患儿最终身高不足150 cm。患儿的智能及心理状态则与其实际年龄相称。不同患儿临床表现及其发展速度快慢可有较大差异。少数轻症病例,经1～2年自行缓解。

2.颅内肿瘤

男孩远多于女孩。往往先出现性早熟表现,病情发展至一定阶段方出现中枢占位性症状,故应警惕。肿瘤多位于第三脑室底、下丘脑后部,故常可伴有多饮、多尿、过食、肥胖等下丘脑功能紊乱的表现。常见者为下丘脑错构瘤、胶质瘤、颅咽管瘤、松果体瘤等。

3.原发性甲状腺功能减低

部分甲状腺功能减低的女孩乳房发育,男孩睾丸增大,但生长仍缓慢,骨龄仍延迟,可能由于T_4分泌减少,负反馈作用减弱,导致下丘脑TRH分泌增多,刺激垂体PRL、TSH分泌增加,且可能FSH、LH分泌也同时增加之故。

(二)假性性早熟

1.卵巢肿瘤

因瘤体自律性分泌大量雌激素所致。患儿乳房发育,乳晕及小阴唇色素沉着,阴道分泌物增多并可有不规则阴道出血。恶性肿瘤有卵巢颗粒细胞瘤及泡膜细胞瘤,良性的多为卵巢囊肿。切除后阴道出血停止,第二性征可完全消退。有的卵巢囊肿也可自行消退。

2.先天性肾上腺皮质增生症

在男孩引起同性性早熟,但睾丸不增大,女孩则为异性性早熟(假两性畸形)伴原发性闭经。因肾上腺皮质21-羟化酶或11β-羟化酶缺陷引起脱氢异雄酮分泌过多所致。男性患儿用皮质激素替代治疗开始过晚者,往往发展为真性性早熟。

3.后天性肾上腺皮质增生症及肿瘤

除雄激素增多表现外,还伴有库欣征。

4.异位产生促性腺激素的肿瘤

绒毛膜上皮癌或畸胎瘤可产生绒毛膜促性腺激素,肝母细胞瘤可产生类似LH样物质,均可引致性激素分泌过多。但患儿并无下丘脑-垂体-性腺轴的真正发动,也不具备生殖能力,故属假性性早熟。

5.外源性

因摄入含性激素的药物或食物,如避孕药,含蜂王浆、花粉、鸡胚、蚕蛹等的制剂所引起,近年来有逐渐增多的趋势。摄入的雌激素过多,可致乳房发育、乳晕色素沉着,女孩还可出现小阴唇色素沉着,阴道分泌物增多,甚至阴道出血。停止摄入后,上述征象会逐渐自行消退。

6.McCune-Albright 综合征

几乎皆为女孩,除性早熟外还伴有单侧或双侧多发性的骨纤维结构不良,同侧肢体皮肤有片状棕褐色色素沉着(牛奶咖啡斑),也可伴有多种内分泌腺的功能异常,如结节性甲状腺肿性甲亢、肾上腺皮质增生症、高催乳素血症等。其性早熟是由卵巢黄体化的滤泡囊肿自主性产生过多的雌激素所致。本征的发病机制是胚胎早期的体细胞内编码细胞膜上 G_s 蛋白 α-亚基的基因发生点突变,使其内在的 GTP 酶活性显著降低,引起腺苷酸环化酶持续的激活,导致 cAMP 水平的增高与累积,从而诱生激素反应细胞的增殖及自主性的功能亢进。

(三)部分性性早熟

1.单纯性乳房早发育

女孩为主,多在 4 岁以前出现,2 岁以下更多。乳房增大但无乳头、乳晕增大或色素沉着,不伴有其他性征发育及生长加速。可能与此年龄期下丘脑稳定的负反馈机制尚未建立而有 FSH 及 E_2 增高有关。病程呈自限性,大多于数月或数年内回缩,或持续存在,个别的发展为真性性早熟。

2.单纯性阴毛早现

女孩多见,自 5～6 岁即有阴(腋)毛出现,可伴生长加速,但无其他性征发育。可能与肾上腺皮质过早分泌脱氢异雄酮或阴(腋)毛囊受体对后者过早敏感有关。

三、诊断与鉴别诊断

对性征过早出现的患儿,首先应确定是同性还是异性,其次确定性征发育程度及各性征是否相称,再应区分真性还是假性,最后则区分其病因系特发性还是器质性。

详细询问病史,全面体格检查,并选择下列有关的实验室检查做出鉴别诊断。

(一)骨龄

骨龄代表骨骼的成熟度,能较准确地反映青春发育的成熟程度。真性性早熟及先天性肾上腺皮质增生症骨龄往往较实际年龄提前,单纯性乳房早发育骨龄不提前,而原发性甲状腺功能减低则骨龄显著落后。

(二)盆腔 B 超

可观察子宫的形态,测定子宫、卵巢体积,卵泡直径,了解内生殖器官发育情况,并可确定卵巢有无占位性病变。

(三)性激素测定

性激素分泌有显著的年龄特点。男孩血清 T、女孩血清 E_2 均在 2 岁前较高,2 岁后下降并持续维持在低水平,至青春期再度升高,其水平与发育程度密切相关。性早熟者性激素水平较正常同龄儿显著升高,而性腺肿瘤者则性激素往往增加极甚。先天性肾上腺皮质增生者血 17α-羟孕酮及尿 17-酮类固醇显著升高。

(四)促性腺激素测定

测定促性腺激素水平对鉴别真性和假性性早熟意义较大。真性者水平升高,假性者水平低下,而分泌促性腺激素肿瘤者则显著升高。FSH、LH 的分泌也具有与性激素类似的年龄差异,此外,在青春期早期其分泌特点为睡眠诱发的脉冲式释放,因此一次血标本往往不能反映其真正的分泌水平,如留取 24 小时尿标本测定则意义较大。

(五)促性腺激素释放激素(GnRH)兴奋试验

对鉴别真性和假性性早熟很有价值。真性者静脉注射 GnRH 后 15～30 分钟,FSH、LH 水平成倍升高,而假性者无此反应。单纯性乳房早发育者仅稍有增高。

(六)其他

头颅磁共振成像(MRI)及眼底检查可协助鉴别颅内肿瘤,长骨摄片则可鉴别 Mc Cune-Albright 综合征。

四、治疗

(一)药物治疗

1.促性腺激素释放激素拟似剂

促性腺激素释放激素拟似剂是目前治疗真性性早熟最有效的药物。这类药物是将天然的 GnRH 的肽链序列作化学改变后产生,可引起对受体的亲和力增加,并增强对酶降解的抵抗力,从而使活性增高,半衰期延长。用药后最初 2～3 周内刺激促性腺激素分泌,但接着便引起垂体促性腺细胞的 GnRH 受体发生降调节,造成受体位点显著减少,使垂体对内源性 GnRH 失敏,促性腺激素分泌减少,从而使性激素水平下降,性征消退,并能有效地延缓骨骼的成熟,防止骨骺过早融合,有利于改善最终身高,这种抑制作用是高度可逆的。

早期的制剂需每天皮下注射或鼻腔吸入,近年来又研制出长效的控释制剂,可供肌内注射,每月 1 次,较为方便。常用的几种为亮丙瑞林,曲普瑞林剂量分别为 140～300 $\mu g/kg$ 和 50～100 $\mu g/kg$,每月 1 次肌内注射。布舍瑞林、那法瑞林剂量分别为每天 1 200～1 800 μg 和 800～1 600 μg,分次鼻腔吸入。

2.甲孕酮

能反馈抑制垂体分泌促性腺激素,使性激素水平下降,从而使性征消退,但不能控制骨骼生长过速,故不能防止身材矮小。口服剂量为 20～60 mg/d,分次服用,或肌内注射 100～150 mg,每 2 周 1 次。甲地孕酮效价较高,疗效较好,剂量为 4～8 mg/d,分次服用。出现疗效后减量。

3.环丙氯地孕酮

能反馈抑制垂体分泌促性腺激素并拮抗雄激素对靶器官的作用,使性征消退并可能对控制骨骼生长过速有一定效果。剂量为每天 70～150 mg/m²,分次服用。

上述孕酮类药物长期使用可能抑制垂体分泌 ACTH,使皮质激素分泌减少。

4.睾内酯

睾内酯为芳香化酶的竞争性抑制剂,可阻止雄激素向雌激素转化,使雌激素水平降低,可有效地治疗 Mc Cune-Albright 综合征。剂量为开始用每天 20 $\mu g/kg$,4 周后加量至 40 $\mu g/kg$。

5.中药

中医认为性早熟的病机为肾阴虚相火旺,给予滋阴泻火中药,如大补阴丸、知柏地黄丸等有一定疗效。

(二)手术治疗

(1)颅内肿瘤所致的真性性早熟,可采用立体定向放射外科技术(X 刀、γ 刀或高能粒子加速器等)治疗。经头颅 MRI 将肿瘤准确定位后,由计算机自动控制的了射线或高能粒子束聚焦在病灶部位。经照射治疗后肿瘤显著缩小、机化,性征明显消退,而对病灶周围正常的中枢神经组织损伤很小。由于这种"手术"安全、不良反应小、并发症少而疗效肯定,因此使此类患儿的预后大为改观。

(2)确诊性腺、肾上腺肿瘤所致的假性性早熟,应尽早手术切除。

(薛　雷)

第九章

小儿血液系统疾病

第一节 缺铁性贫血

缺铁性贫血是由于体内贮铁不足致使血红蛋白合成减少而引起的一种低色素小细胞性贫血,又称为营养性小细胞性贫血。这是小儿时期最常见的一种贫血,多见于 6 个月至 2 岁的婴幼儿。

一、病因及发病机制

(一)铁在体内的代谢

铁是合成血红蛋白的重要原料,也是多种含铁酶(如细胞色素 C、单胺氧化酶、琥珀酸脱氢酶等)中的重要物质。人体所需要的铁来源有两个。①衰老的红细胞破坏后所释放的铁,约 80%被重新利用,20%贮存备用。②自食物中摄取:肉、鱼、蛋黄、肝、肾、豆类、绿叶菜等含铁较多。食物中的铁以二价铁形式从十二指肠及空肠上部被吸收,进入肠黏膜后被氧化成三价铁,一部分与细胞内的去铁蛋白结合成铁蛋白,另一部分通过肠黏膜细胞入血,与血浆中的转铁蛋白结合,随血循环运送到各贮铁组织,并与组织中的去铁蛋白结合成铁蛋白,作为贮存铁备用。通过还原酶的作用,铁自铁蛋白中释出,并经氧化酶作用氧化成为三价铁,再与转铁蛋白结合,转运至骨髓造血,在幼红细胞内与原卟啉结合形成血红素,后者再与珠蛋白结合形成血红蛋白。正常小儿每天铁的排泄量极微,不超过 15 µg/kg。小儿由于不断生长发育,铁的需要量较多,4 个月至 3 岁每天需由食物补充元素铁 0.8~1.5 mg/kg。各年龄小儿每天摄入元素铁总量不宜超过 15 mg。

(二)导致缺铁的原因

1.先天贮铁不足

足月新生儿自母体贮存的铁及生后红细胞破坏释放的铁足够生后 3~4 个月造血之需,如因早产、双胎、胎儿失血(如胎儿向母体输血,或向另一孪生胎儿输血)以及母亲患严重缺铁性贫血均可使胎儿贮铁减少。出生后延迟结扎脐带,可使新生儿贮铁增多(约增加贮铁 40 mg)。

2.食物中铁摄入量不足

食物中铁摄入量不足为导致缺铁的主要原因。人乳、牛乳中含铁量均低。长期以乳类喂养、不及时添加含铁较多的辅食者,或较大小儿偏食者,易发生缺铁性贫血。

3.铁自肠道吸收不良

食物中铁的吸收率受诸多因素影响,动物性食物中铁10%～25%被吸收,人乳中铁50%、牛乳中铁10%被吸收,植物性食物中铁吸收率仅约1%。维生素C、果糖、氨基酸等有助于铁的吸收。但食物中磷酸、草酸、鞣酸(如喝浓茶)等可减少铁的吸收。此外,长期腹泻、呕吐、胃酸过少等均可影响铁的吸收。

4.生长发育过快

婴儿期生长快,早产儿速度更快,随体重增长血容量也增加较快,较易出现铁的不足。

5.铁的丢失过多

如因对牛奶过敏引起小量肠出血(每天可失血约0.7 mL),或因肠息肉、膈疝、肛裂、钩虫病等发生慢性小量失血,均可使铁的丢失过多而导致缺铁(每失血1 mL损失铁0.5 mg)。

6.铁的利用障碍

如长期或反复感染可影响铁在体内的利用,不利于血红蛋白的合成。

(三)缺铁对各系统的影响

1.血液

不是体内一有缺铁即很快出现贫血,而是要经过3个阶段。①铁减少期(ID):体内贮铁虽减少,但供红细胞合成血红蛋白的铁尚未减少。②红细胞生成缺铁期(IDE):此期红细胞生成所需铁已不足,但血红蛋白尚不减少。③缺铁性贫血期(IDA):此期出现低色素小细胞性贫血。

2.其他

肌红蛋白合成减少。由于多种含铁酶活力降低,影响生物氧化、组织呼吸、神经介质的分解与合成等,使细胞功能紊乱,引起皮肤黏膜损害、精神神经症状以及细胞免疫功能降低等。

二、临床表现

(一)一般表现

起病缓慢。逐渐出现皮肤黏膜苍白,甲床苍白,疲乏无力,不爱活动,年长儿可诉头晕、耳鸣。易患感染性疾病。

(二)髓外造血表现

常见肝、脾、淋巴结轻度肿大。

(三)其他系统症状

食欲缺乏,易有呕吐、腹泻、消化功能不良,可有异嗜癖(如喜食泥土、墙皮等)。易发生口腔炎。常有烦躁不安或萎靡不振,精力不集中,智力多低于同龄儿。明显贫血时呼吸、心率加快,甚至引起贫血性心脏病。

三、实验室检查

(一)血常规

血红蛋白降低比红细胞减少明显,呈小细胞低色素性贫血,血涂片可见红细胞大小不等,以小细胞为主,中心浅染区扩大。网织红细胞、白细胞、血小板大致正常。

(二)骨髓象

幼红细胞增生活跃,以中、晚幼红细胞增生为主。各期红细胞均较小,胞浆量少,染色偏蓝。其他系列细胞大致正常。

(三)铁代谢检查

(1)血清铁蛋白(SF):缺铁的 ID 期即降低(小于 12 μg/L),IDE、IDA 期更明显。

(2)红细胞游离原卟啉(FEP):IDE 期增高(大于 0.9 μmol/L 或大于 50 μg/dL)。

(3)血清铁(SI)、总铁结合力(TIBC):IDA 时 SI 降低(小于 9.0 μmol/L),TIBC 增高(大于 62.7 μmol/L)。

(4)骨髓可染铁:骨髓涂片用普鲁蓝染色镜检,细胞外铁颗粒减少,铁粒幼细胞减少(小于15%)。

四、诊断

根据临床表现、血象特点结合喂养史,一般可做出诊断。必要时可做骨髓检查。铁代谢的生化检查有确诊意义。铁剂治疗有效可证实诊断。异常血红蛋白病、地中海贫血、铁粒幼红细胞性贫血等也可表现为低色素小细胞性贫血,应注意鉴别。

五、治疗

(一)一般治疗

加强护理,改善喂养,合理安排饮食,纠正不合理的饮食习惯。避免感染,治疗引起慢性失血的疾病。

(二)铁剂治疗

铁剂治疗为特效疗法。口服铁剂宜选用二价铁盐,因其比三价铁易于吸收。常用铁剂有硫酸亚铁(含元素铁 20%)、富马酸亚铁(含元素铁 33%)、葡萄糖酸亚铁(含元素铁 11%)等。每天口服元素铁4~6 mg/kg,分 3 次于两餐之间口服。同时服用维生素 C 以促进铁的吸收。一般于服药 3~4 天后网织红细胞上升,7~10 天达高峰,其后血红蛋白上升,3~4 周内贫血可望纠正,但仍需继续服药2 个月左右,以补充贮存铁。

个别重症病例或由于伴有严重胃肠疾病不能口服或口服无效者可应用铁剂(如右旋糖酐铁、山梨醇枸橼酸铁复合物等)肌内注射。总剂量按 2.5 mg 元素铁/kg 可增加血红蛋白 1 g/kg 计算,另加 10 mg/kg 以补足贮铁量。将总量分次深部肌内注射,首次量宜小,以后每次剂量不超过5 mg/kg,每 1~3 天注射1 次,于2~3 周内注射完。

(三)输血治疗

重症贫血并发心功能不全或重症感染者可予输血。

六、预防

缺铁性贫血主要预防措施如下。

(1)做好喂养指导,提倡母乳喂养,及时添加富含铁的辅助食品,纠正偏食习惯。

(2)对早产儿、低体重儿可自生后 2 个月给予铁剂预防,给元素铁 0.8~1.5 mg/kg,也可食用铁强化奶粉。

(3)积极防治慢性胃肠病。

(薛　雷)

第二节 再生障碍性贫血

再生障碍性贫血(AA,简称再障)又称全血细胞减少症,是骨髓造血功能衰竭导致的一种全血减少综合征。在小儿时期比较多见。主要临床表现是贫血、出血和反复感染;三种血红细胞同时减少,无肝脾和淋巴结肿大。

一、病因及发病机制

(一)病因

本病分为原发性、继发性两类。再障的病因相当复杂,部分病例是由于化学、物理或生物因素对骨髓的毒性作用所引起,称为继发性再障。但在临床上半数以上的病例因找不到明显的病因,称为原发性再障。能引起继发性再障的原因包括以下几个方面。

1.药物及化学物质

药物引起的再障近几年逐渐增多,在发病因素中居首位。如抗癌药物、氯霉素、磺胺类药物、保泰松、阿司匹林等。

许多化学物质都有不同程度的骨髓抑制作用,如苯、二甲苯、杀虫剂、化肥、染料等。

2.物理因素

各种放射线如 X 线、γ 射线或中子等均能引起骨髓细胞损害。骨髓抑制程度与接触的剂量与时间有关。

3.生物因素

再障可由病毒、细菌、原虫等感染引起,病毒所致者尤为多见。如丙型肝炎病毒、乙型肝炎病毒等。近年来发现,人类矮小病毒可直接感染骨髓,引致再障。此外,CB 病毒、麻疹病毒等均可引起再障。

(二)发病机制

本病的发病机埋比较复杂,至今尚未明了。近年来国内外主要围绕着造血干细胞受损、造血微环境缺陷及免疫因素 3 个方面进行了大量研究。

1.干细胞受损

骨髓中多能干细胞是造血的原始细胞,自 20 世纪 60 年代 Pluznik 和 Bradley 在体外琼脂培养条件下,建立了人骨髓祖细胞的集落形成以来,得知造血祖细胞(GM-CFU)产率的正常值为 $(164\pm10.4/2)\times10^9$ 细胞,正常人保持着较为恒定的数量和维持自身的增殖能力,且有一定的贮备能力。当骨髓受到一般性损害时尚不致发病,当骨髓受到严重损害时,则 GM-CFU 的产率明显下降,仅为正常值的 10% 或更低,还可有质的改变,导致染色体畸变,故当干细胞衰竭时骨髓移植有效。

2.造血微环境缺陷

骨髓干细胞的增殖与分化需要一个完整无损的骨髓微环境,因血细胞的生成需要细胞周围供应造血原料,如骨髓的血窦受损,骨髓造血干细胞的增殖受抑制,导致再障,有学者认为再障患者自主神经兴奋性差,骨髓神经兴奋性亦差,致骨髓血流缓慢,小血管收缩,毛细动脉减少,造成造血微环境缺陷。

3.免疫因素

近年来对这方面的研究最多,特别是关于 T 细胞的研究尤多,多数学者认为再障患者辅助性 T 细胞(Th)下降,抑制性 T 细胞(Tb)上升,Th/Ts 比值降低。体外培养再障患者骨髓干细胞产率降低时,加入抗胸腺细胞球蛋白(ATG)后干细胞产率增加,说明 T 细胞起了抑制作用。某学者等对 136 例再障患者的免疫功能进行了研究,认为 Ts 细胞不仅能抑制骨髓造血干细胞的增殖与分化还能抑制 B 细胞向浆细胞方向分化,从而产生全细胞(包括淋巴细胞在内)的严重减少和低丙种球蛋白血症。淋巴细胞绝对数越低,预后越差,除此之外,IgG-y 受体阳性细胞(Tr 细胞)是由抑制性 T 细胞、细胞毒性 T 细胞、抗体依赖性细胞毒 T 细胞等组成的细胞群体,因此 Tr 细胞增多可抑制造血干细胞,导致再障,但 Tr 细胞必须被患者体内某种可溶性因子激活后才能对造血干细胞的增殖与分化起抑制作用。血清抑制因子亦能起到抑制造血干细胞的作用。Ts 细胞还能使 γ-干扰素、白细胞介素 2(IL-2)也增加,这些均可以抑制造血干细胞的正常功能。此外,再障患者铁的利用率不佳,表现为血清铁增高,未饱和铁结合率下降,铁粒幼细胞阳性率增高;血浆红细胞生成素增高,红细胞内游离原卟啉和抗碱血红蛋白较高等异常。再障患者甲状腺功能降低。可见再障的发病机制是复杂的,大多数再障的发病往往是多种因素共同参与的结果,例如,造血抑制性增强时,常伴随造血刺激功能下降,T 细胞抑制造血干细胞与造血微环境缺陷可并存,细胞免疫与体液免疫缺陷可并存。

二、先天性再生障碍性贫血

先天性再生障碍性贫血又称范可尼综合征,是一种常染色体隐性遗传性疾病,除全血细胞减少外,还伴有多发性先天畸形。

(一)临床表现及诊断

有多发性畸形,如小头畸形、斜小眼球,约 3/4 的患者有骨骼畸形,以桡骨和拇指缺如或畸形最多见,其次为第一掌骨发育不全、尺骨畸形、并趾等,并常伴有体格矮小,皮肤片状棕色素沉着、外耳畸形、耳聋。部分患儿智力低下,男孩约 50% 伴生殖器发育不全。家族中有同样患者。

血象变化平均 6~8 岁出现,男多于女,贫血为主要表现,红细胞为大细胞正色素性,伴有核细胞和血小板减少。骨髓变化与后天性再生障碍性贫血相似。骨髓显示脂肪增多,增生明显低下,仅见分散的生血岛。血红蛋白 F 增多,5%~15%。骨髓培养,显示红系与粒系祖细胞增生低下。

本病有多发性畸形,易与获得性再障区别。

有 5%~10% 的患者最后发展为急性白血病,多为粒单型白血病。

(二)治疗

治疗与一般再障相同。皮质激素与睾酮联合应用可使血象好转,但停药后易复发,必须长期应用小剂量维持。严重贫血时可输红细胞悬液。骨髓移植 5 年存活率约 50%。贫血缓解后,身长、体重、智力也明显好转。

三、获得性再生障碍性贫血

获得性再生障碍性贫血是小儿时期较多见的贫血之一,此类贫血可发生于任何年龄,但以儿童和青春期多见,无性别差异。获得性再障又分为原发性与继发性两类。

(一)临床表现及辅助检查

1.临床表现

起病多缓慢。症状的轻重视病情发展的速度和贫血程度而异。常见面色苍白、气促、乏力。常出现皮下瘀点、瘀斑或鼻出血而引起注意,病情进展,出血症状逐渐加重,严重者出现便血和血尿。肝脾淋巴结一般不肿大。由于粒细胞减少而反复发生口腔黏膜溃疡、咽峡炎及坏死性口腔炎,甚至并发全身严重感染,应用抗生素也很难控制。起病急的病程短,进展快,出血与感染迅速加重,慢性病例可迁延数年,在缓解期贫血与出血可不明显。

2.实验室检查

全血细胞减少,红细胞和血红蛋白一般成比例减少,因起病缓慢,不易引起注意,诊断时血红蛋白多已降至 $30\sim70$ g/L,呈正细胞正色素性贫血。网织红细胞减低,严重者血涂片中找不到网织红细胞。个别慢性型病例可见网织红细胞轻度增高。红细胞寿命正常。

白细胞总数明显减少,多在 $(1.5\sim4.0)\times10^9$/L,以粒细胞减少为主,淋巴细胞相对升高,血小板明显减少,血块收缩不良,出血时间延长。

骨髓标本中脂肪增多。增生低下,细胞总数明显减少。涂片中非造血细胞增多(组织嗜碱性粒细胞、浆细胞),淋巴细胞百分比增高。部分患儿血红蛋白轻度增高。血清铁增高,运铁蛋白饱和度增高,口服铁吸收减低,与贫血程度不成比例。

(二)诊断及分型

1.再障的诊断标准

(1)全血细胞减少、网织红细胞绝对值减少。

(2)一般无脾大。

(3)骨体检查显示至少一部位增生减低或重度减低(如增生活跃,须有巨核细胞明显减少,骨髓小粒成分中应见非造血细胞增多,有条件者应做骨髓活检等检查)。

(4)能除外其他引起全血细胞减少的疾病,如阵发性睡眠性血红蛋白尿、骨髓增生异常综合征中的难治性贫血、急性造血功能停滞、骨髓纤维化、急性白血病、恶性组织细胞病等。

2.再障的分型标准

(1)急性再生障碍性贫血(简称 AAA):亦称重型再障星型(SAA-Ⅰ)。

临床表现:发病急,贫血呈进行性加剧,常伴严重感染、内脏出血。

血象:除血红蛋白下降较快外,须具备以下 3 项中之 2 项。①网织红细胞小于 1%,绝对值小于 15×10^9/L。②白细胞明显减少,中性粒细胞绝对值小于 0.5×10^9/L。③血小板小于 20×10^9/L。

骨髓象:①多部位增生减低,三系造血细胞明显减少,非造血细胞增多,如增生活跃须有淋巴细胞增多。②骨髓小粒非造血细胞及脂肪细胞增多。

(2)慢性再生障碍性贫血(CAA),有以下特点。

临床:发病慢,贫血、感染、出血较轻。

血象:血红蛋白下降速度较慢,网织红细胞、白细胞、中性粒细胞及血小板值常较急性型为高。

骨髓象:①三系或两系减少,至少一个部位增生不良,如增生良好红系中常有晚幼红(炭核)比例增多,巨核细胞明显减少。②骨髓小粒脂肪细胞及非造血细胞增加。

病程中如病情恶化,临床血象及骨髓象与急性再障相同,称重型再生障碍性贫血Ⅱ型(SAA-Ⅱ)。

（三）预后

因病因而异。高危病例预后较差，有 50%～60% 于发病数月内死于感染。高危的指征是：①发病急，贫血进行性加剧，常伴有严重感染、内脏出血。②除血红蛋白下降较快外，血象必具备以下 3 项之 2 项：网织红细胞小于 1‰，绝对值小于 $15×10^9/L$；白细胞明显减少，中性粒细胞绝对值小于 $0.5×10^9/L$；血小板小于 $20×10^9/L$。③骨髓象：多部位增生减低，三系造血细胞明显减少，非造血细胞增多，脂肪细胞增多。

病情进展缓慢，粒细胞与血小板减少，不严重，骨髓受累较轻，对雄激素有反应者，预后较好。

（四）治疗

首先应去除病因，其治疗原则如下。①支持疗法：包括输红细胞、血小板和白细胞维持血液功能，有感染时采用有效的抗生素。②采用雄激素与糖皮质激素等刺激骨髓造血功能的药物。③免疫抑制剂。④骨髓移植。⑤冻存胎肝输注法。

1.支持疗法

大多数再障患者病程很长，应鼓励患者坚持治疗，避免诱发因素。要防止外伤引起出血。对于粒细胞低于 $0.5×10^9/L$ 的要严格隔离。有感染的患儿应根据血培养及鼻咽分泌物、痰或尿培养结果采用相应抗生素。无明显感染者不可滥用抗生素，以免发生菌群紊乱和真菌感染。

输血只适用于贫血较重（血红蛋白在 60 g/L 以下）且有缺氧症状者，最好输浓缩的红细胞。出血严重可考虑输血小板。多次输血或小板易产生抗血小板抗体，使效果减低。

2.雄激素

适用于慢性轻、中度贫血的患儿，对儿童疗效优于成人，雄激素有刺激红细胞生成的作用，可能是通过刺激肾脏产生更多的红细胞生成素，并可直接刺激骨髓干细胞使之对红细胞生成素敏感性增高。

常用丙酸睾酮 1～2 mg/(kg·d)，每天肌内注射 1 次，用药不应少于半年，半合成制剂常用司坦唑醇，每次 1～2 mg，每天 3 次口服；或美雄酮，每次 15 mg，每天 3 次口服。后两种半合成制剂的男性化不良反应轻，但疗效稍差，肝损害较大。雄激素可加快骨髓成熟，使骨干和骨髓提前愈合，可使患者的身高受到影响。治疗有效者，先有网织红细胞增高，随之血红蛋白上升，继之白细胞增加，血小板上升最慢。

3.肾上腺皮质激素

近年来多认为本病应用大剂量肾上腺皮质激素对刺激骨髓生血并无作用，而有引起免疫抑制、增加感染的危险性。小量应用可以减少软组织出血。故一般用于再障患儿有软组织出血时，泼尼松的剂量一般为每天 0.5 mg/kg。对先天性再生低下性贫血患儿，则应首选肾上腺皮质激素治疗。泼尼松用量开始为每天 1～1.5 mg/kg，分 4 次口服。如果有效，在用药后 1～2 周即可出现效果。如果用药 2 周后仍不见效，还可适当加大剂量至每天 2～2.5 mg/L。如用药 1 个月仍无效，则可停用，但以后还可间断试用，因有的患者后期还可有效，有效病例在用药至血象接近正常时，即逐渐减至最小量，并隔天 1 次。80% 左右的患儿药量可减至 5～15 mg，并隔天1 次，少数患者还可完全停药。如果小量隔天一次不能维持，而需大量应用激素时，可考虑改用骨髓移植治疗。

4.免疫抑制剂的应用

抗淋巴细胞球蛋白（ALG）及抗胸腺细胞球蛋白（ATG）为近年来治疗急性或严重型再障常

用的药物之一。本制品最早应用于同种异体骨髓移植前作为预处理药物使用。曾有学者在应用ALG作为骨髓移植预处理治疗再障 27 例中，有 5 例骨髓虽未植活，但自身骨髓获得重建。以后陆续有一些单独应用 ALG 或 ATG 治疗严重再障的报告，其效果不完全一致。有报告统计1976－1983 年治疗 400 例的结果有效率为 50%右，完全缓解率 14%～32%，一年生存率为16%。1986 年我国医学科学院血液病研究所报告用 ATG 治疗 23 例严重再障总有效率为30.4%。ALG 的一般剂量为每天20～40 mg/kg，稀释于250～500 mL生理盐水中加适量激素静脉静脉注射，以每分钟 5～10 滴静脉滴注的速度静脉滴入，10 分钟后如无反应，逐渐加快静脉滴注速，持续时间一般每天不短于 6 小时，1 个疗程 5～7 天。间隔 2 周以上，如病情需要再注射时，应注意有无变态反应。如对一种动物的 ALG 制剂产生变态反应，可改换另一种动物的制剂。近年来国外有用甲泼尼龙脉冲治疗代替 ALG 者。除了应用 ALG 或 ATG 外，同样道理也有应用环磷酰胺，长春新碱以及环孢霉素 A 治疗严重再障取得成功的报告。目前多数学者认为ATG 应用为急性再障 I 型(SAA- I)的首选治疗。

5.大剂量丙种球蛋白(HDIG)

可清除侵入骨髓干细胞微环境中并造成干细胞抑制的病毒，并可与 r-IFN 等淋巴因子结合，以去除其对干细胞生长的抑制作用，剂量为 1 g/(kg·d)静脉滴注，4 周 1 次，显效后适当延长间隔时间，共6～10 次。

6.造血干细胞移植

造血干细胞的缺乏是导致再障的一个重要原因，对这类患者进行造血干细胞移植是治疗的最佳选择，对于急重症的患者已成为最有效的方法。对于配型相合的骨髓移植，有50%～80%的患儿得到长期缓解，但由于髓源不易解决，现胎肝移植，脐血干细胞移植开始临床应用，终将代替骨髓移植。

7.其他治疗

(1)抗病毒治疗:常用阿昔洛韦(ACV)15 mg/(kg·d)静脉滴注，疗效 10 天。

(2)改善造血微环境:应用神经刺激剂或改善微循环的药物，对造血微环境可能有改善作用、如硝酸士的宁，每周连用 5 天，每天的剂量为 1 mg、2 mg、3 mg、3.4 mg 肌内注射，休息 2 天后重复使用。山莨菪碱 0.5～2 mg/(kg·d)静脉滴注，于2～3 小时内静脉滴注完，并于每晚睡前服山莨菪碱 0.25～1 mg/kg，1 个月为 1 个疗程，休息 7 天重复使用。

(3)中医药治疗:用中药水牛角、生地、赤芍、丹皮、太子参、麦冬、女贞子、党参为主药加减，治疗效率可达 52.2%。

(薛　雷)

第三节　巨幼细胞贫血

巨幼细胞贫血又称营养性大细胞性贫血，主要是由于缺乏维生素 B_{12} 和/或叶酸所致。多见于喂养不当的婴幼儿。

一、病因及发病机制

(一)发病机制

维生素 B_{12} 和叶酸是 DNA 合成过程中的重要辅酶物质,缺乏时因 DNA 合成不足,使细胞核分裂时间延长(S 期和 G_1 期延长),细胞增殖速度减慢,而胞浆中 RNA 的合成不受影响,红细胞中血红蛋白的合成也正常进行,因而各期红细胞变大,核染色质疏松呈巨幼样变,由于红细胞生成速度减慢,成熟红细胞寿命较短,因而导致贫血。粒细胞、巨核细胞也有类似改变。此外,维生素 B_{12} 缺乏尚可引起神经系统改变,可能与神经髓鞘中脂蛋白合成不足有关。

(二)维生素 B_{12}、叶酸缺乏的原因

1.饮食中供给不足

动物性食物如肉、蛋、肝、肾中含维生素 B_{12} 较多;植物性食物如绿叶菜、水果、谷类中含叶酸较多,但加热后被破坏。各种乳类中含维生素 B_{12} 及叶酸均较少,羊乳中含叶酸更少。婴儿每天需要量维生素 B_{12} 为 $0.5\sim1\ \mu g$,叶酸为 $0.1\sim0.2\ mg$。长期母乳喂养不及时添加辅食容易发生维生素 B_{12} 缺乏;长期羊乳、奶粉喂养不加辅食易致叶酸缺乏。

2.吸收障碍

见于慢性腹泻、脂肪下痢、小肠切除等胃肠疾病时。慢性肝病可影响维生素 B_{12}、叶酸在体内的贮存。

3.需要量增加

生长发育过快的婴儿(尤其是早产儿),或患严重感染(如肺炎)时需要量增加,易致缺乏。

二、临床表现

本病约 2/3 患者见于 6～12 个月,2 岁以上者少见。急性感染常为发病诱因。临床表现特点如下。

(一)贫血及一般表现

面色蜡黄,虚胖,易倦,头发稀黄发干,肝脾可轻度大,重症可出现心脏扩大,甚至心功能不全。

(二)消化系统症状

常有厌食、恶心、呕吐、腹泻、舌炎、舌面光滑。

(三)神经系统症状

见于维生素 B_{12} 缺乏所致者。表现为表情呆滞、嗜睡、反应迟钝、少哭不笑、哭时无泪、少汗、智力体力发育落后,常有倒退现象,不能完成原来已会的动作。可出现唇、舌、肢体震颤,腱反射亢进,踝阵挛阳性。

三、实验室检查

(一)血象

红细胞数减少比血红蛋白降低明显。红细胞大小不等,以大者为主,中央淡染区不明显。重症白细胞可减少,粒细胞胞体较大,核分叶过多(核右移),血小板亦可减少,体积变大。

(二)骨髓象

红系细胞增生活跃,以原红及早幼红细胞增多相对明显。各期幼红细胞均有巨幼变,表现如

胞体变大,核染色质疏松,副染色质明显,显示细胞核发育落后于胞浆。粒细胞系及巨核细胞系也可有巨幼变表现。

(三)生化检查

血清维生素 B_{12} 及叶酸测定低于正常含量(维生素 B_{12} 小于100 ng/L,叶酸小于 3 μg/L)。

四、诊断

根据贫血表现、血象特点,结合发病年龄、喂养史,一般不难做出诊断。进一步做骨髓检查有助于确诊。少数情况下须注意与脑发育不全(无贫血及上述血象、骨髓象改变,自生后不久即有智力低下)及少见的非营养性巨幼细胞贫血相鉴别。

五、治疗与预防

(1)加强营养和护理,防治感染。

(2)维生素 B_{12} 及叶酸的应用维生素 B_{12} 缺乏所致者应用维生素 B_{12} 肌内注射,每次 50～100 μg,每周 2～3 次,连用 2～4 周,或至血象恢复正常为止。应用维生素 B_{12} 2～3 天后可见精神好转,网织红细胞增加,6～7 天达高峰,约 2 周后降至正常。骨髓内巨幼红细胞于用药 6～72 小时内即转为正常幼红细胞,精神神经症状恢复较慢。由于叶酸缺乏所致者给予叶酸口服每次 5 mg,每天 3 次,连服数周。治疗后血象、骨髓象反应大致如上所述。维生素 C 能促进叶酸的利用,宜同时口服。须注意单纯由于缺乏维生素 B_{12} 所致者不宜加用叶酸,以免加重精神神经症状。重症贫血于恢复期应加用铁剂,以免发生铁的相对缺乏。

(3)输血的应用原则同缺铁性贫血。

(4)预防措施主要是强调改善乳母营养,婴儿及时添加辅食,避免单纯羊奶喂养,年长儿要注意食物均衡,防止偏食习惯。

(田艳美)

第四节　溶血性贫血

溶血性贫血是由于红细胞的内在缺陷或外在因素的作用,使红细胞的破坏增加,寿命缩短,而骨髓造血功能代偿不足时所发生的贫血。

一、诊断

(一)病史

(1)遗传性溶血性贫血:要注意询问患者的家族史、发病年龄、双亲是否近亲婚配、祖籍及双亲家系的迁徙情况等。

(2)多种药物都可能引起溶血性贫血,追查药物接触史十分重要。

(二)临床表现

溶血性贫血的临床表现常与溶血的缓急、程度和场所有关。

1.急性溶血性贫血

一般为血管内溶血,表现为急性起病,可有寒战、高热、面色苍白、黄疸,以及腰酸、背痛、少尿、无尿、排酱油色尿(血红蛋白尿)、甚至肾衰竭。严重时神志淡漠或昏迷,甚至休克。

2.慢性溶血性贫血

一般为血管外溶血,起病缓慢,症状体征常不明显。典型的表现为贫血、黄疸、脾大三大特征。

(三)辅助检查

目的有三个:即肯定溶血的证据,确定主要溶血部位,寻找溶血病因。

1.红细胞破坏增加的证据

具体如下:①红细胞数和血红蛋白测定常有不同程度的下降。②高胆红素血症。③粪胆原和尿胆原排泄增加。④血清结合珠蛋白减少或消失。⑤血管内溶血的证据为血红蛋白血症和血红蛋白尿;含铁血黄素尿;高铁血红蛋白血症。⑥红细胞寿命缩短。

2.红细胞代偿增生的证据

具体如下:①溶血性贫血时网织红细胞数多在 0.05~0.2,急性溶血时可高达 0.5~0.7,慢性溶血多在 0.1 以下,当发生再生障碍危象时可减低或消失。②周围血象中可出现幼红细胞、多染性、点彩红细胞及红细胞碎片。成熟红细胞形态异常,可见卡波环及豪-周小体。③骨髓增生活跃,中晚幼红增生尤著。粒红比例降低甚至倒置。

3.红细胞渗透脆性试验和孵育渗透脆性试验

脆性增高,提示红细胞膜异常性疾病;脆性降低,多提示血红蛋白病;脆性正常,提示红细胞酶缺乏性疾病。

4.自身溶血试验

凡疑为红细胞内有异常者,应考虑做自身溶血试验。

5.抗人球蛋白试验(Coombs 试验)

Coombs 试验是鉴别免疫性与非免疫性溶血的基本试验。

6.其他

用于鉴别溶血性贫血的实验室检查:①酸溶血试验(Hams 试验):主要用于诊断 PNH。②冷热溶血试验:用于诊断阵发性寒冷性血红蛋白尿症。③变性珠蛋白小体(Heinz 小体)生成试验和高铁血红蛋白还原试验:主要用于 G6PD 缺乏症的检测。④红细胞酶活性测定:如 G6PD 及丙酮酸激酶活性测定等。⑤血红蛋白电泳:对于血红蛋白病有确定诊断的意义。⑥SDS-聚丙烯酰胺凝胶电泳:进行膜蛋白分析,用于遗传性红细胞膜缺陷的诊断。⑦基因诊断。

溶血性贫血是一大类疾病,诊断应按步骤进行,首先确定有无贫血,再大致估计主要溶血部位。然后根据病因或病种选择有关试验逐一排除或证实。有些溶血病的原因一时不能确定,需要随诊观察,还有些溶血病的确诊有赖于新的检测技术。

二、鉴别诊断

下列情况易与溶血性疾病相混淆,在诊断时应注意鉴别。

(1)有贫血及网织红细胞增多者,如失血性贫血、缺铁性贫血或巨幼细胞贫血的恢复早期。

(2)兼有贫血及无胆色素尿性黄疸者,如无效性红细胞生成及潜在性内脏或组织缺血。

(3)患有无胆色素尿性黄疸而无贫血者,如家族性非溶血性黄疸(Gibert 综合征)。

(4)有幼粒-幼红细胞性贫血,成熟红细胞畸形,轻度网织红细胞增多,如骨髓转移性癌等,骨髓活检常有侵袭性病变的证据。

(5)急性黄疸型肝炎:本病以黄疸为主要表现,多有肝脾大,但本病一般无明显贫血,血清直接和间接胆红素均增高,肝功能异常。

(6)溶血尿毒综合征:本病除有黄疸及贫血等溶血表现外,同时具备血小板减少及急性肾衰竭。

三、治疗

(一)去除病因

蚕豆病、G-6-PD 缺乏症患者应避免食用蚕豆或服用氧化性药物。药物所致者应立即停药。如怀疑溶血性输血反应,应立即停止输血,再进一步查明病因。

(二)治疗方法

1.肾上腺皮质激素和免疫抑制药

激素对免疫性溶血性贫血有效。环孢素、环磷酰胺等,对少数免疫性溶贫也有效。

2.输血

当发生溶血危象及再生障碍危象,或贫血严重时应输血。

3.脾切除术

脾大明显,出现压迫症状,或脾功能亢进,均应考虑脾切除治疗。

4.防治严重并发症

对溶血的并发症如肾衰竭、休克、心力衰竭等应早期预防和处理。对输血后的血红蛋白尿症应及时采取措施,维持血压,防止休克。

5.造血干细胞移植

可用于某些遗传性溶血性贫血,如重型 β-珠蛋白生成障碍性贫血,这是可能根治本病的方法,如有 HLA 相合的造血干细胞,应作为首选方法。

(三)其他

1.输血疗法的合理应用

(1)β-珠蛋白生成障碍性贫血主张输血要早期、大量,即所谓"高输血疗法"。

(2)G-6-PD 缺乏患者,因溶血为自限性,需要输血时,只需要1~2次即可。

(3)对于某些溶血性贫血输血反可带来严重反应,因此应严格掌握输血指征。如自身免疫性溶血性贫血,输血可提供大量补体及红细胞,可使受血者溶血加剧,若非十分必要,不应给予。非输血不可时,应输生理盐水洗涤过的浓缩红细胞加肾上腺皮质激素。

2.脾切除术

溶血性贫血的重要治疗措施,但并非对所有患者均有效。手术年龄以 5~6 岁为宜,过早切脾可能影响机体免疫功能,易患严重感染。但如贫血严重,以致影响患者的生长发育,或常发生"再生障碍危象"者,则可考虑较早手术。术后用抗生素预防感染,至少应持续至青春期。

(于俊平)

第五节 白 血 病

白血病是造血系统的恶性肿瘤,其特征是某一系统的血细胞过度增殖并浸润体内各组织器官,产生相应的临床体征,末梢血细胞有质和量的改变。

一、急性白血病

急性白血病占小儿白血病的95%,其中,急性淋巴细胞性白血病(ALL)占70%~85%,急性髓性白血病(AML)占15%~30%。

(一)病因及发病机制

小儿白血病确切病因不明,只有5%的患者发病与内在遗传因素有关,其余大部分为后天获得性的,与环境因素、电离辐射、化学物质接触、某些病毒感染等因素有关。

(二)诊断

1.病史

急性白血病应询问有无致白血病化学物质的接触史,如苯及衍生物、亚硝胺类物等,有无使用抗肿瘤的细胞毒药物史,是否接受过量的放射线,有无白血病和其他肿瘤的家族史。

2.临床表现

(1)进行性贫血、出血、发热、感染。

(2)白血病细胞浸润表现:骨关节疼痛、肝脾和淋巴结肿大、腮腺肿大、睾丸肿大和中枢神经系统受累出现的头痛、呕吐等表现,其他表现有面神经炎、肾衰竭等。

(3)辅助检查。

血液检查:①Hb和RBC下降,常为正细胞正色素性贫血。②白细胞质和量的改变,白细胞计数高低不一,高者常达$50 \times 10^9/L$,甚至$>300 \times 10^9/L$,低者可少于$0.5 \times 10^9/L$,大部分患者周围血中可见原始细胞和幼稚细胞。③血小板数减少。亦有无贫血和血小板减少者。

骨髓检查:大多数患者骨髓象呈有核细胞增生明显活跃或极度活跃,少数增生低下,极少数情况下骨髓穿刺出现"干抽",此时需做骨髓活检。骨髓中可见原始细胞和幼稚细胞(白血病细胞)百分比例明显增高,甚至为清一色的原幼细胞。

白血病免疫学分型、细胞遗传学和分子遗传学检查:可显示是何种类型白血病,有无染色体异常及异常融合基因。这些结果对急性白血病分类、治疗方案选择及预后评估有重要意义。

X线胸片:可判断有无纵隔增宽,肺组织有无白血病细胞浸润,同时检查有无肺结核。

B超:腹部B超可了解肝、脾、肾等脏器和腹腔内、腹膜后淋巴结的受累程度。

脑脊液检查:判断有无中枢神经系统的浸润。

各重要脏器功能检查:肝肾功能、心肌酶学、心电图、心功能、脑电图等。

3.诊断标准

有贫血、出血、感染或有各器官浸润表现均要考虑急性白血病的诊断。确诊有赖于骨髓检查,骨髓有核细胞中原始细胞(急性淋巴细胞性白血病为原始淋巴细胞和幼稚淋巴细胞之和,急性单核细胞性白血病为原始单核细胞和幼稚单核细胞之和)≥30%可以确诊为急性白血病。如比例增高但未达到 30％时应考虑下列因素：①是否在骨髓检查前用过肾上腺皮质激素或其他化疗药物。②是否为转移肿瘤，如恶性淋巴瘤和神经母细胞瘤骨髓转移。③是否为骨髓增生异常综合征(MDS)。④是否骨髓取材不佳，骨髓被血液稀释。

(1)MICM 分型。

细胞形态学分型：通常采用 FAB 分型，据细胞形态及细胞化学染色将急性白血病分为急性淋巴细胞性白血病(ALL)和急性非淋巴细胞性白血病(ANLL，亦称为急性髓性白血病，AML)。ALL 进一步分为 L1、L2、L3 三个亚型。AML 进一步分为 M0～M7 八型。

FAB 于 1976 年提出了急非淋的形态学诊断标准，1985 年修改，标准如下。

M1：原粒细胞(Ⅰ型和Ⅱ型)在非红系细胞中≥90％，此原粒细胞中至少有 3％原粒细胞过氧化酶或苏丹黑染色阳性，早幼粒细胞以下的各阶段粒细胞或单核细胞<10％。

M2：原粒细胞在非红系细胞中占 30％～89％(非红系细胞)，单核细胞<20％，早幼粒以下阶段至中性分叶核粒细胞>10％，单核细胞<20％；如有的早期粒细胞形态特点既不像原粒细胞Ⅰ型和Ⅱ型，也不像早幼粒细胞(正常的或多颗粒型)，核染色质很细，有 1～2 个核仁，胞质丰富，嗜碱性，有不等量的颗粒，有时颗粒聚集，这类细胞>10％时，亦属此型。

M3：骨髓中以多颗粒的早幼粒细胞为主。

M4：有以下多种情况：①骨髓中非红系细胞中原始细胞>30％，原粒细胞加早幼、中性中幼及其他中性粒细胞在 30％～79％，不同阶段的单核细胞(常为幼稚和成熟单核细胞>20％)。②骨髓象如上述，外周血中单核细胞系(包括原始、幼稚及单核细胞)≥5×10⁹/L。③外周血单核细胞系<5×10⁹/L，而血清溶菌酶以及细胞化学支持单核细胞系的细胞有显著数量者。④骨髓象类似 M2，而单核细胞≥20％，或血清溶菌酶(11.5 mg/L±4 mg/L)的 3 倍或尿溶菌酶超过正常(2.5 mg/L)的 3 倍。⑤骨髓象类似 M2，而外周血单核细胞≥5×10⁹/L 时。M4Eo：骨髓非红系细胞中嗜酸性粒细胞 5％，这些嗜酸性粒细胞较异常，除有典型的嗜酸颗粒外，还有大的嗜碱(不成熟)颗粒，还可有不分叶的核，细胞化学染色氯乙酸酯酶及 PAS 染色明显阳性。

M5：分为 2 个亚型：①M5a：骨髓中非红系细胞中原始单核(Ⅰ型和Ⅱ型)≥80％。②M5b：骨髓中原始单核细胞占非红系细胞比例<80％，其余为幼稚及成熟单核细胞等。

M6：骨髓中非红细胞系中原始细胞(原粒或原单核细胞)Ⅰ型和Ⅱ型≥30％，红细胞系≥50％。

M7：急性巨核细胞白血病，骨髓中原巨核细胞≥30％，如原始细胞呈未分化型，形态不能确定时，应做电镜血小板过氧化物酶活性检查，或用血小板膜糖蛋白Ⅱa/Ⅱb 或Ⅲa 或ⅧR：Ag，以证明其为巨细胞系。如骨髓干抽，有骨髓纤维化，则需骨髓活体组织检查，用免疫酶标技术证实有原巨核细胞增多。

M0：1991 年确定其诊断标准，<3％的幼稚细胞 MPO(＋)和苏丹黑 B(＋)，>20％的幼稚细胞表达髓细胞抗原而无淋巴细胞抗原。

免疫学分型：应用单克隆抗体检测白血病细胞表面的抗原标记，可了解白血病细胞来源和其分化程度，可帮助 AML 和 ALL 的区分，并进一步帮助各亚型之间的区分。

急性淋巴细胞性白血病分为 T 系急淋和 B 型急淋两大类。T 系急性淋巴细胞性白血病(T-ALL)：白血病细胞表面具有 T 细胞标志，如 CD1、CD3、CD5、CD8 和 TdT(末端脱氧核糖核酸转换酶)阳性，T-ALL 常有纵隔肿块，常见于年龄较大的男性，预后较差。B 系急性淋巴细胞性白血病分四个亚型。①早期前 B 细胞型：HLA-DR、CD19 和/或 CyCD22(胞浆 CD22)阳性，而其他 B 系淋巴细胞标志阴性。②普通 B 细胞型(C-ALL)：除 HLA-DR、CD19、CyCD22 阳性外，

CD10 阳性,而 CyIg(胞浆免疫球蛋白)、SmIg(细胞膜表面免疫球蛋白)阴性,此型预后较好。③前 B 细胞型(Pre B-ALL):CyIg 阳性,SmIg 阴性,其他 B 系标志及 HLA-DR 阳性。④成熟 B 细胞型(B-ALL):SmIg 阳性,CyIg 阴性,其他 B 系标志及 HLA-DR 阳性,此型预后常较差。

伴有髓系标志的 ALL(My$^+$-ALL):具有淋巴系的形态学特征,免疫标志以淋巴系特异抗原为主,但伴有个别的、次要的髓系特异性抗原标志,如 CD13、CD33、CD14 等阳性。

急性非淋巴细胞性白血病:M1~M5 型常有 CD33、CD13、CD14、CD15、MPO(抗髓过氧化物酶)等髓系标志中的一项或多项阳性,CD14 阳性多见于单核细胞系。而 M6 血型糖蛋白 A 阳性;M7 血小板膜抗原 Ⅱb/Ⅲa 阳性,或 CD41、CD68 阳性。

细胞遗传学异常:急性淋巴细胞性白血病细胞染色体异常种类多,可分为染色体数量异常和染色体结构异常两类,染色体数量有≤45 条染色体的低二倍体和≥47 条的高二倍体,染色体结构异常常有 t(12;21)、t(9;22)、t(4;11)等。急非淋常见核型改变为 t(9;22)、t(8;21)、t(15;17)、t(11q)、t(11;19)等。

分子遗传学异常:急淋中如有 BCR/ABL 和 MLL/AF4 融合基因属高危。急性早幼粒细胞白血病 PML/RARα 融合基因阳性。

(2)ALL 临床分型:ALL 危险度分组标准:参照湖南省新农合儿童急性淋巴细胞白血病治疗方案。

标危组:必须同时满足以下所有条件:①年龄≥1 岁且<10 岁。②WBC<50×10^9/L。③泼尼松反应良好(第 8 天外周血白血病细胞<1×10^9/L)。④非 T-ALL。⑤非成熟 B-ALL。⑥无 t(9;22)或 BCR/ABL 融合基因;无 t(4;11)或 MLL/AF4 融合基因;无 t(1;19)或 E2A/ PBX1 融合基因。⑦治疗第 15 天骨髓呈 M1(原幼淋细胞<5%)或 M2(原幼淋细胞 5%~25%),第 33 天骨髓完全缓解。

中危组:①无 t(9;22)或 BCR/ABL 融合基因。②泼尼松反应良好(第 8 天外周血白血病细胞<1×10^9/L)。③标危诱导缓解治疗第 15 天骨髓呈 M3(原幼淋细胞>25%)或中危诱导缓解治疗第 15 天骨髓呈 M1/M2。④第 33 天 MRD<10^{-2}。以上 4 条必须完全符合,同时符合以下条件之一:①WBC≥50×10^9/L。②年龄≥10 岁。③T-ALL。④t(1;19)或 E2A/PBX1 融合基因。⑤年龄<1 岁且无 MLL 基因重排。

高危组:只要符合以下条件之一即可诊断为高危。①t(9;22)或 BCR/ABL 融合基因阳性。②t(4;11)或 MLL/AF4 融合基因阳性。③第 8 天外周血白血病细胞≥1×10^9/L[泼尼松(强的松)反应不良]。④中危诱导缓解治疗第 15 天骨髓呈 M3。⑤第 33 天骨髓形态学未缓解(>5%),呈 M2/M3。⑥第 33 天 MRD≥10^{-2},或第 12 周 MRD≥10^{-3}。

(3)中枢神经系统白血病(CNSL)诊断标准:治疗前有或无中枢神经系统(CNS)症状或体征,脑脊液(CSF)中白细胞计数>0.005×10^9/L(5/μl),并且在 CSF 沉淀制片标本中其形态为确定无疑的原、幼淋巴细胞,可以确诊。能排除其他原因引起的 CNS 表现和 CSF 异常。

(4)睾丸白血病诊断标准:单侧或双侧睾丸肿大,质地变硬或呈结节状缺乏弹性感,透光试验阴性,睾丸超声波检查可发现非均质性浸润灶,活组织检查可见白血病细胞浸润。

4.鉴别诊断

(1)类风湿性关节炎或风湿热:急性白血病半数以上患者的骨关节痛、发热,当血常规无白血病的典型表现时,常误诊为类风湿性关节炎或风湿热。两者的鉴别重点在骨髓检查。

(2)再生障碍性贫血:表现为外周血象三系血细胞降低,常易伴有感染,易与低增生性急性白血病混淆,但再障除了在反复输血、败血症等时可有肝脾大外,一般无肝脾大,外周血中无白血病细胞,骨髓细胞学检查无原始与幼稚细胞比例增高。

（3）传染性单核细胞增多症:有发热、肝脾淋巴结肿大、外周血中有异型淋巴细胞,骨髓检查无白血病骨髓样表现。

(三)治疗

1.一般治疗

加强护理,防止感染,当化疗期间粒细胞低时应避免去人群多的地方,有条件者在粒细胞减少期可置于层流室。血小板低时防止碰撞。

2.化疗

化疗原则:早期、足量、联合、规则和个体化。

（1）ALL 的化疗:除急性成熟 B 细胞白血病外的 ALL 采用以下治疗方案,化疗总疗程 2～3 年。急性成熟 B 细胞白血病采用 Burkitt 淋巴瘤的强烈、短程化疗方案。

诱导缓解治疗:是患者能否长期存活的关键,需及早适量联合用药。诱导方案甚多,最常用的是 VDLP 方案,可获 95% 以上的完全缓解率。泼尼松诱导试验:在 VDLP 之前,用泼尼松 60 mg/(m^2·d),分次口服 7 天,第 8 天计数外周血白血病细胞,如高于 $1×10^9$/L,则为泼尼松反应不良。治疗前白细胞负荷高,应警惕发生肿瘤溶解综合征。

缓解后治疗:包括巩固强化治疗、庇护所治疗和维持治疗。例如庇护所治疗:大多数化疗药不能进入中枢神经系统、睾丸等部位,这些部位即为白血病细胞的庇护所。庇护所治疗是 ALL 治疗的关键之一。常用大剂量 MTX 治疗。HDMTX 剂量为每次 3～5 g/m^2（标危每次 3 g/m^2,中高危每次 5 g/m^2）,总量的 1/10(≤0.5 g)在 30 分钟左右快速静脉滴注,余量在 23.5 小时左右均匀滴注,首剂进入后做三联鞘注。MTX 开始静脉滴注 36 小时后(目前大多单位已推迟到 72 小时)开始用亚叶酸钙片(甲酰四氢叶酸钙)解救,15 mg/m^2,每 6 小时 1 次,肌内或静脉注射,共 3～6 次。44 小时和 68 小时测血浆中 MTX 浓度,根据 MTX 血药浓度调整亚叶酸钙片(甲酰四氢叶酸钙)剂量,直至 MTX 血药浓度低于 0.1 μmol/L。同时使用巯嘌呤(6-MP)50 mg/(m^2·d),共 7 天。大剂量 MTX 治疗 10～15 天重复一次,连用 3 次,以后每 2 个月左右 1 次,总共 4～6 次。此方案应注意水化与碱化,密切注意 MTX 的不良反应。特别要注意消化道黏膜损害及骨髓抑制。每疗程开始之前均要做相关检查,只有外周血 WBC>$3.0×10^9$/L、中性粒细胞>$1.5×10^9$/L、肝肾功能正常时才能进行。

CNSL 的防治:预防 CNSL 的方式有以下几种。①鞘注:多采用三联鞘注,MTX 12.5 mg/m^2,Ara-C 30 mg/m^2,DXM 5 mg/m^2,开始每周一次,1 个月后每 4 周一次,以后间隔时间渐长,共 16～20 次。②大剂量 MTX 治疗:大剂量 MTX 与三联鞘注联用可较好地预防 CNSL。③颅脑放疗:一般用于 3 岁以上患儿,适用于外周血白细胞>$100×10^9$/L,有 t(4;11) 和 t(9;22) 核型异常、中枢神经系统白血病和不宜做大剂量 MTX 治疗者。完全缓解 6 个月开始,总剂量 18 Gy,分 15 次于 3 周完成。放疗期间用 MTX+6-MP 口服维持或用 VP 方案。一旦发生脑膜白血病,应 2～3 天做一次三联鞘注,到脑脊液常规正常后间隔时间拉长,并配合颅脑放疗。

（2）AML 的化疗:除 M3 外,其他 AML 用以下化疗方案。诱导缓解方案为 DAE 方案,DNR 30～40 mg/(m^2·d),第 1～3 天,Ara-C 200 mg/(m^2·d),第 1～7 天,VP16 100 mg/(m^2·d),第 1～3 天。疗程 4 周,重复 1～2 个疗程,直至完全缓解。然后接 HDAra-C 治疗 3 疗程,HDAra-C 每次 2 g/m^2,每 12 小时 1 次×6 次,DNR 40 mg/(m^2·d)×2 天[或 VP16 150 mg/(m^2·d)×2 天]。上述方案完成后

可停药观察或继用 HA 方案和 HDAra-C 交替治疗,HA 方案 2 疗程后 HDAra-C 1 个疗程,据病情用 1~2 轮。HA 方案为 H(高三尖杉酯碱)3~4 mg/(m²·d),第 1~7 天,Ara-C 200 mg/(m²·d),第 1~7 天。

AML 各形态亚型(除 M4、M5 外)完全缓解后作三联鞘注 2 次即可,M4、M5 患儿诱导化疗期做三联鞘注 3~4 次,完全缓解后每 3 个月鞘注一次,直至终止治疗。

急性早幼粒细胞性白血病(M3)用全反式维 A 酸和三氧化二砷,配合用米托蒽醌静脉滴注、甲氨蝶呤及 6-MP 口服治疗。疗效较好。

3.造血干细胞移植

AML(除 M3 外)和高危 ALL 可在缓解后进行造血干细胞移植。其他类型可先化疗,如有复发,可在第二个缓解期移植,选用异体造血干细胞移植。

4.对症治疗

持续发热 38.5 ℃以上超过 2 小时即要做血培养,在血培养结果未出来前按经验用药,应尽早联合应用强有力的杀菌型抗生素,如考虑 G⁺菌者首选万古霉素,G⁻菌者首选头孢他啶,必要时用泰能。血液输注是常用的支持疗法,根据情况成分输血,保持血红蛋白(60~70)g/L 以上,血小板少于 $20×10^9$/L 时输浓缩血小板悬液,强化疗后,尤其在粒细胞减少期可使用 G-CSF 或 GM-CSF 促进粒细胞的恢复。呕吐明显者用盐酸昂丹司琼(恩丹西酮),消化道反应明显而进食少者可采用静脉营养。

二、慢性粒细胞白血病

慢性粒细胞白血病(chronic myelogenous leukemia,CML)是起源于骨髓多能造血干细胞的一种克隆性恶性肿瘤。慢性粒细胞白血病是儿童最主要的慢性白血病,其占儿童白血病 2%~7%。

(一)病因及发病机制

放射性射线接触是唯一确定的环境因素,大多数病例无明显可知的病因。

90%的 CML 有经典的染色体易位,形成 Ph 染色体。9 号染色体和 22 号染色体易位产生 t(9;22)(q34;q11),9 号染色体的 c-abl 易位到 22 号染色体的主要断裂点簇集区(BCR),形成 bcr/abl 融合基因。bcr/abl 形成后,c-abl 基因产生的 P145 减少,bcr/abl 产生新蛋白 P210,从而增加了酪氨酸激酶活性和自动磷酸化,一些参与细胞分化的蛋白正常功能下降,细胞恶性转化。

3%的 CML 表现为其他易位,5%~10%无 Ph 染色体。

(二)诊断

1.临床表现

起病缓慢,常乏力、多汗、食欲下降、消瘦。加重后可有苍白、低热等。肝脾大,以脾大突出,常为巨脾。

2.辅助检查

CML 根据临床病情分为 3 期,分别为疾病的不同发展阶段,其临床特点和实验室检查各有不同。

慢性期常为白细胞增高,常达 $100×10^9$/L 以上,各阶段中性粒细胞明显增多。血小板可增多。骨髓增生极度活跃,经粒细胞系为主,慢性期原始粒细胞加早幼粒细胞少于 10%,加速期嗜碱性粒细胞增高超过 20%,急变期原始细胞常>30%,红系相对减少,巨核细胞增多。中性粒细胞碱性磷酸酶积分降低。尿酸增高,血清 LDH 和 B12 含量增高。

细胞遗传学检查,90%CML 有 Ph 染色体,分子生物学检查示 bcr/abl 融合基因阳性。

3.诊断标准

(1)慢性期。①病史:无症状,或有低热、乏力、多汗或体重减轻等。②体征:可有脸色苍白、瘀斑、肝脾大、胸骨压痛等。③实验室检查。血象:白细胞计数明显增高,以中性中晚幼粒和杆状核细胞为主,原始细胞(Ⅰ+Ⅱ型)≤5%。嗜酸性粒细胞或嗜碱性粒细胞可以增高,或有少量有核红细胞。骨髓象:骨髓增生极度活跃,以粒系增生为主,中晚幼粒细胞和杆状核粒细胞增多,原始细胞(Ⅰ+Ⅱ型)≤10%。Ph 染色体或 bcr/abl 融合基因阳性,CFU-GM 培养示集落和集簇较正常明显增加。

(2)加速期:有下列之两项者。①不明原因的发热、贫血、出血加重和/或骨骼疼痛。②脾脏进行性增大。③非药物所致的血小板进行性下降或进行性增高。④外周血中或骨髓中,原始细胞(Ⅰ+Ⅱ型)>10%。⑤外周血中嗜碱性粒细胞>20%。⑥骨髓中有显著的胶原纤维增多。⑦出现Ph 染色体以外的其他染色体异常。⑧出现 CFU-GM 增殖和分化缺陷:集簇增多,集簇/集落比例增高。

(3)急变期:出现下列之一者。①原始细胞(Ⅰ+Ⅱ型)或原始淋巴细胞和幼稚淋巴细胞或原始单核细胞和幼稚单核细胞在外周血中或骨髓中>20%。②外周血中原粒细胞和早幼粒细胞之和>30%。③骨髓中原粒细胞和早幼粒细胞之和>50%。④骨髓外原始细胞浸润。

(三)治疗

1.化疗

传统方法是用化疗控制症状,减少白细胞。大部分可达血液学缓解,但难以达到真正缓解,即细胞遗传学反应率低,不能推迟急变期出现。在慢性期可采用白消安或羟基脲等单药治疗。加速期可联合应用羟基脲和 6-TG 或环磷酰胺等。急变期按急性白血病治疗。

白消安 0.06~0.1 mg/(kg·d),分 3 次口服,白细胞降低 1/2 或降至(30~40)×10^9/L 时减半量,降至(10~20)×10^9/L 时减至最小维持量。或用羟基脲 20~40 mg/(kg·d),分 2 次口服,白细胞正常后小剂量维持。

2.干扰素治疗

能使血液学缓解,Ph 染色体受抑,缓解率可达 70%,其细胞遗传学反应率达 40%。常用 IFN-α 5×10^6/(m^2·d),每天皮下注射。

3.甲磺酸伊马替尼

伊马替尼与 bcr/abl 蛋白(P210)的 ATP 结合位点,阻止 ATP 的结合,减少其磷酸化能力,从而发挥其特异性抑制恶性克隆的作用。其疗效显著,不良反应较低。目前常为 CML 的一线用药。儿童剂量240~360 mg/(m^2·d)。如有耐药可用二线药物达沙替尼或尼洛替尼。伊马替尼可能使患者长期存活,甚至分子生物学缓解。

4.造血干细胞移植

异基因造血干细胞移植对 CML 具有较好的疗效,5 年生存率在 75%左右,移植应在慢性期进行。

(张真真)

第十章

小儿免疫性疾病

第一节 风 湿 热

风湿热是由于 A 族 β-溶血性链球菌感染后引起的免疫反应性疾病,它的病变是全身性结缔组织的非化脓性炎症,主要侵犯心脏和关节,其他器官如脑、皮肤、浆膜、血管等均可受累,但以心脏损害最为严重且多见。有时首次发作即可使心脏受损,反复发作可使 2/3 的患儿遗留慢性心瓣膜病。发病年龄以 5~15 岁多见,90% 发病年龄在 7 岁以上,以冬春季好发。

目前认为风湿热的发病是由于 A 族 β-溶血性链球菌感染引起的免疫反应。链球菌细胞成分及其菌外产物具有高度抗原性及特异性。人体感染链球菌后产生特异性抗体。这些抗体和抗原物质在结缔组织内导致退行性病变和溶解。主要病变发生在结缔组织胶原纤维,全身各器官均可受累,但以心脏、关节、血管及浆膜等处的改变最为明显。风湿热基本的病理改变为渗出、增生(肉芽肿)、硬化的风湿小体,即阿绍夫小体。在小儿风湿热则心脏病变尤为突出,心肌、心肌膜及心包均可受到损害,称为风湿性心肌炎或全心炎,亦为小儿风湿热的最重要表现。严重心肌炎可后遗风湿性心瓣膜病。风湿热的发病与上呼吸道链球菌感染、人体免疫反应及环境因素有关。近年来在发达国家中,风湿热的发病率有明显下降,而且病情较轻。

一、临床表现

(一)前驱表现

风湿热在发病前 1~3 周可有咽炎、扁桃体炎、感冒等短期发热或猩红热的历史。症状轻重不一,亦可无症状,咽部症状一般常在 4 天左右消失,以后患儿无不适症状,1~3 周后开始发病。风湿性关节炎常为急性起病,而心肌炎可呈隐匿性经过。

(二)一般症状

患儿精神不振、疲倦、食欲减退、面色苍白、多汗、鼻出血。有时可有腹痛。发热一般都不太高且热型多不规则,少数可见短期高热,大多数为长期持续性低热,持续 3~4 周。

(三)主要症状

1.关节炎

疼痛呈游走性。主要侵犯的关节有膝关节(75%)、距小腿关节(50%),偶尔累及腕关节、肘关节和脊柱关节、手足小关节。可同时或先后侵犯多个关节。关节局部红、肿、痛、热、活动受限。关节炎随风湿活动消失而消失,关节功能恢复,不留强直或畸形。不典型者仅有关节酸痛。

2.心肌炎

风湿热发病后约50%患儿3～4周即出现心肌炎,包括心肌炎、心内膜炎和心包炎,又称全心炎。轻者可无明显症状,仅有心率增快和轻度的心电图变化,严重者可导致心力衰竭。

(1)心肌炎:几乎所有的风湿热患者均有不同程度的心肌炎。可表现心悸、气短和心前区疼痛,症状变异较大,轻者症状不明显。体征:窦性心动过速,心率与体温不成比例;心脏扩大,心尖冲动弥散、微弱;第一心音低钝,或奔马律;心尖区可听到吹风样收缩期杂音;心电图变化最常见为一度房室传导阻滞,ST段下移和T波平坦或倒置。

(2)心内膜炎:心内膜炎常累及二尖瓣和主动脉瓣,较少累及三尖瓣和肺动脉瓣,其中二尖瓣关闭不全、二尖瓣狭窄、主动脉瓣关闭不全常见;单独三尖瓣关闭不全罕见。从瓣膜炎到器质性瓣膜病一般要经半年以上才能形成。

(3)心包炎:表现为心前区疼痛、呼吸困难或端坐呼吸。早期可于心底部听到心包摩擦音,一般积液量不多;少见心音遥远、肝大、颈静脉怒张和奇脉等大量心包积液的表现。X线检查心搏动减弱或消失,心影向两侧扩大,呈烧瓶状,卧位则心腰部增宽,立位时阴影又复变窄。心电图检查早期示低电压、ST段抬高,以后T段下移和T波平坦或倒置。

3.舞蹈病

多发于5～12岁。表现为四肢不自主、不协调、无目的的运动,兴奋时加重,睡眠时减轻;重者舌和面肌可发生难以自控的运动或语言障碍,肌张力降低,腱反射减弱或消失。舞蹈病常出现在链球菌感染2～6个月后,可不伴其他症状。本症多在2～3个月后自行缓解。

4.皮下结节

发生率为1%～4%,常伴严重心肌炎。皮下结节呈圆形小结,与皮肤无粘连,能自由活动,多无压痛。直径2～30 mm,个别大的可达10～20 mm,数目不等,常见于肘、腕、膝、踝等关节伸侧腱鞘附着处,亦好发于头皮或脊椎旁侧。有时呈对称性分布。结节存在数天至数月不等,时消时现,一般经2～4周自然消失。近年来已少见。

5.环形红斑

一般在风湿热后期或风湿热复发时出现,常伴有心肌炎。皮肤渗出性病变可引起荨麻疹、紫癜、斑丘疹、多形性红斑、结节性红斑以及环形红斑等,其中以环形红斑的诊断意义最大,对风湿热有特征性。环形红斑的发生率约为10%。

6.其他

风湿性肺炎与胸膜炎、风湿性腹膜炎、风湿性肾炎比较少见。

二、辅助检查

(一)风湿热活动性检查

血常规可有轻度贫血,白细胞增加及核左移现象。血沉加速,但有心力衰竭时则加速不明显。C-反应蛋白呈阳性反应,且较血沉的加速出现早,消失较慢,一般不受心力衰竭的影响。粘蛋白可见增加。心电图检查示PR间期持续延长。

(二)抗链球菌的抗体检测

血清抗链球菌溶血素"O"(ASO)滴度增加,大多数风湿热患儿＞500 U;血清抗链激酶滴度

191

增加,1∶40以上为阳性;血清抗透明质酸酶滴度增加,1∶2 048以上为阳性。以上三项均阳性者占95%。此外,尚有抗脱氧核糖核酸酶B(anti-DNAase B)及抗烟酸胺-腺嘌呤-二核苷酸酶(anti-NADase)。这些抗体在链球菌感染1周后升高,可维持数月。

(三)其他检查

咽拭子培养有时可培养出A族β-溶血性链球菌,但有些风湿患者,特别在抗生素药物治疗后,咽培养可呈阴性。血清蛋白电泳提示清蛋白减低,α及γ-球蛋白增加。免疫球蛋白检查在急性期IgA增高。抗心肌抗体测定,55%风湿性心肌炎患者抗心肌抗体阳性,风湿性慢性心瓣膜病无明显风湿热活动患者,20%~30%可为阳性。链球菌感染后状态亦可呈阳性。有心肌炎者血清天冬氨酸氨基转移酶、肌酸激酶及乳酸脱氢酶可增高。

三、诊断标准

风湿热的诊断主要依靠综合临床表现。由于缺乏特殊诊断方法,目前仍沿用1992年修订的琼斯(Jones)风湿热诊断标准。主要表现包括心肌炎、多发性关节炎、舞蹈病、皮下结节及环形红斑。心肌炎的诊断应具有以下四点之一:①新出现有意义的杂音,如心尖部收缩全期杂音或舒张中期杂音;②心脏增大;③心包炎;④心力衰竭。次要表现包括发热、C-反应蛋白阳性或白细胞增多、既往有风湿热史或有风湿性心瓣膜病。

此外,确定风湿有无活动性也是诊断中很重要的一方面。下面三种情况提示风湿活动的持续存在:①体温不正常,体重不增加,运动耐量不恢复。②心律不正常,易有变化,脉搏快速。③血沉快,C-反应蛋白不转阴性,抗链球菌抗体滴度不下降或白细胞未恢复正常。

四、治疗

治疗原则:①早期诊断,合理治疗,病情进展造成心脏发生不可恢复的改变。②根据病情轻重,选用合理的抗风湿药物使危重患儿避免死亡,对一般病变能及时控制症状,减少患儿痛苦。③控制及预防A组β型溶血性链球菌感染,防止疾病复发。④风湿热为一反复发作的慢性过程的疾病,在反复及长期用药过程应注意药物的不良反应的发生,故应权衡利弊合理使用。

(一)卧床休息及控制活动量

在急性期如发热、关节肿痛者,应卧床休息至急性症状消失。有心肌炎并发心力衰竭者则应绝对卧床休息,休息时间一般无明显心脏受累者1个月左右;有心脏受累者需2~3个月;心脏扩大伴有心力衰竭者,需6个月左右方可逐渐恢复正常活动。

(二)饮食

应给容易消化,富有蛋白质、糖类及维生素C的饮食,宜少量多餐。有充血性心力衰竭者可适当地限制盐及水分。应用肾上腺糖皮质激素的患儿亦应适当限制食盐。

(三)控制链球菌感染

应肌内注射青霉素60万~120万单位,分每天2次,用10~14天。或1次肌内注射苄星青霉素G 120万单位。如不能应用青霉素时可用红霉素30 mg/(kg·d),分3~4次口服,服用10天。

(四)抗风湿药的应用

风湿热初次发病大多于9~12周能自行消退,抗风湿药物只起到抑制炎性反应作用,故疗程宜9~12周或更长,视病情轻重而定。

1.阿司匹林

用量 80~100 mg/(kg·d),每天用量不超过 3 g,少数患儿需增加到 120 mg/(kg·d),每 6 小时1 次,分 4 次口服,如效果不显或出现中毒反应,宜监测血清阿司匹林水平,以避免中毒反应。开始剂量用至体温下降,关节症状消失,血沉、C-反应蛋白及白细胞下降至正常,2 周左右减为原量的 3/4,再用2 周左右,以后逐渐减量而至完全停药。单纯关节炎者用药 4~6 周,有轻度心肌炎者宜用 12 周。注意阿司匹林的毒副作用。

2.泼尼松

用量为 2 mg/(kg·d),分 3~4 次口服,对于严重心肌炎患者可提高至 100 mg/d,开始用量持续2~3 周,以后缓慢减量,至 12 周完全停药,或在停泼尼松之前 1 周,加用阿司匹林治疗,继用 6~12 周,时间可视病情而定。注意泼尼松可出现不良反应,为防止出现肾上腺皮质功能不全,停用泼尼松时必须缓慢停止,一般需时 3~4 周。

在用肾上腺糖皮质激素及阿司匹林治疗后,停药或减量时常出现反跳现象,但前者较常见,产生反跳的原因尚未明了,可能是风湿性炎症过程尚未结束就过早停药,使风湿热的自然病程又重新出现。反跳现象多在减量或停药 2 周内出现,轻者表现为发热、关节痛、心脏杂音又重现,血沉增快及 C-反应蛋白阳性,重者可出现心包炎、心脏增大及心力衰竭,轻症者通常于数天内自愈,很少需要用药,重症需再加用阿司匹林治疗。

(五)舞蹈病的治疗

主要采取对症治疗及支持疗法。居住环境宜安静,加强护理工作,预防外伤,避免环境刺激。轻症可用苯巴比妥、地西泮等镇静剂。水杨酸及肾上腺糖皮质激素疗效不显著。近年报道用氟哌啶醇 1 mg 加同量苯海索,每天 2 次,可较快控制舞蹈动作,并减少氟哌啶醇的不良反应,效果较好。

(六)心力衰竭的治疗

严重心肌炎、心脏扩大者易发生心力衰竭,除用肾上腺糖皮质激素治疗以外,应加用地高辛或静脉注射毛花苷 C、毒毛花苷 K 及速效利尿剂如呋塞米等。

(七)慢性心瓣膜病的治疗

除临床上仍表现活动性需给抗风湿药物外,对无风湿活动临床表现者,则治疗时主要考虑以下几个方面。

1.控制活动量

由于瓣膜器质病变引起心脏肥厚扩大及一般心脏代偿功能减退,对这些患儿应注意控制活动量,避免剧烈运动。

2.洋地黄长期治疗

有慢性充血性心力衰竭者长期口服洋地黄,要随时调整剂量,保持有效维持量。

3.手术问题

在心瓣膜严重损害时,可做瓣膜成形术或置换术,从而恢复瓣膜的正常功能,可使危重患儿的临床症状显著好转。但由于儿童期存在不断生长发育问题,可形成置换瓣膜相对狭窄现象,以及转换瓣膜的耐久性、术后抗凝治疗、预防感染等问题,必须严格掌握适应证。一般认为其适应证如下。

(1)替换二尖瓣的适应证:①心功能Ⅲ~Ⅳ级。②血栓栓塞发生 2 次以上。③左房大,有心房纤颤、房壁钙化者。④进展性肺动脉高压,病情逐渐恶化者。

（2）替换主动脉瓣适应证：①主动脉瓣病变引致明显冠状动脉供血不足、晕厥或心力衰竭者。②如患儿各项客观检查指标为阳性，并有心肌缺血症状，虽心功能尚好，亦应做手术。

五、预防

初发年龄越小，复发机会越多。重点是预防和治疗 A 族 β-溶血性链球菌感染。如有慢性扁桃体炎，于风湿热控制后可摘除扁桃体，但在术前 2～3 天及术后 1～2 周注射青霉素，以防止发生感染性心内膜炎。在拔牙前后也应如此治疗。风湿热患儿用苄星青霉素 G 120 万单位肌内注射，每月 1 次，疗程可用至 5 年。

（薛　雷）

第二节　幼年特发性关节炎

幼年特发性关节炎（JRA）是由于某种感染及环境因素影响，使遗传易感性个体发生自身免疫反应而导致的全身结缔组织疾病。本病主要表现为发热及关节肿痛，常伴皮疹、肝脾淋巴结肿大，若反复发作可致关节畸形。年龄越小，全身症状越重，年长儿以关节受累为主。

一、病因及分类

(一)病因

此病病因至今尚未完全清楚。在发病机制上一般认为与免疫、感染及遗传有关，属于第Ⅲ型变态反应造成的结缔组织损伤。可能由于微生物（细菌、支原体、病毒等）感染持续刺激机体产生免疫球蛋白，血清 IgA、IgM、IgG 增高。部分患儿抗核抗体滴度升高。患者血清中存在类风湿因子，它是一种巨球蛋白，即沉淀系数为 19S 的 IgM，能与变性的 IgG 相互反应，形成免疫复合物，沉积于关节滑膜或血管壁，通过补体系统的激活，和粒细胞、大单核细胞溶酶体的释放，引起组织损伤。患者血清及关节滑膜中补体水平下降，IgM、IgG 及免疫复合物增高，提示本病为免疫复合物疾病。

另外，本病尚有细胞免疫平衡失调。外周血中单个核细胞中 B 淋巴细胞增多；白细胞介素IL-1 增多，而 IL-2 减少，也参与发病机制。近年来发现不少关节炎型患儿中与组织相容性抗原HLAB27 相关，认为染色体基因遗传起一定作用。

(二)分类

根据本病临床表现分为三型。

1.全身型

全身型又称 Still 病。

2.多关节型

多关节型又分为类风湿因子（RF）阴性多关节型（多关节Ⅰ型）与类风湿因子（RF）阳性多关节型（多关节Ⅱ型）。

3.少关节型

根据发病年龄、性别、抗核抗体（ANA）、临床表现分为少关节Ⅰ型与少关节Ⅱ型，少关节

Ⅱ型可为幼年强直性脊柱炎早期表现。

二、诊断

(1)起病年龄不超过 16 岁。

(2)有一个或多个关节炎。关节炎表现如下:①关节肿胀或关节腔积液。②具有 2 项或2 项以上以下症状:a.活动受限;b.活动时疼痛或关节触痛;c.关节局部发热。

(3)关节炎症持续超过 6 周。具有上述第 a~c 项,排除其他结缔组织病及症状相似的疾病,可诊断为幼年特发性关节炎。

三、鉴别诊断

(一)化脓性关节炎

化脓性关节炎常为败血症的迁延病灶。单个关节发炎,局部红、肿、热、痛明显,且伴全身中毒症状,白细胞总数及中性粒细胞高,关节腔液做细菌涂片或培养可资鉴别。

(二)系统性红斑狼疮(SLE)

虽有发热、关节炎,大小关节均可受累,但不发生关节畸形,有典型的面部蝶形红斑及其他系统受累,尤其是肾脏受累概率高,抗核抗体(ANA)、抗 ENA 及抗 ds-DNA 抗体等检查可资鉴别。

(三)风湿热

风湿热以游走性大关节受累为主,非对称性,无晨僵,X 线不见髓质损害,不累及指(趾)、脊柱和颞颌等处小关节,常伴有心肌和心瓣膜炎体征,发病前有链球菌感染史,ASO 滴度增高。

四、治疗

(一)一般治疗

应尽早采取综合疗法。急性发作期宜卧床休息,必要时加用夹板或支架固定炎症关节,以减少肌肉挛缩,防止关节变形。

(二)药物治疗

主要应用非甾体抗炎药,具体如下。

1.阿司匹林

剂量为每天 80 mg/kg,但对年长儿及体重较大的患儿,每天总量不超过 3.6 g。待病情缓解后逐渐减量,以最低有效量长期维持,可持续数年。治疗过程中应注意有无阿司匹林的毒性反应,如胃肠道刺激症状、耳鸣、出汗、易激惹和换气过度等,严重者可出现呼吸性碱中毒和代谢性酸中毒。

2.萘普生

每天 15~20 mg/kg,分 2 次使用。

3.布洛芬

每天剂量为 30~40 mg/kg,分 4 次口服。对全身型患儿需要选用较大剂量,每天 40 mg/kg 才能控制发热。布洛芬对幼年特发性关节炎安全有效,小儿易耐受。

4.双氯芬酸

剂量为每天 0.5~3 mg/kg,分 3~4 次口服。

5.吲哚美辛

每天剂量为 1~3 mg/kg,分 3~4 次口服。对全身型控制发热有效。但不良反应较大,小儿不宜长期使用。

(三)缓解病情

抗风湿药物作用缓慢,常需数周至数月方能见效,且毒性较大,故适用于长期病情未能得到控制、已有关节骨质疏松破坏者。

柳氮磺吡啶:每天剂量为 50 mg/kg,最大量不超过每天 2 g。开始时为避免变态反应宜从小剂量每天 10 mg/kg 起始,在 1~2 周内加至足量。不良反应包括头痛、皮疹、恶心、呕吐、溶血以及抑制骨髓等。用药过程中应定期查血常规。

五、预后评估

幼年类风湿关节炎是一种自身的免疫性疾病,病程长而迁延数年。在此期间,急性发作期与缓解期交替出现,成年后 60% 的幼年类风湿关节炎可自行缓解。一些少关节型的年轻女孩预后较好,对于多关节性患儿,尤其是发病年龄较大的女孩或全身型多关节受累者,如果血清类风湿性因子阳性,则预后较差。也有一部分少关节患儿发展到多关节侵犯,同时伴有破坏性关节炎,造成严重的关节畸形,活动障碍。

(薛　雷)

第三节　过敏性紫癜

过敏性紫癜是一种主要侵犯毛细血管的变态反应性疾病,为血管炎综合征中的最常见类型。临床特点主要为皮肤紫癜、关节肿痛、腹痛、便血和血尿等。

一、病因和发病机制

病因不明,与本病有关的因素是感染(细菌、病毒或寄生虫等)、药物(抗生素、磺胺类、异烟肼、水杨酸类、苯巴比妥钠等)、食物(鱼、虾、蟹、蛋、牛奶等)及其他(花粉吸入、昆虫叮咬、疫苗注射等)。近年研究表明,A 族 β-溶血性链球菌感染是诱发本病的重要因素。机体对这些因素产生不恰当的免疫应答,形成免疫复合物,引起广泛的毛细血管炎,严重时可发生坏死性小动脉炎,血管壁通透性增强导致皮肤、黏膜和内脏器官出血和水肿。

二、病理

基本病理改变为广泛性的无菌性毛细血管和小动脉的炎性反应。血管通透性改变可引起皮下组织、黏膜及内脏水肿和出血。病变主要累及皮肤、肾、关节和胃肠道。

三、临床表现

本病多见于 6 岁以上的儿童与青年。多为急性起病,在起病前 1~3 周常有上呼吸道感染史。首发症状以皮肤紫癜为主,约半数患儿有关节肿痛或腹痛,并伴有低热、食欲缺乏、乏力等全身症状,30%～60%的患儿有肾损害。

(一)皮肤紫癜

病程中反复出现皮肤紫癜为本病特点,最多见于下肢和臀部,尤以小腿伸侧较多,对称分布,分批出现,严重者延及上肢和躯干。紫癜大小不等,呈紫红色,高出皮肤,可融合成片,以致出血性坏死,紫癜一般 4～6 周后消退,部分患儿间隔数周或数月后又复发。可伴有荨麻疹、多形性红斑和血管神经性水肿。

(二)消化道症状

不少患者可反复出现阵发性腹痛,常位于脐周或下腹部,可伴恶心、呕吐,部分患儿有便血,偶有肠套叠、肠梗阻或肠穿孔发生,有的腹痛常发生在皮肤紫癜显现以前。这是由于血管炎引起肠壁水肿、出血、坏死或穿孔而产生的肠道症状和并发症。

(三)关节疼痛或肿胀

多累及膝、踝、肘等关节,可单发亦可多发,呈游走性,有积液,不遗留关节畸形。

(四)肾症状

30%～60%患儿有肾病变,常在病程 1 个月内出现,症状轻重不一。多数患者出现血尿,有管型,尿蛋白阳性,伴血压增高和水肿,称为紫癜性肾炎。少数呈肾病综合征表现。有些患儿的血尿、蛋白尿持续数月至数年,大多数都能完全恢复。约 6%患儿发展为慢性肾炎。

(五)其他

偶可发生颅内出血,导致惊厥、昏迷、瘫痪、失语等严重症状。还可出现鼻出血、牙龈出血、咯血等出血表现。

四、实验室检查

(一)血液检查

约半数患儿的毛细血管脆性试验阳性;白细胞数正常或轻度增高、中性和嗜酸粒细胞增高;血小板计数、出血和凝血时间、血块退缩试验和骨髓检查均正常;血清 IgA 浓度增高。

(二)尿液检查

与肾小球肾炎相类似。

(三)粪便隐血试验

可呈阳性反应。

五、诊断及鉴别诊断

根据典型的皮肤症状及实验室检查,即可诊断。如果皮肤症状轻微或皮疹未出现前,患儿有剧烈腹痛、多发性关节疼痛或水肿、高血压、血尿等症状,则需与特发性血小板减少性紫癜、外科急腹症、风湿性关节炎及急性肾炎等疾病鉴别。

六、治疗

本症无特效疗法。

(一)一般疗法

急性发作期卧床休息;尽可能寻找并避免接触变应原;积极治疗感染;腹痛时用解痉剂。

(二)糖皮质激素与免疫抑制剂

急性发作症状明显时,使用泼尼松,可改善腹痛和关节症状,但不能减轻紫癜或减少肾损害的发生率,也不能防止复发。剂量每天 1～2 mg/kg,分次口服,症状缓解后即可停药,疗程多在 10 天以内。严重病例可静脉滴注皮质类固醇制剂,若并发肾炎且经激素治疗无效者,可试用环磷酰胺治疗。

(三)止血、脱敏处理

卡巴克洛可增加毛细血管对损伤的抵抗力,加用维生素 C 以改善血管脆性。消化道出血者应限制饮食或禁食,可静脉滴注西咪替丁每天 20～40 mg/kg,出血过多导致贫血者予以输血。有荨麻疹或血管神经性水肿时,应用抗组胺药物或静脉滴注钙剂有助于脱敏。

(四)抗凝治疗

阻止血小板和血栓形成,应用阿司匹林每天 3～5 mg/kg,每天 1 次;或双嘧达莫每天 3～5 mg/kg,分次服用。

(五)其他

应用钙通道阻滞剂,如硝苯地平每天 0.5～1 mg/kg,分次服用;或吲哚美辛每天2～3 mg/kg,分次服用,均利于血管炎的恢复。

七、病程和预后

绝大部分患者预后良好。轻症一般 7～10 天痊愈,重症病程则可长达数周至数月,也可反复发作持续 1 年以上。

(薛　雷)

第四节　川　崎　病

川崎病(KD)又称皮肤黏膜淋巴结综合征(MCLS),是一种以全身性中、小动脉炎性病变为主要病理改变的急性热性发疹性疾病,其临床特点为发热伴皮疹,指、趾红肿和脱屑,口腔黏膜和眼结膜充血及颈淋巴结肿大,其最严重危害是冠状动脉损害,它是儿童期后天性心脏病的主要病因之一。本病于 1967 年由日本川崎富作首次报告,目前世界各国均有发病,以亚裔人发病率为高。发病年龄以 5 岁以内尤其婴幼儿为主,男孩多见,四季均可发病。

一、病因

病因不明,流行病学资料支持其病因可能为感染所致,曾提出溶血性链球菌、葡萄球菌、支原体和病毒(尤其是反转录病毒)感染为其病因,但反复病原学检查均未能证实。

二、临床表现

(一)主要表现

1.发热

常为不规则热或弛张热,可高达 40 ℃以上,一般持续 1～3 周。高热时可有烦躁不安或嗜睡。

2.球结合膜充血

多于起病 3～4 天出现,双眼球结合膜血管明显充血,无脓性分泌物,热退时消散。

3.唇及口腔表现

唇充血皲裂,舌乳头突起、充血似杨梅舌。口腔及咽黏膜弥漫性充血,呈鲜牛肉色。

4.多形性红斑或猩红热样皮疹

以躯干最多,常在第 1 周出现,偶有痛痒,不发生疱疹或结痂。肛周皮肤发红、脱皮。有的婴儿原卡介苗接种处重新出现红斑、疱疹或结痂。

5.手足症状

急性期手足硬性水肿和掌跖红斑,恢复期在指趾末端沿指趾甲与皮肤交界处出现膜样脱皮,这一症状为本病较特征性的表现。指、趾甲有横沟。

6.颈淋巴结肿大

单侧或双侧颈淋巴结肿大,坚硬有触痛,表面不红,无化脓。病初出现,热退时消散。有时亦伴枕后、耳后淋巴结肿大。

(二)心脏表现

于疾病的 1～6 周可出现心肌炎、心包炎、心内膜炎、心律失常。心电图可示低电压、PR 或 QT 间期延长、ST-T 改变等;伴冠状动脉病变者,可呈心肌缺血甚至心肌梗死改变。冠状动脉造影或二维超声心动图可发现 30%～50%病例伴冠状动脉扩张,其中 15%～20%发展为冠状动脉瘤,多侵犯左冠状动脉。冠状动脉损害多发生于病程 2～4 周,但也可见于疾病恢复期。心肌梗死和冠状动脉瘤破裂可致心源性休克甚至猝死。

(三)其他

可有间质性肺炎、无菌性脑膜炎、消化系统症状(腹痛、呕吐、腹泻、麻痹性肠梗阻、肝大、黄疸等)和关节肿痛以及视力障碍等。

三、辅助检查

(一)血液学检查

周围血白细胞增高,以中性粒细胞为主,伴核左移。轻度贫血,血小板早期正常,第 2～3 周增多。血沉增快,C-反应蛋白、ALT 和 AST 升高。

(二)免疫学检查

血清 IgG、IgM、IgA、IgE 和血液循环免疫复合物升高。Th$_2$ 类细胞因子如 IL-6 明显增高,血清总补体和 C3 正常或增高。

(三)心电图

早期示窦性心动过速,非特异性 ST-T 变化;心包炎时可有广泛 ST 段抬高和低电压;心肌梗死时相应导联有 ST 段明显抬高,T 波倒置及异常 Q 波。

(四)X 线胸部平片

可示肺部纹理增多、模糊或有片状阴影,心影可扩大。

(五)超声心动图

急性期可见心包积液,左室内径增大,二尖瓣、主动脉瓣或三尖瓣反流;可有冠状动脉异常,如冠状动脉扩张(直径>3 mm,≤4 mm 为轻度;4～7 mm 为中度)、冠状动脉瘤(≥8 mm)和冠状动脉狭窄。

（六）冠状动脉造影

超声波检查有多发性冠状动脉瘤，或心电图有心肌缺血表现者，应进行冠状动脉造影，以观察冠状动脉病变程度，指导治疗。

四、诊断及鉴别诊断

（一）诊断标准

发热 5 天以上，伴下列 5 项临床表现中 4 项者，排除其他疾病后，即可诊断为川崎病。

(1)四肢变化：急性期掌跖红斑、手足硬性水肿，恢复期指趾端膜状脱皮。

(2)多形性红斑。

(3)眼结膜充血。

(4)口唇充血皲裂，口腔黏膜弥漫充血，舌乳头呈杨梅舌。

(5)颈部淋巴结肿大。

如上述 5 项临床表现中不足 4 项，但超声心动图有冠状动脉损害，亦可确诊为川崎病。

（二）鉴别诊断

本病需与感染性疾病如猩红热、败血症、化脓性淋巴结炎及其他免疫性疾病如幼年特发性关节炎、系统性红斑狼疮、渗出性多形性红斑等相鉴别。

五、治疗

（一）阿司匹林

每天 30～50 mg/kg，分 2～3 次服用，热退后 3 天逐渐减量，2 周左右减至每天 3～5 mg/kg，维持 6～8 周。如有冠状动脉病变时，应延长用药时间，直至冠状动脉恢复正常。

（二）静脉注射丙种球蛋白(IVIG)

早期(发病 10 天内)静脉注射丙种球蛋白每天 400 mg/kg，共 5 天，可减少冠状动脉病变发生率，缩短发热时间；或 1～2 g/kg，一次大剂量滴入的效果更好。应同时合并应用阿司匹林，剂量和疗程同上。部分患儿对 IVIG 效果不好，可重复使用 1～2 次。

（三）肾上腺皮质激素

因可促进血栓形成，易发生冠状动脉瘤和影响冠脉病变修复，故不宜单独应用。IVIG 治疗无效的患儿可考虑使用糖皮质激素，亦可与阿司匹林和双嘧达莫合并应用。剂量为泼尼松每天 1～2 mg/kg 清晨顿服，用药 2～4 周。

（四）其他治疗

1.抗血小板聚集

除阿司匹林外加用双嘧达莫，每天 3～5 mg/kg。

2.对症治疗

根据病情给予对症及支持治疗，如补充液体、保护肝脏、控制心力衰竭、纠正心律失常等，有心肌梗死时应及时进行溶栓治疗。

3.心脏手术

严重冠状动脉病变宜行外科手术，如冠状动脉搭桥术等。

六、预后

本病是自限性疾病,多数预后良好,1%～2%的病例可有1次或多次复发。有冠状动脉病变者,多数于1年内超声心动图恢复正常,但1%～2%的患者可死于心肌梗死或动脉瘤破裂,个别病例在临床症状消失数年后猝死。无冠状动脉病变患儿于出院后1个月、3个月、半年及1年进行一次全面检查(包括体检、ECG和超声心动图等)。

(薛　雷)

第五节　原发性免疫缺陷病

原发性免疫缺陷病(primary immunodeficiency disease,PID)是一组因先天性免疫系统发育不全而引起的免疫障碍性疾病。其中大多数与血细胞的分化和发育有关。PID大多数自婴幼儿期开始发病,严重者常导致夭折。

一、病因和发病机制

PID的病因目前尚不清楚,可能由下列因素所致。①遗传因素:在许多PID中起作用。②宫内感染因素:曾有报道胎儿感染风疹后引起低丙种球蛋白血症伴高IgM,因感染巨细胞病毒使胎儿的干细胞受损而致严重联合免疫缺陷等。PID的发病机制复杂,可能为造血干细胞、定向干细胞、T淋巴细胞或B淋巴细胞分化成熟障碍,也可能是上述细胞在分子水平上发生障碍的结果。

二、临床表现

PID包括多种疾病,临床表现十分复杂,但其基本特点为反复感染,常是致死的主要原因。

(一)反复感染

1.Ig缺乏者

常见为IgG及其亚类缺陷。由于出生时有来自母体的IgG,故常在生后数月(来自母体的IgG消失)才表现为反复化脓性感染。病毒性感染的发生率亦较高。

2.联合免疫缺陷者

于出生后不久即可发生感染性疾病,较单纯Ig缺乏者更为严重。除发生化脓性感染外,更突出的是反复病毒感染,真菌感染,也可罹患全身性结核。接种减毒活疫苗如麻疹疫苗后往往引起全身感染,甚至死亡。临床上无论Ig缺乏或联合免疫缺陷者,其化脓性感染除一般致病菌外,毒力低的条件致病菌如表皮葡萄球菌等也可造成严重感染。

3.中性粒细胞功能缺陷者

易患各种急、慢性化脓性感染以及慢性肉芽肿。

4.补体缺陷者

常患奈瑟菌属感染。

(二)自身免疫性疾病

PID若能存活到3～5岁,部分病例可患自身免疫性疾病如系统性红斑狼疮、类风湿关节炎等,以及超敏反应性疾病如支气管哮喘等。

(三)恶性肿瘤

联合免疫缺陷和Ig缺乏者易发生恶性肿瘤,其发病率较同龄人高100～300倍,尤易发生淋巴瘤、急性淋巴细胞性白血病。

三、几种常见的原发性免疫缺陷病

(一)抗体缺陷病

1.X连锁无丙种球蛋白血症(Bruton病)

亦称先天性无丙种球蛋白血症。其缺陷基因定位于X染色体长臂(xq21.3～22)。多数于出生后6～12个月时发生反复化脓性感染,以呼吸道感染为主,也可为全身感染。血清丙种球蛋白常在2 g/L以下,IgG<1 g/L,IgA和IgM极少或难以测出,周围血极少或缺乏B淋巴细胞,淋巴结和骨髓内无浆细胞,但可见到前B淋巴细胞。表明B细胞的分化和发育受阻,不能从前B细胞发育为B细胞。原因尚未了解。如不积极治疗,约半数于10岁前死亡。

2.选择性IgA缺乏症

为常见的PID,其发生率占正常人群的1/800～1/600,男女均可发病。大部分患者没有症状,出现临床症状者仅占其中的10%～15%。患者常有呼吸系统、消化系统、泌尿系统等病毒或细菌感染。血清IgA<0.05 g/L,IgG和IgM正常或代偿性增高,IgA通常降低或缺乏。给患儿注射IgA可诱发产生抗IgA的抗体,导致超敏反应。因此应避免使用丙种球蛋白(其中含有少量IgA)。预后一般较好,少数患儿有自行恢复IgA合成的能力。

3.婴儿暂时性低丙种球蛋白血症

本病偶有家族史,男女均可发病,病因不明。可能为母体产生抗胎儿Ig的抗体,通过胎盘破坏或抑制新生儿产生Ig,使出生后一段时间内血清IgG、IgA、IgM总量常<4 g/L,IgG<2.5 g/L。患儿易患革兰阳性细菌感染。直肠黏膜固有层活检见到浆细胞可与Bruton综合征鉴别。本病有自限性,1.5～3.0岁时血清Ig上升至正常水平。

(二)细胞免疫缺陷病

胸腺发育不全综合征。因胚胎时期第3、4对咽囊发育障碍导致(常伴甲状旁腺)胸腺发育不全或不发育。男女均可发生,胸腺缺如使T细胞数量减少,患儿易患病毒感染;因甲状旁腺功能低下,患儿出生后即有低钙血症。特殊面容表现为眼距宽,鼻梁平坦,小下颌,耳位低等,心脏畸形多是大动脉错位、法洛四联症等。尽管胸腺体积变小或萎缩而代以外胚叶组织,但本病免疫缺陷表现轻,血清免疫球蛋白(Ig)水平往往不低,仅约20%病例出现T细胞功能异常,多数患儿随年龄增长,T细胞缺陷可自行恢复至正常。骨髓和胸腺细胞移植已有成功的报道。

(三)抗体和细胞免疫联合缺陷病

严重联合免疫缺陷病(SCID)为先天性免疫缺陷。最初由Hitzig在瑞士(Swiss)发现,也称Swiss型。病因尚未完全明了,可能与骨髓多能干细胞缺陷密切有关。由于干细胞缺乏,使T淋巴细胞、B淋巴细胞均缺乏。根据遗传方式和临床特点又分为常染色体隐性遗传的SCID、X连锁性遗传SCID、湿疹-血小板减少伴免疫缺陷等数种类型。主要表现为严重的细菌、病毒和真菌感染,部分患儿发生卡氏肺囊虫感染。常并发恶性肿瘤、自身免疫性溶血和甲状腺功能低下等。

X 线检查不见胸腺及鼻咽部腺体样阴影。本病预后恶劣,多数于 1 岁左右死亡。

(四)原发性非特异性免疫缺陷

包括原发性补体缺陷和吞噬细胞缺陷性疾病,约占原发性免疫缺陷病的 10%。原发性补体缺陷病的共同表现是对奈瑟菌感染敏感性增高,易发生系统性红斑狼疮及狼疮样综合征。原发性吞噬细胞缺陷以易患反复迁延的化脓性疾病为特征。

四、诊断

(一)病史和体格检查

(1)经常反复感染是本组疾病的主要特征。

(2)大多为遗传性,应注意家族成员有无类似发病者。

(3)发病年龄与病种有关,一般而言,Ig 缺陷突出者于 6 个月后才发生感染,联合免疫缺陷者则发病较早。

(4)体格检查发现扁桃体发育不良或缺如,难以摸到浅表淋巴结,而肝脾大常见。

(二)实验室检查

全面的免疫学分析是诊断免疫缺陷的主要手段。对临床表现提示免疫缺陷的患儿可先做过筛试验(如外周血常规和淋巴细胞、中性粒细胞计数,皮肤迟发超敏反应,血清 Ig 及 C3 测定等)。必要时可在骨髓、淋巴结或直肠黏膜活检标本中检测 T、B 细胞系统和粒细胞、血小板等的数量和形态,以做出正确评价。

(三)X 线检查

婴幼儿期缺乏胸腺影者提示 T 细胞功能缺陷,胸腺及鼻咽部腺体样阴影均消失见于先天性免疫缺陷。

五、治疗

(一)一般治疗

应加强护理和支持疗法,防止感染,已合并感染时选用适当的抗生素。各种伴有细胞免疫缺陷者都应禁忌接种活疫苗或活菌苗,以防发生严重感染等。

(二)替代疗法

1.丙种球蛋白

该制剂仅用于治疗 IgG 缺乏者。肌内注射剂量为每月 100 mg/kg,分次给予,分多处不同部位注射,每一部位注射总量不得大于 5 mL,用药后注意不良反应。IgA 缺乏症患者因可发生抗 IgA 抗体而致超敏反应,故禁忌使用丙种球蛋白。

2.新鲜血浆

血浆中除含 IgG 外,还含有 IgA、IgM 和补体,适用于治疗各类体液免疫缺陷病,剂量为 10~15 mL/kg,每 4 周静脉滴注一次。

3.白细胞

用于治疗中性粒细胞功能缺陷,因作用短暂,仅用于严重感染发生危象时。对 T 细胞缺陷者,无论输血、输血浆、红细胞和白细胞均须极其慎重。因该制品中均含有 T 细胞,即使输入极少量供体 T 细胞也会引起严重的移植物抗宿主反应。

(三)免疫重建

为患儿移植免疫器官或组织,使在患儿体内定居存活,以恢复其免疫功能。临床按免疫缺陷水平不同,可分别移植含有造血干细胞的骨髓、胚肝,含有淋巴干细胞及能产生胸腺素的胎儿胸腺以及基因治疗,如将腺苷脱氨酶(ADA)的编码基因插入患儿的淋巴细胞中可治疗伴 ADA 缺陷的 SCID。

六、预防

做好遗传咨询,检出致病基因携带者。对曾生育过 X 连锁遗传的免疫缺陷患儿的孕妇,应做羊水细胞检查,以确定胎儿性别和决定是否终止妊娠等。

(薛　雷)

第十一章

小儿感染性疾病

第一节 幼儿急疹

幼儿急疹又称婴儿玫瑰疹，是常见于婴幼儿的急性出疹性传染病。临床特征为高热 3～4 天，然而骤然退热并出现皮疹，病情很快恢复。

一、病原和流行病学

1988 年，从急疹患儿外周血淋巴细胞中分离到人类疱疹 6 型（human herpervirus 6，HHV-6）B 组病毒，患者脑脊液中也可见 HHV-6B 病毒。患者血清中抗 HHV-6 抗体有意义地升高。目前认为，HHV-6 是该病的主要病因，但并不是唯一的病原。HHV-6 还可引起婴儿发生无皮疹的急性发热性疾病。本病 90% 发生于 2 岁以内，7～13 月龄为发病高峰年龄段，3 月龄前和 4 岁后少见，偶见于年长儿、青少年和新生儿。大多为散在发病。一项 6 735 例儿童 10 年研究资料总结显示，年发病率为 1‰～10‰，平均 3.3‰。感染后获持久免疫，偶见第 2 次发病。

二、临床表现

潜伏期一般为 5～15 天。

（一）发热期

常突起高热，持续 3～5 天。高热初期可伴惊厥。此期除有食欲减退、不安或轻咳外，体征不明显，仅有咽部和扁桃体轻度充血和头颈部浅表淋巴结轻度肿大。表现为高热与轻微的症状及体征不相称。

（二）出疹期

病程第 3～5 天体温骤然退至正常，同时或稍后出现皮疹。皮疹散在，为玫瑰红色斑疹或斑丘疹，压之褪色，很少融合。首现于躯干，然后迅速波及颈、上肢、脸和下肢。皮疹持续 24～48 小时很快消退，无色素沉着，也不脱皮。偶有并发脑炎和血小板减少性紫癜的报告。

三、实验室检查

血常规检查见白细胞总数减少，伴中性粒细胞减少。也可随后出现白细胞总数增多。

四、诊断

在发热期诊断比较困难,不过,从患儿全身症状轻微与高热表现不一致,周围血象中白细胞总数减少,应考虑之。一旦高热骤退,同时出现皮疹,诊断就不难建立。在出现症状 3 天内可从外周血淋巴细胞和唾液中分离 HHV-6,或用核酸杂交技术检测病毒基因进行病原诊断。

五、治疗

一般不需特殊治疗,主要是对症处理,尤其对高热患者应予以退热镇静剂;加强水分和营养供给。

(王洪展)

第二节 风 疹

风疹是由风疹病毒引起的一种急性呼吸道传染病,临床以低热、皮疹及耳后、枕部淋巴结肿大和全身症状轻微为特征。主要经飞沫传播。妊娠早期感染风疹后,病毒可通过胎盘传给胎儿而导致各种先天畸形,称之为先天性风疹综合征。

一、病因

风疹病毒属披膜病毒科,其直径约 60 nm,核心为单股正链 RNA,外有包膜,由脂蛋白等组成,目前所知只有一个血清型。不耐热,37 ℃和室温中很快灭活,但能耐寒和干燥,−60 ℃可存活几个月。

二、流行病学

人类为风疹病毒的唯一宿主,患者从出疹前 1 周到出疹后 1 周均具有传染性。其鼻咽部分泌物、血、尿及粪便中均带有病毒。主要通过空气飞沫经呼吸道传播,多见于 1~5 岁儿童,一年四季均可发生,但以冬春季发病最高。病后可获持久免疫力。先天性风疹患儿在生后数月内仍有病毒排出,具有传染性。25%~50%感染者为无症状感染。

三、发病机制

病毒首先侵入上呼吸道黏膜及颈部淋巴结,并在其内增殖,从而导致上呼吸道炎症和病毒血症,临床表现为发热、皮疹及浅表淋巴结肿大。而皮疹、血小板减少和关节症状可能与免疫反应相关。若在妊娠早期(3 个月内)感染风疹病毒,其病毒可通过胎盘而传给胎儿,并在其体内不断增殖,最终可导致胎儿畸形。

四、临床表现

(一)获得性风疹
1.潜伏期

一般为 14~21 天。

2.前驱期

1~2天,症状多较轻微,低热和卡他症状,耳后、枕部及后颈部淋巴结稍大伴轻度压痛。

3.出疹期

多于发热1~2天后出疹,最早见于面颊部,迅速扩展至躯干和四肢,1天内布满全身,但手掌及足底常无皮疹。皮疹初为稀疏红色斑疹、斑丘疹,面部及四肢远端皮疹较稀疏,以后躯干、背部皮疹融合。皮疹多于3天内迅速消退,疹退后不留有色素沉着。

此期患儿耳后、枕部及后颈部淋巴结肿大明显,偶可并发肺炎、心肌炎及血小板减少等,个别不出现皮疹,仅有全身及上呼吸道感染症状,故称无皮疹风疹。

(二)先天性风疹综合征

妊娠早期患风疹的妇女,风疹病毒可传递至胎儿,使胎儿发生严重的全身感染,引起多种畸形,称之为"先天性风疹综合征"。先天畸形以先天性心脏病、白内障、唇腭裂、耳聋、头小畸形及骨发育障碍等多见。出生感染可持续存在,并可引起多器官的损害,如血小板减少性紫癜、进行性风疹全脑炎及肝脾大等。

五、诊断和鉴别诊断

典型风疹可根据流行病学史,典型风疹全身症状轻,耳后淋巴结肿大,全身斑丘疹,短期内迅速消退,不留有色素沉着等临床特点。对不典型风疹,可做病原学或血清学检测。妊娠初3~4个月感染风疹,出生时婴儿,若有畸形和多种病症,血中特异性抗风疹IgM阳性或血清中风疹病毒IgG逐渐升高,可诊断为先天性风疹综合征,若未见畸形,仅有实验室证据,可称之为先天性风疹感染。

六、治疗

目前尚无特效的抗病毒治疗方法。主要是对症治疗,如退热、止咳等,加强护理和适当的支持疗法。

七、预防

一般患者出疹5天后即无传染性。妊娠3个月内应避免与风疹患者接触,若有接触史,可于接触后5天内注射丙种球蛋白,可能减轻疾病的症状或阻止疾病发生。对已确诊为风疹的早期孕妇,应考虑终止妊娠。对儿童及易感育龄妇女,可接种风疹减毒活疫苗。因风疹减毒活疫苗可通过胎盘感染胎儿,故孕妇不宜接种该疫苗。

(王洪展)

第三节　麻　疹

麻疹是由麻疹病毒引起的一种急性出疹性呼吸道传染病,临床以发热、咳嗽、流涕、结膜炎、口腔麻疹黏膜斑及全身斑丘疹,疹退后有糠麸样脱屑,色素沉着为主要特征。

一、病因

麻疹病毒属副黏液病毒科,为单股负链 RNA 病毒,只有一个血清型,但已发现有 8 个不同基因组共 15 个基因型。电镜下呈球形或丝杆状,直径 100～250 nm,由 6 种结构蛋白组成,即含 M、F 和 H 的包膜蛋白和 N、P 和 L 核衣壳蛋白。H 蛋白能与细胞受体结合;F 蛋白与病毒细胞融合有关;M 蛋白与病毒释出相关。其抗原性稳定,在体外生活力较弱,在阳光照射或流通空气中 20 分钟即可失去致病力。但耐寒冷及干燥,于 0 ℃可存活 1 个月,－70 ℃可保存活力数月至数年。

二、流行病学

麻疹患者为唯一传染源,无症状病毒携带者及隐性感染者传染性较低。传播方式主要为空气飞沫传播。麻疹患者的潜伏期末至出疹后 5 天内都具有传染性,其口、鼻、咽、眼结膜的分泌物中均含有病毒,在咳嗽、打喷嚏、说话时,以飞沫形式传染易感者,而经被污染的衣物、食物及用具等间接传染的机会较少。该病的传染性较强,未患过麻疹而又未接种疫苗者,即易感者接触后,90%以上发病。在我国多见于 8 个月～5 岁儿童。近年来发病年龄有向两极发展趋势,8 个月龄以下和 15 岁以上年龄组发病比例有所增加,好发季节为冬春季。

三、发病机制及病理

当麻疹病毒侵入易感者的呼吸道黏膜和眼结合膜时,在其局部上皮细胞内增殖,然后播散到局部淋巴组织,于感染后第 2～3 天病毒释放入血,引起第 1 次病毒血症,继之病毒在全身的单核-巨噬细胞系统内增殖,于感染后第 5～7 天,大量病毒释放入血,引起第二次病毒血症。病毒在感染后 7～11 天播散至全身组织器官,但以口、呼吸道、眼结合膜、皮肤及胃肠道等部位为主,并表现出一系列的临床症状及体征。感染后第 15～17 天,病毒血症逐渐消失,器官内病毒快速减少至消除。

麻疹病理特征是感染部位形成两种类型的多核巨细胞,其一为网状内皮巨细胞,又称"华-佛细胞",其二为上皮巨细胞。两者均系多个细胞融合而成。前者广泛存在于全身淋巴结及肝、脾等器官中,后者主要位于皮肤、眼结合膜、鼻、咽、呼吸道和胃肠道黏膜等处。

麻疹是全身性疾病,病毒直接损伤皮肤浅表血管内皮细胞,特异性细胞毒性 T 细胞杀伤病毒感染的靶细胞——上皮和内皮细胞、单核细胞和巨噬细胞,使真皮淋巴细胞浸润、充血肿胀,表皮细胞坏死及退行性变性形成脱屑,因红细胞崩解及血浆渗出使皮疹消退后留有色素沉着。呼吸道病变最明显,可表现为鼻炎、咽炎、支气管炎及肺炎。肠道黏膜可有受累,严重时可并发脑炎。

四、临床表现

(一)典型麻疹

1.潜伏期

一般为 6～18 天,可有低热及全身不适。

2.前驱期

一般持续 3～4 天,主要为上呼吸道及眼结膜炎的表现,有发热、咳嗽、流涕、流泪,眼结合膜充血、畏光及咽痛和周身乏力。病后的第 2～3 天,于第二下磨牙相对应的颊黏膜处,可见直径 0.5～1.0 mm 灰白色斑点,外周有红晕,即麻疹黏膜斑,为麻疹前驱期的特异性体征,有诊断价值。初起时仅数个,1～2 天内迅速增多,可波及整个颊黏膜,甚至唇部黏膜,部分可融合,于出疹后 2～3 天迅速消失。部分患者也可有头痛,呕吐、腹泻等消化道症状。

3.出疹期

一般持续 3～5 天,此时发热、呼吸道症状达高峰。皮疹先出现于耳后、发际,渐及前额、面和颈部,自上而下至胸、腹、背及四肢,最后达手掌和足底。皮疹初为淡红色斑丘疹,压之退色,疹间皮肤正常,可融合成片,继之转为暗红色,部分病例可出现出血性皮疹。此期全身浅表淋巴结及肝脾可有轻度大,肺部可有湿啰音。

4.恢复期

一般持续 3～4 天,按出疹先后顺序依次消退。此期体温下降,全身症状明显减轻。疹退处有糠麸状脱屑及浅褐色色素沉着。整个病程为 10～14 天。

(二)非典型麻疹

1.轻型麻疹

轻型麻疹多见于对麻疹具有部分免疫力者,如 6 个月以内婴儿、近期接受过被动免疫或曾接种过麻疹疫苗者。前驱期较短,发热及上呼吸道症状较轻,麻疹黏膜斑不典型或不出现,皮疹稀疏,可不遗留色素沉着,无并发症,病程 1 周左右。

2.重型麻疹

重型麻疹多见于全身状况差,免疫力低下或继发严重感染者。起病急骤,持续高热或体温不升,全身中毒症状重,皮疹可呈出血性,或皮疹出不透,或皮疹出而骤退,常有肺炎和呼吸窘迫、神经系统症状或心血管功能不全。此型病情危重,病死率高。

3.异型麻疹(非典型麻疹综合征)

异型麻疹(非典型麻疹综合征)见于接种麻疹灭活疫苗或个别减毒活疫苗缺乏 F 蛋白抗体者。表现高热、头痛、肌痛、乏力等,多无麻疹黏膜斑,2 天后出疹,但从四肢远端开始,渐及躯干及面部。皮疹为多形性,有斑丘疹、疱疹、紫癜或荨麻疹等。

4.无皮疹型麻疹

无皮疹型麻疹见于应用免疫抑制剂者、免疫能力较强者或者接种过麻疹疫苗后发生突破感染的患者全病程无皮疹,也可不出现麻疹黏膜斑,呼吸道症状可有可无、可轻可重,以发热为主要表现。临床诊断较困难,需通过血清麻疹抗体 IgH 和/或咽拭子麻疹病毒检测以确诊。

五、辅助检查

(一)血常规检查

白细胞总数减少,淋巴细胞相对增多。若白细胞总数增高,尤为中性粒细胞增加,提示继发细菌感染;如淋巴细胞严重减少,常提示预后不良。

(二)血清学检查

ELISA 测定血清特异性 IgM 和 IgG 抗体,敏感性及特异性较好。IgM 抗体于病后 5～20 天最高,故测定其是诊断麻疹的标准方法。IgG 抗体恢复期较早期增高 4 倍以上也有近期感染的诊断意义。

（三）病原学检测

取患儿鼻咽部分泌物、血细胞及尿沉渣细胞，应用免疫荧光或免疫酶法检测麻疹病毒抗原，可做出早期诊断。

（四）多核巨细胞检查

于出疹前2天至出疹后1天取患者鼻、咽、眼分泌物涂片，瑞氏染色后直接镜检多核巨细胞。

六、并发症

（一）肺炎

肺炎为麻疹最常见并发症，可发生于麻疹过程中各个时期，是麻疹死亡的主要原因之一。麻疹病毒引起的原发性肺炎多不严重，在病程早期发生，随热退和皮疹出齐而消散，但在细胞免疫缺陷者可呈致死性。可继发细菌或其他病毒肺炎，多发生在出疹期。

（二）喉炎

喉炎多见于3岁以下小儿，原发于麻疹病毒或继发细菌感染。临床表现为声音嘶哑、犬吠样咳嗽及吸气性呼吸困难。轻者随体温下降、皮疹消退，症状逐渐消失，重者可致气道阻塞，窒息而导致死亡。

（三）脑炎

脑炎多发生于出疹后的2～6天，也可在前驱期或恢复期，临床表现及脑脊液改变与其他病毒性脑炎相似。多数可恢复，重者可留有不同程度的智力低下、癫痫及瘫痪等神经系统后遗症。

（四）亚急性硬化性全脑炎

亚急性硬化性全脑炎是麻疹的一种远期并发症，是致死性慢性进行性脑退行性病变，较罕见。多发生麻疹后2～17年（平均7年）。临床表现为逐渐出现智力障碍、性格改变、运动不协调、语言障碍及癫痫发作等，最后因昏迷、强直性瘫痪而死亡。患者血清病毒抗体滴度很高；脑组织中有麻疹病毒或其抗原。

七、诊断

典型麻疹根据流行病学史，典型麻疹的各期临床表现，如前驱期的麻疹黏膜斑；出疹期高热出疹特点和出疹顺序与皮疹形态；恢复期疹退脱屑和色素沉着等即可做出临床诊断。非典型麻疹，需依赖于实验室的病原学检查。

八、鉴别诊断

（一）风疹

呼吸道表现及全身中毒症状较轻，无口腔麻疹黏膜斑。常于发热1天后出疹，皮疹分布以面、颈及躯干为主，疹退后无脱屑及色素沉着。常伴有耳后及颈部淋巴结肿大。

（二）幼儿急疹

突然高热，持续3～5天，上呼吸道症状较轻，热骤降而出现皮疹，皮疹分布以躯干为主，1～3天皮疹退尽。热退疹出为本病特点。

（三）猩红热

发热、咽痛明显，1～2天内全身出现针尖大小的丘疹，疹间皮肤充血，面部无皮疹，口周苍白圈，持续3～5天皮疹消退，1周后全身大片脱皮。血白细胞总数及中性粒细胞明显增高。

（四）药物疹

近期有用药史，皮疹痒，伴低热或无热，停药后皮疹逐渐消退。血嗜酸性粒细胞可升高。

九、治疗

目前尚无特效抗麻疹病毒药物。其主要治疗原则为对症治疗，加强护理和防止并发症的发生。

（一）一般治疗

应卧床休息，保持室内空气新鲜，注意温度及湿度。保持眼、鼻及口腔清洁，避免强光刺激，给予营养丰富并易于消化的食物，注意补充维生素，尤其是维生素 A 和维生素 D。

（二）对症治疗

高热可采用物理降温或酌用小剂量退热药，切忌退热过猛引起虚脱；咳嗽可适用祛痰镇咳剂；惊厥时可给予镇静止惊剂。此外，还应保持水电解质及酸碱平衡。

（三）并发症治疗

根据各种并发症的发生，及时给予相应的有效治疗。抗生素无预防并发症的作用，故不宜滥用。

十、预防

预防麻疹的关键是对易感者接种麻疹疫苗，提高其免疫力。

（一）管理传染源

应做到早发现、早报告、早隔离及早治疗麻疹患儿。一般患者应隔离至出疹后 5 天，合并肺炎者应延长到出疹后 10 天。接触者应检疫 3 周，并给予被动免疫制剂。

（二）切断传播途径

在麻疹流行期间，易感者尽量避免去人群密集的场所，患者居住处应通风并用紫外线照射。

（三）保护易感人群

1.主动免疫

采用麻疹减毒活疫苗进行预防接种。我国儿童计划免疫程序规定初种麻疹疫苗年龄为生后 8 个月，1 岁半和 4～6 岁再次加强。在麻疹流行地区，易感者可在接触患者 2 天内进行应急接种，可防止麻疹发生或减轻病情。

2.被动免疫

对体弱多病患儿和婴幼儿，未接受过麻疹预防接种者，在接触麻疹 5 天内，注射人血丙种球蛋白 0.25 mL/kg 可预防发病；若在接触麻疹 5 天后注射，则只能减轻症状。被动免疫维持 3～8 周，以后还应采取主动免疫。

（王洪展）

第四节　水　　痘

水痘是由水痘-带状疱疹病毒初次感染引起的急性传染病，临床以斑疹、丘疹、疱疹和结痂的皮疹共同存在为特征。具有较强的传染性，以冬春季为多见，常呈流行性。

一、病因

水痘-带状疱疹病毒是 α-疱疹病毒,呈球形颗粒,直径 150～200 nm,核酸为双链 DNA。该病毒仅有一个血清型,在外界环境中生活力较弱,不耐高温,不耐酸,在痂皮中不能存活。人类是该病毒的唯一宿主。

二、流行病学

患者是唯一的传染源。自发病前 1～2 天至皮疹干燥结痂均有传染性,主要通过空气飞沫和接触传播,传染性极强。任何年龄均可发病,以学龄前儿童发病率较高,病后免疫力持久。本病遍布全球,一年四季均可发生,但以冬春季多见。

三、发病机制及病理

水痘-带状疱疹病毒初次经口、鼻侵入人体,首先在呼吸道黏膜内增殖,2 天后入血,产生病毒血症,并在肝脾及单核-吞噬细胞系统内增殖后再次入血,产生第二次病毒血症,并向全身扩散,主要在肝脾及网状内皮系统,导致器官病变,水痘的恢复依赖于细胞(T 细胞)免疫,在 T 细胞免疫功能缺陷的患者中水痘病情更为严重。其主要损害部位在皮肤黏膜,较少累及内脏。皮疹分批出现与间隙性病毒血症相一致。通常在皮疹出现后 1～4 天,特异性抗体产生,病毒血症消失,症状也随之缓解。原发感染后,病毒潜伏在神经节内,如果再激活,临床上就表现为带状疱疹。

水痘的皮肤病变主要在表皮棘细胞层,呈退行性变性和水肿,组织液渗入形成水痘疱疹,内含大量病毒。水疱液开始透明,继之上皮细胞脱落及炎性细胞浸润,疱内液体减少并变混浊。如有继发感染,可变为脓疱。最后上皮细胞再生,结痂后脱落,一般不留瘢痕。

四、临床表现

(一)潜伏期
一般为 14 天左右(10～20 天)。

(二)前驱期
婴幼儿常无前驱症状或症状轻微,皮疹和全身表现多同时出现。年长儿可有畏寒、低热、头痛、乏力及咽痛等表现,持续 1 天后出现皮疹。

(三)出疹期
发热数小时至 24 小时出现皮疹。皮疹先于躯干和头部,后波及面部和四肢。初为红色斑疹,数小时变为丘疹,再数小时左右发展成疱疹。疱疹为单房性,疱液初清亮,呈珠状,后稍混浊,周围有红晕。1 天后疱疹从中心开始干枯、结痂,红晕消失。1 周左右痂皮脱落,一般不留瘢痕。皮疹呈向心性分布,主要位于躯干,其次头面部,四肢相对较少,手掌、足底更少。黏膜也常受累,见于口咽部、眼结膜、外阴及肛门等处,皮疹分批出现,故可见丘疹、疱疹和痂疹同时存在。

水痘多为自限性疾病,10 天左右可自愈。除了上述的典型水痘外,可有疱疹内出血的出血型水痘,该型病情极严重,常因血小板减少或弥漫性血管内出血所致。

五、辅助检查

(一)血常规检查

白细胞总数正常或稍低。

(二)疱疹刮片

刮取新鲜疱疹基底组织涂片,用瑞特或吉姆萨染色可发现多核巨细胞,用苏木素-伊红染色可见核内包涵体。

(三)血清学检查

补体结合抗体高滴度或双份血清抗体滴度 4 倍以上升高可明确诊断。

(四)病毒分离

将疱疹液直接接种于人胚成纤维细胞,分离出病毒再进一步鉴定。该方法仅用于非典型病例。

(五)核酸检测

PCR 法检测患儿皮损或疱液中的病毒 DNA 片段,是敏感、快速的早期诊断方法。

六、并发症

常见为皮肤继发细菌感染,如脓疱疮、丹毒、蜂窝织炎等,严重时可发生败血症;继发性血小板减少可致皮肤、黏膜出血,严重内脏出血;水痘肺炎多见于成人患者或免疫缺陷者;神经系统受累可见水痘后脑炎、吉兰-巴雷综合征等。此外,少数病例可发生心肌炎、肝炎、肾炎等。

七、诊断及鉴别诊断

典型水痘根据流行病学及皮疹特点,如向心性分布、分批出现、不同形态皮疹同时存在等可做出临床诊断。目前临床广泛应用外周血检测抗原、抗体,该方法敏感、可靠。水痘应注意与丘疹性荨麻疹和能引起疱疹性皮肤损害的疾病,如肠道病毒和金黄色葡萄球菌感染、虫咬性皮疹、药物和接触性皮炎等相鉴别。

八、治疗

(一)一般治疗

对水痘患儿应早期隔离,直到全部皮疹结痂为止。轻者给予易消化的食物和注意补充水分,重者必要时可静脉输液。局部治疗以止痒和防止继发感染为主。皮肤瘙痒可局部涂擦润肤剂和内服抗组胺药物,继发感染可用抗生素软膏。发热患儿应卧床休息,并保持水、电解质平衡,因为水痘时使用阿司匹林与 Reye's 综合征的发生有关,应避免使用阿司匹林。

(二)抗病毒治疗

阿昔洛伟是目前治疗水痘-带状疱疹病毒的首选抗病毒药物。此外,也可应用阿昔洛韦、α-干扰素等。

(三)防治并发症

继发细菌感染时应及早给予抗生素,并发脑炎时应适当应用脱水剂。

九、预防

控制传染源,隔离患儿至皮疹全部结痂为止;对已接触的易感儿,应检疫 3 周。对于免疫功能低下、应用免疫抑制剂者及孕妇,若有接触史,应尽早(在暴露后的 10 天内)使用丙种球蛋白或水痘-带状疱疹免疫球蛋白。对于易感者接种水痘减毒活疫苗,可预防水痘,如在暴露于水痘患者后 72 小时内,采取应急接种水痘疫苗可预防水痘的发生。

（王洪展）

第五节　传染性单核细胞增多症

一、概述

传染性单核细胞增多症(infectious mononucleosis,IM)临床以发热、咽扁桃体炎和淋巴结肿大以及外周血淋巴细胞和异型淋巴细胞增多为特征。典型传单主要由 EB 病毒(Epstein-Barr virus,EBV)感染引起,除免疫缺陷者有严重并发症外,大多恢复较好。其他病原如人巨细胞病毒(human cytomegalovirus,HCMV)、HHV-6、弓形体、腺病毒、风疹病毒、甲型和乙型肝炎病毒等也可引起类似临床表现,又称单核细胞增多症样综合征,或称类传单。本节主要介绍 EB 病毒相关性传单。

二、病因及流行病学特征

EBV 属于疱疹病毒科 γ 亚科,为 DNA 病毒,表达核抗原(nuclear antigen,NA)、膜抗原(membrane antigen,MA)、早期抗原(early antigen,EA)和病毒衣壳抗原(viral capsid antigen,VCA)等多种抗原。EBV 主要感染有 CD21 受体的成熟 B 淋巴细胞,具有使靶淋巴细胞无限增殖的能力和潜伏-活化的特性。绝大多数原发感染后 EBV 进入潜伏状态。少数患者可呈慢性持续性感染(病毒基因在细胞内形成环化游离小体,依赖细胞酶进行复制,仅表达 6 种核蛋白、3 种膜蛋白和 2 种小 RNA 产物),可引起感染的 T 细胞、NK 细胞或 B 细胞发生克隆性增生,导致各种淋巴细胞增殖性疾病,还与 Burkitt 淋巴瘤、鼻咽癌、多克隆 B 细胞淋巴瘤及某些风湿病如干燥综合征等发生有关。

EBV 感染呈全球性分布,我国 3～5 岁儿童抗 VCA IgG 阳性率已达 90％以上。原发感染者为传染源,往往持续或间歇从唾液中排病毒数月之久。接触带病毒的唾液是主要传播方式。偶可经输血传播。EBV 也可从宫颈分泌物中排出,但无性传播和母婴传播的流行病学证据。

三、诊断

(一)病史
常无明确接触史。

(二)临床表现
潜伏期一般 30～50 天,在年幼儿童可较短。

1.无症状或不典型感染

多见于年幼儿。显性表现常较轻微,如上呼吸道感染、扁桃体炎、持续发热伴或不伴淋巴结肿大。

2.急性传染性单核细胞增多症

常先有 2～3 天前驱表现:头痛、不适、乏力及畏食等,然后出现下列典型征象。

(1)发热、咽扁桃体炎和淋巴结肿大三联症:几乎均有发热,体温常≥39.5 ℃,可持续 10 天,个别长达 1～2 个月。约 80％有咽扁桃体炎,半数以上有白色膜状渗出,约 5％伴链球菌感染。≥90％起病不久全身浅表淋巴结迅速肿大,颈部最为明显。纵隔淋巴结肿可致咳嗽和气促,肠系膜淋巴结肿可致腹痛。

(2)脾大:见于 50％～70％病例,质柔软。脾破裂罕见,却为严重并发症。

(3)肝大及肝功能异常:40％以上有肝酶增高;肝大见于 30％～50％;2％～15％有黄疸。少数呈重症肝炎样表现。

(4)其他表现:可有皮疹。少见血液系统(贫血、血小板计数减少及粒细胞计数减少)、肺部(肺炎)、神经系统(脑炎、脑膜脑炎、吉兰-巴雷综合征及周围性面瘫)、心血管(心肌炎和心包炎)和肾脏(肾小球肾炎)等并发症。若无并发症,病程一般为2～4 周。

3.免疫缺陷儿童 EBV 感染

常发生致死性单核细胞增多症、继发性低或无免疫球蛋白血症、恶性多克隆源性淋巴瘤、再生障碍性贫血及慢性淋巴细胞性间质性肺炎等。病死率高达 60％。

4.慢性活动性 EBV 感染(CAEBV)

主要表现为持续性或反复发热,伴有淋巴结肿大和肝脾大,常有肝功能异常、贫血、血小板减少或全血减少、黄疸、皮疹和蚊虫叮咬过敏、视网膜炎等,若抗 VCA-IgG、抗 EAIgG 异常增高或抗 VCA-IgA 和抗 EA-IgA 阳性,或病变组织包括外周血单个核细胞内 EBV DNA 载量增高即可诊断。病情常反复发作,根据临床征象和 EBV 载量分为活动性疾病和非活动性疾病状态。大多预后不良,常死于疾病活动期的严重脏器功能损伤,继发感染,并发 EBV 相关性噬血细胞综合征、间质性肺炎、神经系统并发症或恶性肿瘤等。

(三)实验室检查

病后 1～4 周内出现典型血象改变,包括淋巴细胞增多≥5×10^9/L 或 50％和异型淋巴细胞增多≥10％,白细胞计数一般为(10～20)$\times 10^9$/L。

(四)病原学诊断

1.血清学检查

抗 VCA-IgG 阳性表明既往或现症 EBV 感染;抗 VCA-IgM 是急性原发感染指标(持续 2～3 个月),但＜4 岁者该抗体水平低,消失快(病后 3～4 周内消失);抗 EA 在急性晚期出现;抗 NA 在恢复期出现。抗 VCA IgG 和抗 NA 抗体将持续存在。在慢性活动性感染时,可见抗 VCA IgG 高滴度;抗 EA 常增高;抗 NA 阳性;或抗 VCA-IgA 和/或抗 EA-IgA 阳性;而抗 VCA-IgM 通常阴性。

2.病毒标志物检测

用核酸杂交和 PCR 法检测唾液或口咽洗液脱落上皮、外周血单个核细胞或血浆或血清和病变组织中 EBV DNA 或 EBERs 是最特异方法。还可用免疫标记法检测样本中病毒抗原。

3.病毒分离

利用 EBV 感染使培养 B 细胞(人脐血或外周淋巴细胞)无限增殖的特性进行病毒分离鉴定,需耗时 6～8 周。

四、鉴别诊断

(一)链球菌性扁桃体炎

缺乏传单的其他体征,外周血白细胞总数、中性粒细胞和C-反应蛋白增高。但若抗链球菌治疗48小时后发热等仍无缓解应考虑到本病。

(二)单核细胞增多症样综合征

异型淋巴细胞增多不如传单明显。风疹时咽峡炎不明显,少见淋巴结和脾大;腺病毒感染时咳嗽等呼吸道症状突出,淋巴结肿大少见;肝炎病毒感染时肝功能异常更严重,且无咽峡炎;HCMV感染时淋巴结肿和咽峡炎少见等特点有助鉴别。病原学检查是确定病原的重要手段。

(三)早期出现严重并发症

易因突出的器官或系统损害而误诊为其他疾病。此时,应注意动态观测血象变化、监测EBV特异性抗体,及时检测外周血淋巴细胞或组织中病毒基因帮助诊断。

(四)继发其他疾病如川崎病、噬血细胞综合征或类风湿关节炎

已陆续有临床报道,可在本病急性阶段发生,更多见于CAEBV患儿。此时,综合分析病情演变特点、寻找病原学证据显得尤其重要,必要时可考虑相应诊断性治疗。

五、治疗

(一)支持对症治疗

急性期需卧床休息,给予对症治疗如退热、镇痛及护肝等。症状严重者可慎用短期常规剂量地塞米松;发生因扁桃体肿大明显或气管旁淋巴结肿致喘鸣或有血液或神经系统并发症时亦常需使用皮质激素。根据咽拭培养或抗原检测证实继发链球菌感染时需加用敏感抗生素。脾大者恢复期应避免明显身体活动或运动,以防脾破裂;脾破裂时应紧急外科处理或非手术治疗。因深部上呼吸道炎症致完全呼吸道梗阻时宜行气管插管。

(二)抗病毒治疗

目前尚缺乏对EBV感染有明显疗效的抗病毒药物。更昔洛韦体外有抑制EBV效应,临床急性期应用可缩短热程和减轻严重的扁桃体肿胀,但尚缺乏适宜的临床研究评估。可按抗HCMV诱导治疗方案给药,待体温正常或扁桃体肿胀明显减轻即可停药,无须维持治疗。

(三)慢性活动性EBV感染的治疗

目前认为,造血干细胞移植是CAEBV的治愈性手段。在造血干细胞移植前,如果处于疾病活动状态需应用联合化疗方案,控制病情。如果化疗期间,疾病持续处于活动状态,应尽快接受造血干细胞移植。日本学者提出三步策略和化疗方案可供参考:①第一步,抑制被激活的T细胞、NK细胞和巨噬细胞。可选择泼尼松龙,$1 \sim 2$ mg/(kg·d);依托泊苷(VP-16),每周150 mg/m²;环孢素,3 mg/(kg·d),共4~8周。②第二步,清除EBV感染的T细胞和NK细胞。如果EBV载量下降<1个log数量级,可重复化疗或换用新的化疗方案。联合化疗方案:改良的CHOP方案(环磷酰胺:750 mg/m²,第1天。吡柔比星:25 mg/m²,第1、2天。长春新碱2 mg/m²,第1天。泼尼松龙50 mg/m²,第1~5天)。Capizzi方案(阿糖胞苷:3 g/m²,每12小时1次,共4次。L-门冬酰胺酶:10 000 U/m²,在阿糖胞苷滴注4小时后1次静脉滴注。泼尼松龙30 mg/m²,第1、2天)。高剂量阿糖胞苷方案(阿糖胞苷1.5 g/m²,每12小时1次,共12次。泼尼松龙30 mg/m²,第1~6天)。VPL方案(VP-16:150 mg/m²,第1天。泼尼松龙:30 mg/m²,

第1~7天。*L*-门冬酰胺酶:6 000 U/m²,第1~7天)。③第三步,接受造血干细胞移植。若患者表现为 EBV 相关性噬血细胞综合征,可按噬血细胞综合征的化疗方案进行治疗。

六、预防

传单患者恢复期时仍可存在病毒血症,故在发病6个月后才能献血。已有2种EBV疫苗用于志愿者:表达 EBV gp320 的重组痘病毒疫苗和提纯病毒 gp320 膜糖蛋白的疫苗,有望开发应用于 EBV 感染的预防。

(王洪展)

第六节　巨细胞病毒感染性疾病

一、概述

巨细胞病毒感染性疾病由人巨细胞病毒(HCMV)引起,多在儿童时期发生。绝大多数感染者无症状,但在先天感染和免疫抑制个体可引起严重疾病。婴幼儿期感染常累及肝脏。

二、病因及流行病学特征

HCMV 属疱疹病毒 β 亚科,为 DNA 病毒,表达即刻早期抗原(IEA)、早期抗原(EA)和晚期抗原(LA,病毒结构蛋白),暂定一个血清型。HCMV 具严格种属特异性和潜伏-活化特性。初次感染称原发感染;在免疫功能低下时潜伏病毒活化或再次感染外源性病毒则称再发感染。

我国一般人群 HCMV 抗体阳性率为 86%~96%,孕妇95%左右;儿童至周岁时已达80%左右。感染者是唯一传染源,HCMV 存在于鼻咽分泌物、尿、宫颈及阴道分泌物、乳汁、精液、眼泪和血中。原发感染者可持续排病毒数年之久;再发感染者可间歇排病毒。传播途径主要有两种。①母婴传播:先天感染(经胎盘传播)和围产期感染(产时或母乳)。②水平传播:主要通过密切接触和输血等医源性传播。

三、诊断

(一)病史

常无明确接触史。先天感染患儿可有早产、小于胎龄或足月小样儿病史。输血后综合征患儿在病前1~6周(平均3~4周)有血制品输注史。

(二)临床表现

1.先天感染

生后2周内实验室证实有 HCMV 感染可诊断之。5%~10%有典型多系统器官受损表现,黄疸(直接胆红素升高为主)和肝脾大最常见;可有血小板计数减少所致瘀斑、头小畸形、脑室扩大伴周边钙化、视网膜脉络膜炎、神经-肌肉功能障碍如肌张力低下和瘫痪以及感音神经性耳聋;外周血异型淋巴细胞增多,脑脊液蛋白增高和血清肝酶增高,Coombs 阴性的溶血性贫血;可有腹股沟疝、腭裂、胆道闭锁、心血管畸形和多囊肾等畸形。另有5%为非典型者,可以上述1种或多种组合表现,单独存在头小畸形、肝脾大、血小板减少或耳聋相对常见。非神经损害多可恢复,但神经性损害常不可逆,可有智力障碍、感音神经性耳聋(显性感染发生率25%～50%,不显性感染10%～15%,可呈晚发性或进行性加重)、神经缺陷和眼部异常等后遗症。部分患儿可出现语言发育障碍和学习困难。

2.婴儿围产期及生后感染

生后3～12周内开始排毒者为围产期感染。出生12周后开始排病毒为生后感染。显性表现包括:①HCMV肝炎,呈黄疸型或无黄疸型,轻至中度肝大,常伴脾大,黄疸型常有不同程度淤胆,血清肝酶轻至中度升高。②HCMV肺炎:多无发热,可有咳嗽、气促,偶闻肺部啰音。影像学检查多见弥漫性肺间质病变,可有支气管周围浸润伴肺气肿和结节性浸润。③输血后综合征:临床表现多样,可有发热、黄疸、肝脾大、溶血性贫血、血小板计数减少、淋巴细胞和异型淋巴细胞增多。常见皮肤灰白色休克样表现。亦可有肺炎,甚至呼吸衰竭。在早产儿,特别是极低体重儿病死率可达20%以上。早产儿和高危足月儿,特别是生后2个月内开始排病毒的早产儿发生后遗症的危险性增加。生后感染者不发生后遗缺陷。

3.免疫正常儿童感染

显性感染在4岁以下可致支气管炎或肺炎;在7岁以下可表现为无黄疸型肝炎;在青少年则可表现为单核细胞增多症样综合征:不规则发热、不适和肌痛等,全身淋巴结肿大较少见,渗出性咽炎极少,多在发热1～2周后出现血象改变(白细胞总数达 $10\times10^9/L$～$20\times10^9/L$,淋巴细胞 >50%,异型淋巴细胞 >5%);90%以上有肝酶轻度增高,仅约25%有肝脾大,黄疸极少见。

4.免疫抑制儿童感染

最常表现为单核细胞增多症样综合征,但异型淋巴细胞少见。部分因免疫抑制治疗有白细胞减少伴贫血和血小板减少。其次为肺炎,在骨髓移植者最为多见和严重,病死率高达40%。HCMV肝炎在肝移植受者常与急性排斥反应同时存在,以持续发热,肝酶升高,高胆红素血症和肝功能衰竭为特征。肾移植者可发生免疫复合物性肾小球肾炎。胃肠道疾病常见于艾滋病及骨髓、肾和肝移植者,病变常累及整个胃肠道,内镜可见溃疡,严重时见出血性和弥散性糜烂。还可发生脑膜脑炎、脊髓炎、周围神经病和多发性神经根炎等神经系统疾病。

(三)病原学检查

1.病毒分离

最可靠,特异性最强。采用小瓶培养技术检测培养物中病毒抗原可缩短检出时间24～32小时。常采用尿样本,也可取体液和组织样本。

2.HCMV标志物检测

在各种组织或细胞标本中检测HCMV标志物如包涵体、病毒抗原、病毒颗粒和病毒基因(DNA或mRNA片段),前3项任一项阳性或检出HCMV mRNA均表明有活动性感染。实时荧光定量PCR法检测病毒DNA载量与活动性感染呈正相关,高载量或动态监测中出现载量明显升高提示活动性感染可能。血清或血浆样本HCMV DNA阳性是活动性感染的证据;全血或单个核细胞阳性时存在潜伏感染的可能,高载量支持活动性感染。在新生儿期检出病毒DNA是原发感染的证据。

3.血清学检查

原发感染证据:①动态观察到抗HCMV-IgG抗体阳转。②抗HCMV-IgM阳性而抗HCMV-IgG阴性或低亲和力IgG阳性。近期活动性感染证据:双份血清抗HCMV-IgG滴度≥4倍增高;抗HCMV-IgM和IgG阳性。新生儿期抗HCMV-IgM阳性是原发感染的证据。6个月内婴儿需考虑来自母体的IgG抗体;严重免疫缺陷者或幼婴可出现特异性IgM抗体假阴性。

(四)诊断标准

1.临床诊断

具备活动性感染的病毒学证据,临床上又具有HCMV性疾病相关表现,排除现症疾病的其他常见病因后可做出临床诊断。

2.确定诊断

从活检病变组织或特殊体液如脑脊液、肺泡灌洗液内分离到HCMV病毒或检出病毒复制标志物(病毒抗原和基因转录产物)是HCMV疾病的确诊证据。

四、鉴别诊断

HCMV感染的临床表现常难与其他病原感染相区别,故病原学检查是鉴别诊断的唯一可靠依据。由于HCMV致病力弱,免疫正常时无论原发或再发感染,绝大多数无症状,故在免疫正常个体应先排除其他病因,谨慎诊断HCMV疾病。在CID时,应与其他宫内感染如先天性风疹、弓形虫、梅毒螺旋体及单纯疱疹病毒等感染相鉴别。HCMV引起单核细胞增多症样综合征时应与其他病原,特别是EBV相关性传染性单核细胞增多症鉴别。输血后综合征应排除HBV和HCV等输血后感染。

五、治疗

(一)抗病毒治疗

1.更昔洛韦(ganciclovir,GCV)

治疗方案参照国外儿科经验。诱导治疗:5 mg/kg(静脉滴注>1小时),每12小时1次,共2～3周;维持治疗:5 mg/kg,1天1次,连续5～7天,总疗程3～4周。若诱导期疾病缓解或病毒血症/尿症清除可提前进入维持治疗;若诱导治疗3周无效,应考虑原发或继发耐药或现症疾病为其他病因所致;若维持期疾病进展,可考虑再次诱导治疗;若免疫抑制因素未能消除则应延长维持疗程,采用:①5 mg/kg,1天1次;②6 mg/kg,每周5天;③序贯口服更昔洛韦30 mg/kg,每8小时1次,或缬更昔洛韦,以避免病情复发。用药期间应监测血常规和肝肾功能,若肝功能明显恶化、血小板和粒细胞下降≤25×10⁹/L和0.5×10⁹/L或至用药前水平的50%以下应停药。粒细胞减少重者可给予粒细胞集落刺激因子,若需再次治疗,仍可使用原剂量或减量,或联合应用集落刺激因子以减轻骨髓毒性。有肾损害者应减量。

2.缬更昔洛韦(valganciclovir,VGCV)

此为GCV缬氨酸酯。2001年获准用于18岁以上AIDS患者HCMV视网膜炎的治疗和移植患者预防用药。在先天感染新生儿的Ⅱ期临床研究显示,口服单剂16 mg/kg与静脉用6 mg/kg更昔洛韦等效。成人900 mg相当于静脉注射GCV 5 mg/kg,诱导治疗900 mg,1天2次,持续21天;维持治疗900 mg,1天1次。肾功能不全者剂量酌减。需与食物同服。主要不良反应有胃肠反应、骨髓抑制和眩晕、头痛、失眠等。

3.膦甲酸钠(foscarnet,PFA)

一般作为替代用药。国外介绍儿童参照成人方案。①诱导治疗:60 mg/kg,每8小时1次

（静脉滴注＞1小时），连用2～3周；②免疫抑制者需维持治疗：90～120 mg/kg，1天1次（静脉滴注＞2小时）。维持期间疾病进展，则再次诱导或与GCV联用。主要有肾毒性，患者耐受性不如GCV。

（二）对症治疗

对HCMV相关疾病予以相应处理，如肝炎时降酶、退黄及护肝治疗；肺炎有呼吸困难时给予氧疗等；注意防治二重感染。

六、预防

（一）一般预防

避免暴露是最主要的预防方法。手部卫生是预防的主要措施。使用HCMV抗体阴性血制品或洗涤红细胞（去除白细胞组分）可减少输血后感染。

（二）阻断母婴传播

(1)易感孕妇应避免接触已知排病毒者分泌物；注意手部卫生。

(2)带病毒母乳处理：已感染HCMV婴儿可继续母乳喂养，无须处理；早产和低出生体重儿需处理带病毒母乳。−15℃以下冻存至少24小时后室温融解可明显降低病毒滴度，再加短时巴斯德灭菌法（62～72℃，5秒）可消除病毒感染性。

（三）药物预防

主要用于骨髓移植和器官移植患者。

1.伐昔洛韦（valacyclovir，VACV）

已在多个国家获准使用。主要用于移植后预防。口服剂量：肾功能正常时，2 g，1天4次；肾功能不良（尤其肾移植后）者剂量酌减，1.5 g 1天4次～1.5 g 1天1次。一般需服药90～180天不等，总剂量不超过2 000 g。

2.GCV

同治疗剂量诱导治疗7～14天后维持治疗至术后100～120天。

3.VGCV

2009年获准用于4月龄～16岁接受心脏或肾移植儿童的预防。儿童剂量（mg）＝7×体表面积（BSA）×肌酐清除率（CrCl），单剂不超过900 mg；每天1次，术后10天内开始口服直至移植后100天。

（王洪展）

第七节　流行性腮腺炎

流行性腮腺炎是由腮腺炎病毒引起的急性呼吸道传染病。其临床特征为腮腺（包括颌下腺和舌下腺）的非化脓性肿胀、疼痛和发热，并可累及其他各种腺体及其他器官。传染性仅次于麻疹、水痘。预后良好，感染后可获持久免疫。

一、病因

腮腺炎病毒属副黏液病毒科的单股RNA病毒。其直径100～200 nm，呈球形，只有一个血清型,有12个基因型(A~L)。对物理和化学因素敏感,加热至60℃后20分钟即可失去活力,福尔马林或紫外线也能将其灭活,但耐低温,4℃可存活2个月以上。

二、流行性

人是流行性腮腺炎病毒的唯一宿主,可通过直接接触、飞沫、唾液污染食具或玩具等途径传播。一年四季均可发生,但以冬春季为高峰。人群对本病普遍易感,感染后可获持久免疫,仅有1%~2%的人可能再次感染。

三、发病机制及病理

病毒首先侵犯口腔和鼻黏膜,在其局部上皮细胞增殖,并释放入血,形成第1次病毒血症。病毒经血液至全身各器官,首先累及各种腺体,如腮腺、颌下腺、舌下腺及胰腺、生殖腺等,并在其腺上皮细胞增殖,再次入血,形成第二次病毒血症,进一步波及其他脏器。

病理特征为腮腺非化脓性炎症,包括间质水肿、点状出血、淋巴细胞浸润和腺泡坏死。腺体导管水肿,管腔内脱落的坏死上皮细胞堆积,使腺体分泌排出受阻,唾液淀粉酶经淋巴系统进入血液而使血、尿淀粉酶升高。此外,其他器官如胰腺、睾丸可有类似病理改变。

四、临床表现

潜伏期14~25天,多无前驱症状。起病较急,可有发热、头痛、咽痛、食欲缺乏、恶心及呕吐等,数小时至2天出现腮腺肿大,初为一侧,继之对侧也出现肿大。腮腺肿大以耳垂为中心,并向前、后、下发展,边界不清,局部表面热而不红,触之有弹性感并有压痛。当腮腺肿大明显时出现胀痛,咀嚼或进酸性食物时疼痛加剧。腮腺导管口(位于上颌第二磨牙旁的颊黏膜处)在早期常有红肿。腮腺肿大1~3天达高峰,一周左右消退,整个病程10~14天。

此外,颌下腺和舌下腺也可同时受累。常合并有脑膜炎、胰腺炎和生殖腺炎(多见睾丸炎)。不典型病例可无腮腺肿大,仅以单纯睾丸炎或脑膜炎的症状为临床表现。

五、辅助检查

(一)一般检查

1.血常规检查

白细胞总数大多正常或稍高,淋巴细胞相对增高。

2.血清及尿淀粉酶测定

其增高程度常与腮腺肿胀程度相平行。90%患儿发病早期血清及尿淀粉酶增高,有助于诊断。

3.脑脊液检测

约半数腮腺炎患者在无脑膜炎症状和体征时,脑脊液中白细胞计数可轻度升高。

(二)血清学检查

ELISA法检测血清中腮腺炎病毒核蛋白的IgM抗体在临床症状后3天逐渐升高可作为近期感染的诊断;近年来应用特异性抗体或单克隆抗体检测腮腺炎病毒抗原,可做早期诊断;逆转录PCR技术检测腮腺炎病毒RNA,可提高对可疑患者的诊断率。

(三)病毒分离

可从患儿唾液、尿及脑脊液中分离出病毒。

六、并发症

流行性腮腺炎是全身性疾病,病毒常侵犯中枢神经系统及其他腺体而出现症状。甚至某些并发症可不伴有腮腺肿大而单独出现。

(一)神经系统

1.脑膜脑炎

较为常见,多在腮腺肿大后1周左右出现,也可发生在腮腺肿大前或腮腺肿后2周内,临床表现及脑脊液改变与其他病毒性脑膜脑炎相似。疾病早期,脑脊液中可分离出腮腺炎病毒,大多数预后良好,但也偶有死亡及留有神经系统后遗症者。

2.多发性神经炎、脑脊髓炎

偶有腮腺炎后1~3周出现多发性神经炎、脑脊髓炎,但预后多良好。肿大腮腺可压迫面神经引起暂时性面神经麻痹,有时出现三叉神经炎、偏瘫、截瘫及上升性麻痹等。

3.耳聋

由听神经受累所致。发生率虽不高(约1/15 000),但可发展成永久性和完全性耳聋,所幸75%为单侧,故影响较小。

(二)生殖系统睾丸炎

生殖系统睾丸炎是青春发育期男孩常见的并发症,多为单侧,肿大且有压痛,近半数病例发生不同程度睾丸萎缩,但很少引起不育症。7%青春期后女性患者可并发卵巢炎,表现下腹疼痛及压痛,目前尚未见因此导致不育的报告。

(三)胰腺炎

胰腺炎常发生于腮腺肿大后4天至1周出现,以中上腹疼痛为主要症状,可伴有发热、呕吐、腹胀或腹泻等,轻型及亚临床型较常见,发生严重胰腺炎的极少见。由于单纯腮腺炎即可引起血、尿淀粉酶升高,故血、尿淀粉酶不宜作为诊断依据。血脂肪酶检测有助于胰腺炎的诊断。

(四)其他

还可有心肌炎、肾炎、乳腺炎、关节炎、肝炎等。

七、诊断及鉴别诊断

依据流行病学史、腮腺及其他唾液腺非化脓性肿大的特点,可做出临床诊断。

对非典型的流行性腮腺炎需依靠血清学抗体IgM检查或病毒检测分离确诊。

鉴别诊断包括其他病原(细菌、流感病毒、副流感病毒等)引起的腮腺炎和其他原因引起的腮腺肿大,如白血病、淋巴瘤及腮腺肿瘤等。

八、治疗

自限性疾病,目前尚无抗流行性腮腺病毒的特效药物。主要是对症治疗,镇痛及退热。急性期应避免食刺激性食物,多饮水,保持口腔卫生。高热患儿可采用物理降温或使用解热剂,严重头痛和并发睾丸炎者可酌情应用止痛药。此外,也可采用中医中药内外兼治。对重症脑膜脑炎、睾丸炎或心肌炎者,可短程给予糖皮质激素治疗。此外,氦氖激光局部照射治疗腮腺炎,对止痛、消肿有一定疗效。

九、预防

及早隔离患者直至腮腺肿胀完全消退为止。集体机构的易感儿应检疫 3 周。流行性腮腺炎减毒活疫苗具有较好的预防效果。此外,对鸡蛋过敏者不能使用腮腺炎减毒活疫苗。

（连琛琛）

第八节 手足口病

手足口病(hand-foot-mouth disease,HFMD)是由多种人肠道病毒引起的常见传染病,以婴幼儿发病为主。大多数患者症状轻微,以发热和手、足、口腔等部位的皮疹或疱疹为主要特征。少数患儿可出现中枢神经系统、呼吸系统受累,引发无菌性脑膜炎、脑干脑炎、急性弛缓性麻痹、神经源性肺水肿和心肌炎等,个别重症患儿病情进展快,导致死亡。青少年和成人感染后多不发病,但能够传播病毒。引起手足口病的肠道病毒包括肠道病毒 71 型(EV71)和 A 组柯萨奇病毒(CoxA)、埃可病毒的某些血清型。

一、病因

引起 HFMD 的病原体主要为单股线形小 RNA 病毒科,肠道病毒属的柯萨奇病毒 A 组 (Coxasckievirus A,Cox A)的 2、4、5、7、9、10、16 型等,B组(Coxasckievirus B,Cox B)的 1、2、3、4、5 型等;肠道病毒 71 型(Human Enterovirus 71,EV71);埃可病毒(Echovirus,ECHO)等。其中以 EV71 及 Cox A16 型较为常见。

肠道病毒适合在湿、热的环境下生存与传播,对乙醚、去氯胆酸盐等不敏感,75％酒精和 5％来苏亦不能将其灭活,但对紫外线及干燥敏感。各种氧化剂(高锰酸钾、漂白粉等)、甲醛、碘酒都能灭活病毒。病毒在 50 ℃可被迅速灭活,但 1 mol 浓度二价阳离子环境可提高病毒对热灭活的抵抗力,病毒在 4 ℃可存活1 年,在 −20 ℃可长期保存,在外环境中病毒可长期存活。

二、流行病学

(一)流行概况

HFMD 是全球性传染病,世界大部分地区均有此病流行的报道。1957 年新西兰首次报道,1958 年分离出柯萨奇病毒,1959 年正式命名 HFMD。1969 年 EV71 在美国被首次确认。此后 EV71 感染与 Cox A16 感染交替出现,成为 HFMD 主要病原体。我国自 1981 年在上海报道 HFMD,1998 年我国台湾地区发生 EV71 引起的手足口病和疱疹性咽峡炎暴发流行,HFMD 分布广泛,流行无明显的地区性,全年均可发生,一般 4～7 月为发病高峰。托幼机构等易感人群集中处可发生暴发。肠道病毒传染性强、隐性感染比例高、传播途径复杂、传播速度快,控制难度大,容易出现暴发和短时间内较大范围流行。

(二)传染源

人是人肠道病毒的唯一宿主,患者和隐性感染者为传染源。发病前数天,感染者咽部与粪便就可检出病毒,通常以发病后一周内传染性最强。

(三)传播途径

肠道病毒可经胃肠道(粪-口途径)传播,也可经呼吸道(飞沫、咳嗽、打喷嚏等)传播,亦可因接触患者口鼻分泌物、皮肤或黏膜疱疹液及被污染的手及物品等造成传播。尚不能明确是否可经水或食物传播。

(四)易感性

人普遍易感。各年龄组儿童均可感染发病,多发生于学龄前儿童,尤以 3 岁及以下儿童发病率最高。显性感染和隐性感染后均可获得特异性免疫力,产生的中和抗体可在体内存留较长时间,对同血清型病毒产生比较牢固的免疫力,但不同血清型间无交叉免疫。

三、发病机制及病理

引起手足口病的常见病毒是 EV71 及 Cox A16,导致手足口病肺水肿或肺出血死亡的病毒主要是 EV71。当肠道病毒通过咽部或肠道侵入易感者体内,在其局部黏膜、淋巴结内增殖,然后释放入血,引起第 1 次病毒血症,继之病毒在全身淋巴结、肝脾内增殖,释放入血,引起第二次病毒血症,到达全身的靶器官。目前肠道病毒导致重症的机制尚不完全清楚,EV71 具有嗜神经性,侵犯外周神经末梢,通过逆向神经转运进入中枢神经感系统,直接感染和免疫损伤引起神经系统临床表现;EV71 感染导致肺水肿的机制为神经源性。

四、临床表现

潜伏期为 2~10 天,平均 3~5 天,病程一般为 7~10 天。

(一)普通病例

急性起病,初期有轻度上感症状,部分患儿可伴有咳嗽、流涕、食欲缺乏、恶心、呕吐和头痛等症状,半数患者发病前 1~2 天或发病的同时有发热,多在 38 ℃左右。患儿手、足、口、臀四个部位可出现斑丘疹和/或疱疹,皮疹具有不痛、不痒、不结痂、不结疤的四不特征。疱疹周围可有炎性红晕,疱内液体较少。手、足、口病损在同一患者不一定全部出现。水疱和皮疹通常在 1 周内消退。

(二)重症病例

少数病例,尤其在<3 岁的儿童,病情进展迅速,在发病的 1~5 天内出现神经系统受累、呼吸及循环功能障碍等表现,极少数病例病情危重,可致死亡,存活者可留有神经系统后遗症。①神经系统损害:精神差、嗜睡、易惊、头痛、呕吐、烦躁、肢体抖动、急性肢体无力、肌阵挛、眼球震颤、共济失调、眼球运动障碍、颈项强直等;②呼吸系统表现:呼吸浅快或节律改变,呼吸困难,口唇发绀,咳嗽,有粉红色或血性泡沫痰;③循环系统表现:面色青灰、皮肤花纹、四肢发凉、出冷汗、毛细血管充盈时间延长,心率增快或减慢,血压升高或下降。

五、辅助检查

(一)血常规检查

白细胞计数正常或偏低,病情危重者白细胞计数可明显升高。

(二)血生化检查

部分病例谷丙转氨酶(ALT)、谷草转氨酶(AST)、肌酸激酶同工酶(CKMB)轻度升高。重症病例可有肌钙蛋白、血糖升高。C-反应蛋白一般不升高。

(三)脑脊液检查

在神经系统受累时可表现为外观清亮,压力增高,白细胞计数增多,多以单核细胞为主,蛋白正常或轻度增多,糖和氯化物正常。

(四)X 线胸片检查

肺水肿患儿可表现为双肺纹理增多,网络状、点片状、大片状阴影,部分病例以单侧为主,快速进展为双侧大片阴影。

(五)磁共振检查

在神经系统受累时可有异常改变,以脑干、脊髓灰质损害为主。

(六)脑电图检查

部分病例可表现为弥漫性慢波,少数可出现棘(尖)慢波。

(七)心电图检查

无特异性改变,可见窦性心动过速或过缓,ST-T 改变。

(八)病原学检测

1.病毒核酸检测或病毒分离

咽及气道分泌物、疱疹液、粪便和脑、肺、脾、淋巴结等组织标本中肠道病毒特异性核酸阳性或分离到肠道病毒,如 EV71、Cox A16 或其他肠道病毒。

2.血清学检测

急性期与恢复期血清 EV71、Cox A16 或其他肠道病毒中和抗体有 4 倍或4 倍以上升高。

六、诊断及鉴别诊断

临床诊断主要依据流行病学资料、临床表现及实验室检查,确诊须有病原学证据。主要依据包括:①学龄前儿童为主要发病对象,常以婴幼儿多见,在集聚的场所呈流行趋势。②临床主要表现为初起发热,继而口腔、手、足和臀等部位出现斑丘疹及疱疹样损害。

不典型、散在性 HFMD 很难与其他出疹发热性疾病鉴别,须结合病原学及血清学检查做出诊断。HFMD 普通病例常需与其他儿童发疹性疾病相鉴别,如与丘疹性荨麻疹、水痘、不典型麻疹、幼儿急疹、带状疱疹以及风疹等鉴别。可根据流行病学特点、皮疹形态、部位、出疹时间、有无淋巴结肿大以及伴随症状等进行鉴别,以皮疹形态及部位最为重要。最终可依据病原学和血清学检测进行鉴别。

对于 HFMD 的重症病例要与其他病毒所致脑炎或脑膜炎、肺炎、暴发性心肌炎相鉴别,可根据流行病学史尽快留取标本进行肠道病毒,尤其是 EV71 的病毒学检查,结合病原学或血清学检查做出诊断。

七、治疗

(一)普通病例治疗

1.加强隔离

避免交叉感染,适当休息,清淡饮食,做好口腔和皮肤护理。

2.对症治疗

发热、呕吐、腹泻等给予相应处理。

3.病因治疗

选用利巴韦林等。

(二)重症病例治疗

1.合并神经系统受累的病例

(1)对症治疗:如降温、镇静、止惊(地西泮、苯巴比妥钠、水合氯醛等)。

(2)控制颅高压:限制入量,给予甘露醇脱水,剂量每次 0.5～1.0 g/kg,每 4～8 小时 1 次,根据病情调整给药时间和剂量,必要时加用呋塞米。

(3)静脉注射丙种球蛋白:每次 1 g/kg×2 次或每次 2 g/kg×1 次。

(4)酌情使用糖皮质激素。

(5)呼吸衰竭者进行机械通气,加强呼吸管理。

2.合并呼吸、循环系统受累的病例

(1)保持呼吸道通畅,吸氧。

(2)建立静脉通路,监测呼吸、心率、血压及血氧饱和度。③呼吸衰竭时及时气管插管,使用正压机械通气,根据血气分析随时调整呼吸参数。④必要时使用血管活性药物、丙种球蛋白等。

八、预防

本病至今尚无特异性预防方法。加强监测、提高监测敏感性是控制本病流行的关键。各地要做好疫情报告,托幼单位应做好晨间检查,及时发现患者,采集标本,明确病原学诊断,并做好患者粪便及其用具的消毒处理,预防疾病的蔓延扩散。流行期间,家长应尽量少让孩子到拥挤的公共场所,减少感染的机会。医院应加强预防,设立专门诊室,严防交叉感染。密切接触患者的体弱婴幼儿可酌情注射丙种球蛋白。

(连琛琛)

第九节 猩 红 热

猩红热是一种由 A 族 β-溶血性链球菌所致的急性呼吸道传染病,其临床以发热、咽峡炎、全身弥漫性红色皮疹及疹退后皮肤脱屑为特征。多见于 5～15 岁的儿童,少数患儿于病后 2～3 周可因为变态反应发生风湿热或急性肾小球肾炎。

一、病因

病原菌为 A 族 β-溶血性链球菌。其直径为 0.6～1.0 μm,依据其表面抗原 M,可分为 80 个血清型。M 蛋白是细菌的菌体成分,对中性粒细胞和血小板都有免疫毒性作用。链球菌能产生A、B、C 三种抗原性不同的红疹毒素,其抗体无交叉保护力,均能致发热和猩红热皮疹。此外,该细菌还能产生链激酶和透明质酸酶,前者可溶解血块并阻止血液凝固,后者可溶解组织间的透明质酸,使细菌在组织内扩散。细菌的致热性外毒素可引起发热、头痛等全身中毒症状。

A 族 β-溶血性链球菌对热及干燥抵抗力不强,经 55 ℃处理 30 分钟可全部灭活,也很容易被各种消毒剂杀死,但在 0 ℃环境中可生活几个月。

二、流行病学

猩红热通过飞沫传播,由于这种链球菌在外界环境中普遍存在,患者带菌者和不典型的病例为主要传染源。被污染的日常用品的间接传播偶可发生,皮肤脱屑本身没有传染性。人群普遍易感,冬春季为发病高峰,夏秋季较少。

三、发病机制及病理

溶血性链球菌从呼吸道侵入咽、扁桃体,引起局部炎症,表现为咽峡及扁桃体急性充血、水肿,有中性粒细胞浸润,纤维素渗出,可为卡他性、脓性或膜性,并可向邻近组织器官扩散,亦可通过血源播散。炎症病灶处溶血性链球菌产生红疹毒素,经吸收后使机体表皮毛细血管扩张,真皮层广泛充血,在毛囊口周围有淋巴细胞及单核细胞浸润,形成猩红热样皮疹。恢复期表皮细胞角化过度,并逐渐脱落形成临床上的脱皮。舌乳头红肿突起,形成杨梅舌。重型患者可有全身淋巴结、肝、脾等网状内皮组织增生,心肌发生中毒性退行性变。部分患者于2周后可出现变态反应,主要表现为肾小球肾炎或风湿热。

四、临床表观

(一)潜伏期

通常为2~3天,短者1天,长者5~6天。外科性猩红热潜伏期较短,一般为1~2天。

(二)前驱期

从发病到出疹为前驱期,一般不超过24小时,少数病例可达2天。起病多急骤,当局部细菌繁殖到一定数量,并产生足够的外毒素时即出现症状,有畏寒,高热伴头痛、恶心、呕吐、咽痛等。婴儿在起病时烦躁或惊厥。检查时轻者仅咽部或扁桃体充血,重者咽及软腭有脓性渗出物和点状红疹或出血性红疹,或有假膜形成。颈及颌下淋巴结肿大及压痛。

(三)出疹期

多见于发病后1~2天出疹。皮疹从颈、上胸部开始,然后迅速波及躯干及上肢,最后到下肢。皮疹特点是全身皮肤弥漫性发红,其上有红色点状皮疹,高出皮面,扪之有粗糙感,压之退色,有痒感,疹间无正常皮肤,以手按压则红色可暂时消退数秒钟,出现苍白的手印,此种现象称为贫血性皮肤划痕,为猩红热的特征之一。在皮肤皱褶处,如腋窝、肘弯和腹股沟等处,皮疹密集成线压之不退,称为帕氏线,为猩红热特征之二。前驱期或发疹初期,舌质淡红,其上被覆灰白色苔,边缘充血水肿,舌刺突起,2天后舌苔由边缘消退,舌面清净呈牛肉样深红色,舌刺红肿明显,突出于舌面上,形成"杨梅"样舌,为猩红热特征之三。猩红热患者还可出现口周苍白区,系口周皮肤与面颊部发红的皮肤比较相对苍白。

(四)恢复期

皮疹于3天后颜色转暗,逐渐隐退。并按出疹先后顺序脱皮,皮疹愈多,脱屑愈明显。轻症患者呈细屑状或片状屑。重症患者有时呈大片脱皮,以指、趾部最显。此时全身中毒症状及局部炎症也很快消退。此期1周左右。

除了上述典型的临床表现外,随着细菌毒力的强弱,侵入部位的差异和机体反应性的不同,又有其特殊表现。

(1)脓毒型咽峡炎明显,渗出物多,局部黏膜可坏死而形成溃疡。细菌扩散到附近组织,发生化脓性中耳炎、鼻窦炎、乳突炎及颈部淋巴结炎,重者导致败血症。目前该型已较少见。

(2)中毒型　全身中毒症状重,高热 40 ℃以上。往往出现意识障碍、萎靡、嗜睡或烦躁,重者谵妄,惊厥及昏迷。亦可呈循环衰竭及中毒性心肌炎表现。皮疹可为出血性,延时较久,但咽峡炎不明显。此型患者易引起全身或局部的细菌感染性并发症。自抗生素应用以来,已很少见到。

(3)外科型(包括产科型)　病原菌通过咽外途径如伤口、产道、烧、烫伤创面或皮肤感染侵入人体引起发病,其皮疹先出现于细菌入侵部位附近,邻近的淋巴结炎较显著,全身症状轻,咽扁桃体无炎症。预后良好。

五、辅助检查

(一)血常规

白细胞总数增加,在 $(10\sim20)\times10^9/L$,中性粒细胞可达 80％以上,严重者可出现中毒颗粒。

(二)快速抗原检测

免疫荧光法或乳胶凝集法检测咽拭子或伤口分泌物 A 族 β-溶血性链球菌,用于快速诊断。

(三)细菌培养

从咽拭子或其他病灶内取标本培养,分离出 A 族 β-溶血性链球菌。

六、诊断和鉴别诊断

典型皮疹、帕氏线、"杨梅"舌等是临床诊断猩红热的主要依据,再结合全身症状如发热、咽痛、扁桃体红肿以及流行病学特点,诊断并不难。诊断困难者多系极轻和极重的或就诊时恰在出疹期与脱屑期之间,缺乏显著症状的病例。应仔细询问病史,体检时尤需注意本病特征性表现。咽拭子细菌培养阳性有助于诊断。

本病应与下列疾病做鉴别诊断。

(一)风疹

其皮疹有时与猩红热不易鉴别,但枕后淋巴结肿大,白细胞计数减少,当地流行情况可供鉴别。

(二)麻疹

典型麻疹皮疹与猩红热皮疹不相同,但在麻疹前驱期偶或暂现猩红热样的皮疹,反之猩红热患儿四肢有时可见麻疹样皮疹。但麻疹的卡他症状,麻疹黏膜斑,皮疹特点及出疹顺序及疹退后的色素沉着,白细胞计数降低,流行史等有助于鉴别。

(三)药物疹

奎宁、苯巴比妥、磺胺类、安替比林、颠茄合剂、阿托品等药物,有时可致皮肤弥漫性潮红,或可表现为斑丘疹。但缺乏全身症状、无咽峡炎症,皮疹分布不均匀,主要靠仔细询问药物史有助鉴别。

(四)金黄色葡萄球菌败血症

部分金黄色葡萄球菌可产生红疹毒素也可引起类似猩红热样皮疹,与中毒型猩红热不易鉴别,其皮疹多在起病后 3~5 天出现,持续时间较短,中毒症状更为明显,大多有金黄色葡萄球菌感染灶,最重要的鉴别是病灶的细菌培养、血培养。

七、治疗

(一)一般治疗

供给充分的营养、热量。在发热,咽痛期间可给予流质或半流质饮食,保持口腔清洁,较大儿童可用温盐水漱口。高热者,应物理降温或用退热剂。

(二)抗生素治疗

青霉素能迅速消灭链球菌,预防和治疗脓毒并发症,是治疗猩红热的首选药物。更重要的在于预防并发症如急性肾小球肾炎和急性风湿热的发生。治疗开始越早,预防效果越好,疗程至少10天。青霉素过敏者可选用头孢菌素,或酌情选用红霉素、克林霉素,但后者对 A 组溶血性链球菌耐药性很高,需根据药物敏感性结果选用,疗程 7～10 天。

八、预防

(一)早期隔离

患者明确诊断后将患儿进行隔离治疗,由于早期使用抗生素,病原菌很快消失,隔离期限缩短为 1 周。病情不需住院者,尽可能在家隔离治疗。最好咽培养 3 次阴性后解除隔离。

(二)接触者的处理

儿童机构发生猩红热时,应严密观察接触者。认真进行晨间检查,有条件可做咽拭子培养。对可疑猩红热、咽峡炎患者,都应给予隔离治疗。

(连琛琛)

第十二章

儿 童 保 健

第一节　儿童保健的发展史

一、命名的由来

最初中国"儿童保健"的称谓由来或中国"儿童保健"命名的由来可能与 20 世纪 50 年代学习苏联医学模式有关。且长期以来国内对儿童保健的英文翻译也未统一,有直译为"Child Health Care",或意译为"Primary Child Care"。1988 年中华医学会儿科学分会成立儿童保健学组,儿童保健专业才正式被中国儿科界接纳。

多年来除儿童保健专业外,中华医学会儿科学的其他专业都有与国际儿科学对应的专业,如儿科血液专业、儿科心血管专业、新生儿专业等。查阅近年来美国儿科的发展情况,发现有了一些改变,增加与我国儿童保健工作内容相近的专业。如马萨诸塞州儿童医院北岸医学中心成立儿科基础保健专业,负责健康的或疾病婴儿至青少年的保健,如预防接种、早期发育筛查测试、体格检查、青少年综合保健服务以及儿童哮喘和过敏的专业指导,参加儿科基础保健的医师需要通过儿科或家庭医学的严格考试。同时,也出版相关书籍,如 Catherine E.Burns 主编的《Pediatric Primary Care》(2013 年第 5 版)。可见儿童保健专业已逐渐被国际认同,时代的要求使儿童保健专业成为一独立的学科。

二、发展史

新中国成立后的儿童保健事业发展有很强的历史特点,分为三个阶段。

(一)第一阶段

儿童生存保障,为儿童保健初级阶段。20 世纪 50～70 年代传染病肆虐中国儿童生命,如 50～60 年代婴儿死亡率平均为 157‰～150‰。当时儿童健康的主要任务是改善儿童生存环境,与贫困、落后、疾病斗争。因此,中国的儿童保健发展起步于儿童疾病的预防。传染病管理、预防接种、新法接生成为当时卫生工作的基本任务。20 世纪 50 年代初原卫生部在北京成立了"中央妇幼保健实验院",主要任务是防治传染病;防治疾病的同时,逐渐意识到预防疾病的关键是加强儿童体质,开始在北京地区建立实验地段,包括建立儿童健康卡、托幼机构管理,初步开展儿童卫生保健、营养和体格锻炼,获得经验后曾向全国推广。通过新法接生、预防接种、抗生素的应用、妇幼卫生机构的成立等措施,使儿童死亡率显著下降和营养不良状况明显改善。中国儿童保健机构的发展主要在 1958－1962 年期间(第二个五年计划),1958 年前城市儿童保健所仅 10 个,1965 年已发展到 40 个,1958 年儿童保健院(所、站)达 4 315 个。

早期中国儿童保健的前辈均出自儿科界的泰斗,如上海医科大学复旦儿科医院院长陈翠贞教授曾在 1950 年《中华儿科杂志》创刊号的编者言中明确指出"本志创刊之目的,在阐扬科学,鼓励学术研究;推广保健学识,促进儿童健康,中华儿科学会职责所在,义不容辞。儿科医师与保健事业关系甚大,应肩起促进我国儿童与民族健康之重任……"。1954 年陈翠贞教授亲自领导建立上海医科大学复旦儿科医院儿童保健科,开设儿童保健门诊,开展地段和幼托机构的儿童保健,制订各种儿保工作规范,成为国内较早的儿童保健实施和教学基地。1950 年宋杰教授发表内容较全面的"健康婴儿检查",已涉及儿童体格生长、营养、生活习惯、预防接种、与人交往、适应环境等丰富内容。1951 年余鼎新教授开始在我国引进 Wetzel 生长发育表监测营养不良婴儿。1952 年叶恭绍教授发表儿童保健专著"儿童生长发育的规律",用体格生长、儿童生长标准、动作发育、语言发育、情绪发育阐明儿童生长的连续性。20 世纪 70 年代已有中国儿童保健的雏形内容,但由于历史的原因中国儿童保健停滞发展 10 年。

(二)第二阶段

20 世纪 80～90 年代为儿童保健发展阶段。儿童保健从儿童生存向提高质量发展,与社会经济文化发展同步开展儿童保健的国际交流、应用先进技术,使以儿童生存、保护和发展为目标的初级儿童保健事业显著改善。1976 年以后一批积极推进儿童保健工作的前辈,如北方的薛心冰、林传家、王丽瑛、张璇、李同、魏书珍、叶恭绍等教授,南方的郭迪、刘湘云、宋杰、钱情、余鼎新等教授,西南的樊培录、郑德元、郑惠连等教授,开始组织各种基层培训活动。20 世纪 80 年代世界卫生组织(WHO)与联合国儿童基金会(UNICEF)的资助项目让中国儿科界的前辈们有机会出国学习,同时迎来前所未有的与国际合作发展机遇,使国内儿童保健工作逐步与国际儿童健康发展内容接轨,如人乳喂养、生长监测、疾病防治等基础措施。为提高专业水平,前辈们深知需要有专业人员和相应组织。1977－1978 年各大城市医院儿童保健科先后成立。部分大专院校建立儿童保健教研室,承担儿科学中有关儿童生长、发育的教学、科研任务。至今已有 15 所大专院校设立儿童保健教学内容,承担不同层次儿童保健教学。全国有 15 个儿童保健硕士授予点,8 个儿童保健博士授予点。

儿童保健的前辈们在中国儿童保健发展的早期就意识到儿童健康不仅仅是指身体没有疾病,还需要心理行为健康。1978 年上海市儿童医院宋杰教授应用盖泽尔等人的智能诊断法、丹佛智能筛选检查及韦氏学龄前儿童智能发育进行调查研究工作,并制定出我国城市 6 岁以下儿童行为和智力发育标准。郭迪教授是中国儿童行为心理发育研究的先知之一,第一个开展儿童智能测试全国合作课题研究,引进国外多种儿童心理行为测试方法,奠定中国儿童行为心理发育发展的基础。近 30 年来随着人们生活水平的提高,儿童疾病谱发生改变,儿童神经心理行为发育问题逐渐显露,各地纷纷因临床实践的需要在儿童健康常规检查中设立发育筛查,部分地区与医院开展相关门诊。儿童保健专业内有一群对儿童神经心理行为发育感兴趣的医师开始投身于儿童发育与行为的临床工作与研究,学术活动频繁开展。这样,中国儿童保健从 30～40 年前以保障儿童生存为主的初级保健阶段,逐渐进入儿童健康全面发展的二次卫生革命阶段。

儿童保健专业进入中国儿科学也是 20 世纪 80 年代的事件。1988 年、1989 年中华医学会儿科学分会儿童保健学组和中华预防医学会儿童保健分会相继成立,90 年代后各大城市陆续成立儿童保健学组。1989 年郭迪教授、刘湘云教授主编第一部较系统的儿童保健学参考书出版,1999 年、2005 年二次修订再版,在儿童保健知识更新迅速、交叉学科越来越多的基础上 2011 年第 4 版问世。为适应大专医学院校开设有关教学内容,1992 年郑惠连教授主编的第一部儿童保健学全国高等医学院校教材出版,2009 年再版。2012 年是中国儿童保健杂志创刊 20 周年,为中国从事儿童保健事业的基层专业人士提供发表文章的平台。

(三)第三阶段

新时期儿童健康问题控制与国际社会接轨阶段。快速经济出现的工业化、城市化、现代化和全球化给儿童健康带来新的问题,包括环境、社会、行为和生活方式对儿童健康的影响。如传染病的威胁依然存在,包括已得到控制的传染病回升以及新的传染病的出现;慢性非传染性疾病在儿童疾病发病率和死亡率中构成比疾病增加,如损伤和中毒、肿瘤、先天畸形、慢性呼吸道疾病和神经系统疾病;儿童精神和卫生问题,包括对处境困难儿童的特殊照顾;成人疾病的儿童期预防,如宫内发育不良、超重/肥胖与成人期代谢综合征;环境因素对儿童健康的影响,包括自然环境和社会环境。因此,21 世纪后的儿童保健与国际社会接轨,进入一个全新的阶段,强调儿童保健以早期发展为主,以提高儿童身心素质为重点。

现代科学与文明的进步使儿童保健成为各国卫生工作的重要内容之一。为使全世界儿童人人都健康,个个都有更好的未来,WHO 与 UNICEF 采取了系列重大决策和部署。1990 年联合国召开世界儿童首脑会议,中国政府和参会的各国首脑签署了《儿童权利公约》以及《儿童生存、保护和发展世界宣言》。1991 年经全国人大批准,中国成为儿童权利公约的签约国。《中国儿童发展纲要(2000—2010)》也明确提出了儿童发展的目标、任务和措施。这样,中国儿童保健发展目标——儿童优先和儿童生存、保护和发展得到国际、国内的政策支持。

三、我国儿童保健状况

(一)完善的儿童保健网

为解决当时农村缺医少药的现状,从 1949 年新中国成立到 20 世纪 80 年代初我国逐渐建立健全县、乡、村三级医疗卫生组织。目前我国三级医疗卫生组织已从农村扩展到城市,逐步达到配套齐全、功能完备、运转协调的医疗卫生服务体系,即以县妇幼保健院或综合性医院为龙头、社区卫生服务中心或乡卫生院为枢纽、社区或村卫生室为网底的三级城乡医疗预防保健网,开展综合实施医疗、预防及保健等各项卫生工作措施,在防病治病、促进基层健康水平的提高取得了显著成就。中国的医疗预防保健网的建立得到 WHO 和各国卫生组织的赞扬。

三级儿童保健网是农村医疗卫生服务体系的重要部分,是各项儿童保健措施得以成功推广的组织保障。各级儿童保健网有明确的服务功能,如县妇幼保健机构承担对社区卫生服务机构、乡(镇)卫生院和其他医疗机构技术指导、业务培训和工作评估,协助开展儿童保健服务;乡(镇)卫生院、社区卫生服务中心掌握辖区内儿童健康基本情况,完成辖区内各项儿童保健服务与健康状况数据的收集、上报和反馈;对村卫生室、社区卫生服务站的儿童保健服务、信息收集、相关监测等工作进行指导和质量控制;村卫生室和社区卫生服务站在上级指导下,开展或协助开展儿童保健健康教育和服务,收集和上报儿童保健服务与健康状况数据。20 世纪 90 年代以来建立的儿童保健三级网使我国儿童保健管理率覆盖率逐年上升,2005 年城、乡<7 岁儿童保健管理率达

82.3％与 69.7％,2009 年＜7 岁儿童儿童保健管理率平均已达 80％。三级儿童保健网使政府的各项儿童保健措施得以执行与推广,可使大多数儿童获得定期健康检查、生长监测、疾病的早期筛查,有利于疾病预防与儿童健康生长。儿童保健三级网的建立保证高的预防接种率,显著降低和控制严重传染病的流行。如 20 世纪 60 年代初中国向全世界宣布消灭了天花,比世界消灭天花提早了 19 年。2011 年中国七种疾病(卡介苗、百日咳、白喉、破伤风、脊髓灰质炎、麻疹、乙型肝炎)疫苗接种已覆盖 99％以上的婴儿。

(二)中国儿童生存状况

UNICEF 采用的新生儿死亡率(NMR)、婴儿死亡率(IMR)和 5 岁以下儿童死亡率(U5MR)是国际社会公认的反映一个国家或地区儿童健康状况的指标。自新中国成立以来,我国新生儿死亡率、婴儿死亡率和 5 岁以下儿童死亡率逐年下降。1990 年至 2011 年,5 岁以下儿童死亡率从 49‰下降到 15‰,降低了 69％;新生儿死亡率从 33.1‰下降到 9‰;婴儿死亡率从 39‰下降到 13‰。5 岁以下儿童死亡率的明显下降,充分反映了我国社会的进步和经济的发展。UNICEF 将 193 个国家的 5 岁以下儿童死亡率从高到低排序。中国 5 岁以下儿童死亡率逐年的下降,使中国在 193 个国家排序从 2003 年的第 85 位(39‰)上升到 2009 年的 105 位(24‰),2011 年达 115 位(15‰),接近发达国家水平。即 2003—2011 年中国 5 岁以下儿童死亡率 8 年来降低 60％以上,在 193 个国家排序中提升 30 位,显示近年来我国儿童健康状况显著改善。

中国 5 岁以下(U5MR)儿童主要死因已由 20 世纪的肺炎和腹泻等感染性疾病转变为早产或低出生体重和出生窒息等与产科技术有关的新生儿疾病。从 U5MR 死因顺位变化可见意外伤害发生率和死亡率逐年上升,对儿童的生命与健康构成严重威胁,但意外死亡是一种可避免的死亡。因此,降低 U5MR 的关键一是降低婴儿和新生儿的死亡,尤其是出生未满 1 周新生儿的死亡,二是降低意外死亡。

(三)中国儿童生长状况

儿童的生长发育是儿童健康重要领域。保障、促进儿童的生长发育将成为儿童保健越来越重要的任务。营养是儿童健康的基本保障,儿童体格发育状况可最直接、最简单地反映儿童营养状况。1995—2000 年 UNICEF、WHO 的资料显示我国＜5 岁儿童中 10％为中、重度低体重,17％为中、重度矮小,2003—2009 年分别下降至 7％、15％,2007—2011 年降至 4％。2007—2011 年＜5 岁儿童中的 10％为生长迟缓,3％消瘦。1975 年、1985 年、1995 年、2005 年连续 4 次全国大规模的7 岁以下儿童体格发育调查结果显示 1975—2005 年城市和郊区男女儿童体重、身(长)高均显著增长。如 6～7 月龄城市和郊区男、女童平均体重分别增长 0.53 kg、0.51 kg 和 0.78 kg、0.74 kg,身长分别增长 1.7 cm、1.4 cm 和 2.4 cm、2.2 cm;6～7 岁龄城市和郊区男、女童平均体重分别增长 3.26 kg、2.88 kg和 2.68 kg、2.68 kg,身长分别增长 5.3 cm、5.0 cm 和 7.6 cm、7.5 cm。2005 年我国儿童体格发育的参照标准已接近或部分超过 WHO 参考标准。1975—2005 年 4 次全国范围的儿童体格发育调查资料显示我国儿童的体格生长状况不断改善,提示我国儿童的线性生长潜力逐渐充分发挥,也是我国儿童体格生长水平达到历史上最好的时期的有力证据之一。

我国儿童仍然存在不同程度营养不良问题,包括营养不足和营养过度双重负担。1992 年中国居民营养与健康状况调查结果显示 5 岁以下城市儿童生长迟缓发生率为 19.1％,2002 年降至 4.9％,农村儿童生长迟缓发生率从 35.0％降至 17.3％;1992 年 5 岁以下城市儿童低体重发生率为 10.1％,2002 年降至3.1％;农村儿童低体重发生率从 20.0％降至 9.3％(,提示我国儿童的营养状况和生长发育还存在着明显的城乡差别和地区差别,农村儿童营养不足高于城市 3～4 倍。

2013 年 UNICEF 的资料报道 2007—2001 年中国儿童中、重度超重为 7%。因此，儿童营养不足、促进儿童的生长发育是农村和边远地区主要问题，预防儿童营养过度是较发达的城市地区较突出的问题。

（屈庆伟）

第二节　儿童保健的目标

21 世纪儿童保健的目标是促进或改变儿童健康轨道，包括生命初期的健康准备、生长过程中的健康保护以及健康促进。儿童保健研究的基本内容涉及儿童健康的全过程，包括体格生长发育、营养、神经心理行为，是控制疾病的第一道防线。

儿童保健研究方法有别于微观的疾病研究，尤其适合采用流行病学的研究方法。流行病学最基本的方法学框架有助儿童保健工作者进行前瞻性的随访观察，评估干预效果，不断修正和优化服务技术。

儿童保健的发展方向包括儿童体格生长资料的积累、个体化的儿童营养处方儿童心理、行为发育研究与环境安全与儿童健康。

一、儿童保健目标及研究范围

（一）儿童保健目标

医学模式由传统的生物医学模式向生物-心理-社会医学模式的转变，改变了人们的健康观和疾病观。进入 21 世纪以来，儿童健康的基本概念已转变为使儿童处于完好的健康状态，保障和促进生理、心理和社会能力充分发育的过程。2004 年美国国家医学院（Institute of Medicine，IOM）、美国国家科学研究委员会（United States National Research Council，NRC）定义儿童健康为：①儿童个体或群体能够发展和实现其潜能。②满足儿童的需要。③使儿童能成功利用生物学的、自然界的和社会环境发展儿童的能力。健康在人的生命历程中发展是一个人的健康轨迹。因此，21 世纪儿童保健的目标是促进或改变儿童健康轨道，包括生命初期的健康准备、生长过程中的健康保护以及健康促进。

儿童健康轨迹有关键时期，健康发展关键时期因基因与环境的相互作用使儿童有不同的健康发展结果。因此，有效的健康促进策略可降低危险因素，有益健康发展。影响健康的危险因素有母亲抑郁、贫困、缺乏卫生服务、家庭不和睦，健康促进策略包括父母受教育、情绪健康、有文化（能给儿童阅读）、有教养，儿童有卫生服务、能参加学前教育等。

（二）儿童保健的研究范围

儿童保健涉及儿童健康的全过程，控制儿童高死亡率、降低发病率保障儿童生存，尽可能消除各种不利因素，保护和促进儿童身体、心理和社会能力的充分发展，使儿童健康进入成人期。因此，疾病控制的第一道防线是保健。按《儿童权利公约》第一部分第一条关于儿童的定义"儿童是指 18 岁以下的任何人，除非对其适用之法律规定成年年龄低于 18 岁"，中国儿童保健对象由婴儿扩展到 3 岁内婴幼儿，现已逐步开展 0～18 岁儿童的保健。

儿科学是临床医学中唯一以人的生命发展阶段（年龄）划分的学科，其中儿童保健又是儿科学中最具特色的学科之一,属临床医学的三级学科。儿童保健内容涉及临床儿科学、发育儿科学、预防儿科学、社会儿科等多学科知识。

生长发育是儿童生命过程中最基本的特征。发育儿科学是研究儿童体格生长和神经心理发育规律的一门学科,是儿童保健学的核心学科。儿童为弱势人群,易受疾病、环境等各种不良因素影响造成身心损伤。研究儿童体格生长和神经心理发育规律、影响因素和评价方法,保证和促进儿童身心健康,及时发现生长发育偏离,给予必要的干预处理是儿童保健学的重要的基础组成部分。

预防儿科学是研究提高儿童生命质量的学科,根据疾病发展的规律采取预防措施,防患于未然。近年来医学模式已逐渐从生物医学模式向生物、心理、社会医学模式转变,扩展的预防内容除预防器质性疾病和精神心理、行为问题等,还涉及预防社会、环境等因素所致疾病。预防儿科包括三级:一级预防或基础预防,是疾病发生前的干预、促进性措施,如健康教育、营养、环境保护、心理卫生、预防接种、母亲孕期用药指导等。二级预防是未出现疾病症状前的干预措施,及早发现偏离或异常,包括定期体格检查、生长监测、疾病早期筛查(如新生儿遗传代谢性疾病筛查、听力筛查、语言发育障碍筛查、视力筛查、运动发育障碍筛查、贫血筛查、血铅筛查等)、产前检查,目的是疾病早期阶段诊断、干预与治疗,避免严重后果(如治疗先天性甲状腺功能减低症预防精神发育迟滞)。三级预防即彻底治疗疾病,防止并发症和后遗症,争取全面康复,包括家庭护理、心理治疗和促进功能恢复等措施。预防儿科学是儿童保健学的主要内容。目前,中国儿童保健由单一的传染性疾病预防管理到儿童体格发育、系统疾病筛查与防治,包括体格生长疾病、营养性疾病、心理行为疾病、新生儿疾病、听力及视力疾病、口腔疾病。因此儿童保健涉及的专业也从儿童生长发育、儿童营养、流行病学,逐步扩展到儿童传染病、儿童神经学、儿童心理学、新生儿学、儿童免疫学、儿童皮肤学、儿童五官学、环境医学、青春医学、遗传学、伤害医学等多学科。

社会儿科是建立从关注个体儿童到社区所有儿童的理念,认识到家庭、教育、社会、文化、精神、经济、环境和政治的力量对儿童健康有重要意义作用;将临床实践与公共健康原则中有关儿童保健内容结合;充分利用社区资源与其他专业人员、媒介、父母合作,以获得理想的、高质量的儿童服务。完整的儿科学应是儿科医师的专业知识与社会责任的结合。儿童保健医师面对不同年龄的儿童和不同的家长,需要鉴别疾病,回复、解释儿童和家长的各种生理的、非生理的问题,这是儿童保健专业艺术不同于其他儿科医师的闪光之处。社会儿科是儿童保健的工作范围。

临床儿科学研究儿童疾病发生发展规律、治疗和预后,主要研究疾病的发生发展机理,以个体儿童为主,属三级预防内容。临床儿科学是儿童保健学的基础学科,儿童保健是临床儿科学的基础内容。有丰富临床儿科经历的儿童保健学专业医师在临床实践中可表现较强的疾病鉴别与处理能力,具有较好发展潜力。

儿童保健学是预防儿科学与临床儿科学在新的生物-心理-社会医学模式下整合的新学科,以预防为主、防治结合,群体保健干预和个体保健服务相结合,包括一级、二级预防和部分三级预防内容,关注儿童的整体发展,内涵在实践中不断拓展。为满足社会需求和学科发展,各儿童保健亚专业的发展应在体格生长发育、营养、神经心理行为等基本的内容基础上侧重发展,但亚专业不能替代儿童保健学科的建设。

二、儿童保健工作方法及特点

儿童保健工作的目的是促进或改变儿童健康轨道,包括生命初期的健康准备、生长过程中的健康保护以及健康促进,服务对象是儿童个体,但我国儿童保健的优势是儿童人群大,良好的三级工作网有利于开展多中心研究。同时,儿童保健研究方法适合采用流行病学的研究方法,有别于微观的疾病研究。流行病学最基本的方法学框架也有助儿童保健工作者进行前瞻性的随访观察,评估干预效果,不断修正和优化服务技术。流行病学研究方法主要分为观察性研究和实验流行病学,儿童保健工作者可根据研究内容与条件,选择适合的、可行的方法。

(一)观察性研究

根据对照设计情况分为描述性研究(无对照)与分析性研究(有对照)两类。观察性研究与实验研究的主要区别是有无人为实施暴露因素的分配。

1.描述性研究

利用已有资料(如常规检测记录)或设计调查获得的资料(包括实验室检查结果、门诊调查、人群调查等),按不同地区、不同时间及不同人群特征分组,描述人群中有关疾病或健康状况及暴露因素的分布情况。

描述性研究是流行病学研究方法中最基本的类型,其主要目的是通过对疾病或健康状态及其暴露因素的分布情况进行分析、归纳,初步了解导致疾病发生的可能因素以及对该病防治采取的措施及效果等,从而对所研究的问题提出假设,作为进一步研究的依据或起点。因此,描述性研究是其他研究方法的基础,所利用的数据资料必须真实可靠。

描述性研究包括横断面研究、纵向研究、生态学和病例报告等。横断面研究是儿童保健工作者最常使用的方法。

横断面研究又称为现况研究,是在特定时间段与特定人群范围内开展调查,了解疾病或健康状况及其相关危险因素的分布特征。因收集所观察时点或时间段的资料,既不回顾过去的情况,也不追踪未来的情况,故又称为现况研究。因此,观察指标只能获得某一特定时间内调查群体中某病的患病率,也称患病率研究。

横断面研究根据研究目的确定研究对象,其研究对象包括人群整体,不需要将人群根据暴露状态或疾病状态先进行分组。研究重点关注的是在某一特定时点上或某一特定时期内某一人群中暴露及疾病的联系,特定时点可以是某个疾病的诊断时间,也可以是患者入院时间、出院时间等。横断面研究不能区分暴露与疾病发生的时间关系,因此不能直接推断因果关系;但如暴露因素是研究对象具有疾病发生前就存在的固有因素(如性别、种族、血型、基因型等),且固有因素不因疾病发生而改变时,则横断面研究的结果可提供相对真实的暴露和疾病发生的时间先后顺序关系,有助进行因果推断。如果在同一人群中定期进行重复的横断面研究也可以获得发病率资料。

横断面的研究结果有助于了解儿童的健康和保健水平;确定某种疾病的高危人群,指出当前疾病防治和卫生防疫的主要问题及对象;对某种疾病重复开展多次横断面调查的结果可获得患病率的变化趋势,有助于考核干预措施的效果或评价相关因素的变化对儿童人群发病风险的影响。儿童保健研究中应用横断面研究方法最多,如我国原卫生部自 1975 年以来每 10 年开展的全国性儿童生长发育的调查,至今已累计 4 次;其他,如儿童贫血、佝偻病、食物过敏的患病率调查等。虽然疾病与影响因素处于同一时间点而无法得到因-果结论,但横断面研究可提供病因研究线索。如三聚氰胺污染奶粉与儿童泌尿系统结石关联性的横断面研究,通过比较服用污染奶粉与未污染奶粉两组儿童中泌尿系统结石的患病率,初步获得被三聚氰胺污染奶粉可能是引起儿童泌尿系统结石的初步病因学线索,为进一步病因研究与干预研究提供依据。

2.分析性研究

观察所研究的人群中可疑病因或危险因素与疾病或健康状况之间关系的研究方法。分析性研究的主要目的是检验病因假设,估计危险因素与疾病的关联强度。根据研究的因果时序,分析性研究分为队列研究与病例对照研究。

(1)队列研究:将研究对象按是否暴露于某种因素或暴露的不同水平分组,追踪各组的结局,比较不同组间结局的差异,判断暴露因素与结局关联及关联程度的一种分析性研究方法称为队列研究。

队列研究的特征属于观察性研究方法,按研究对象进入队列时的原始暴露状态分组,暴露为客观存在因素,即非人为分配。研究过程在自然状态中进行,不进行任何干预。因研究暴露因素对疾病的影响,故队列研究需设立对照组,即无暴露因素的人群,比较暴露人群与无暴露因素人群的疾病结局。如 20 世纪 60 年代德国医师 Von Masselbach 教授在产科门诊前瞻性观察 350 位孕妇,其中 7 人为暴露组,即怀孕前半期曾服反应停,其余为非暴露组(对照组)。随访观察发现暴露组共有 3 名出生畸形婴儿,非暴露组无一例畸形婴儿出生。统计学分析显示 2 组差别具有统计学意义,得出孕早期服用反应停可能与婴儿畸形有关的判断。队列研究的设计决定研究方向是纵向的、前瞻性的,由"因"至"果",即首先确认研究对象有暴露,再分别追踪暴露与对照组的结局。队列研究证实暴露与结局的因果关系力度强于横断面研究。队列研究可应用于研究儿童生长发育与疾病自然史,如通过长期随访一群儿童研究生长发育特点与规律;或观察和描述暴露于某种危险因素的儿童疾病发生、发展至结局自然过程,明确疾病自然病史。如芬兰、英国维特岛、丹麦、荷兰和挪威 5 个国家或地区采用出生队列研究获得确切的婴儿牛奶过敏发病率。队列研究是前瞻性研究,可用于探讨多种因素与多种疾病的关联,检验病因假设,如随访观察胚胎期营养不良与成人期非感染性疾病的影响。队列研究可评价预防效果,如观察母亲孕期补充叶酸预防神经管畸形作用的研究中对补充叶酸(暴露组)和未补充叶酸(对照组)的育龄期女性进行登记、随访,结果发现母亲孕期补充叶酸(暴露组)的胎儿神经管畸形发病率低于孕期未补充叶酸(对照组)胎儿,提示孕妇补充叶酸可降低胎儿发生神经管畸形的风险。

队列研究根据研究结局出现时间分为前瞻性队列研究和回顾性队列研究。前瞻性队列研究开始时无研究结局,据研究对象的暴露状况分组,随访观察一定时间获得研究结局。回顾性队列研究开始时已有研究结局,但需在过去某个时点暴露状况的历史资料基础上开展回顾性队列研究,完成研究结局的测量。如米杰教授团队进行的出生体重对成人期慢性病发病风险的研究方法即为回顾性队列研究。如在回顾性队列研究基础上再进行前瞻性随访研究对象为双向性队列研究。

(2)病例对照研究:是一种分析性研究方法。按研究对象是否患某病分为病例组与对照组,对照组与病例组在非研究因素(一般为年龄、性别等)之间要具有可比性,回顾性调查两组人群既往暴露于某个(些)因素的情况及暴露程度,以判断暴露因素与该病之间是否存在关联及关联程度。如 1948—1952 年 Doll 与 Hill 两名医师收集伦敦与附近 20 余家医院诊断的肺癌住院患者,每收集到 1 例肺癌患者,选同期住院的其他肿瘤患者为对照,要求年龄、性别、居住地区、经济情况等与肺癌组有可比性。回顾性调查收集两组人群吸烟史和吸烟量。经过比较两组人群既往吸烟情况,发现肺癌组吸烟的比例高于对照组,差别有统计学意义,推断吸烟可能与肺癌发生有关联,结果为病因研究提供证据。

病例对照研究方法属于观察性研究方法,研究对象分组是客观存在的,整个研究过程是在自然状态下进行的,无任何人为干预。对照选择是病例对照研究结果体现真实的因与果关联的关键。因病例对照研究是在疾病发生之后追溯假定的致病因素,故病例对照研究的因果论证强度比队列研究弱。

病例对照研究可用于检验病因假设、疾病预后因素以及遗传流行病学研究。病例对照研究适于研究病因复杂、潜伏期长的罕见病的危险因素研究。采用病例对照研究筛选和评价影响疾病预后的因素时,以发生某种临床结局者作为病例组,未发生该结局者为对照组,回顾性追溯影响2组不同结局的有关因素,通过对比分析确定影响疾病预后的主要因素,从而指导临床实践。如研究出生巨大儿(出生体重≥4 000 g)2岁时的肥胖状态的影响因素,可以出生巨大儿为研究对象,将2岁时是否肥胖分为病例组和对照组,利用儿童保健记录或回顾调查收集生后两年的喂养、体格发育和疾病等因素,通过对比分析以发现影响出生巨大儿2岁时肥胖状态的可能因素。另外,遗传关联性研究或全基因组关联分析(genome-wide association study,GWAS)研究的设计多采用病例对照研究的原则。

(二)实验流行病学

据研究目的按设计方案将研究对象随机分为试验组与对照组,研究过程人为给试验组增加或减少某种处理因素,追踪随访该处理因素的结果,比较分析两组或多组人群的结局及效应差异,判断处理因素的效果。实验性流行病学是流行病学研究的重要方法之一,据研究目的和研究对象分为临床试验、现场试验和社区试验。临床试验适用于对治疗措施进行严格的效果评价,而现场试验和社区试验则适用于对儿童保健措施的实施效果进行评价。

1.临床试验

设计是以患者或健康志愿者为受试对象,施加或去除某种干预措施(如药物、检查方法、治疗手段等),追踪随访干预措施对受试对象健康状态或疾病的影响,并对干预措施的效果和安全性进行检验和评价。

临床试验为前瞻性研究,须直接追踪随访受试对象;同时施加一种或多种干预措施;有平行的试验组和对照组。临床试验在人体进行,因研究者将主动实施各项干预措施,受试对象需自愿参加研究,鼓励和劝说受试对象接受新的干预措施,或停用可能影响试验结果的药物或其他措施是不当的。

临床试验据研究对象分组方法分为随机对照临床试验(randomized controlled clinical trail,RCT)和非随机对照临床试验。随机对照临床试验要求研究对象随机分为试验组和对照组,结果更加真实可靠,但设计和实施复杂。非随机对照临床试验中研究对象因客观原因限制或伦理学问题而难以或无法实施随机分组,因此论证强度要低于随机对照临床试验,如非随机同期对照试验、自身前后对照试验、交叉设计对照试验、序贯试验及历史对照试验。

临床试验可用于临床疗效与安全性评价、疾病预后研究以及病因验证。如新药物及治疗方案效果与安全性实验,RCT被认为是临床疗效评价的"金标准"。疾病预后指疾病发生后的结局,疾病治疗后的转归包括治愈、缓解、迁延、慢性化、恶化、复发、残疾、发生并发症及死亡。对疾病预后开展临床试验可克服凭临床经验判断预后的局限性,了解影响疾病预后的各种因素,帮助临床医师做出合理的治疗决策,改善并干预疾病结局,促进治疗水平的提高。临床试验用于证实病因假说的真实性是通过对干预组施加或去除某种因素,比较干预组和非干预组人群发病或死亡水平的差异。

2.现场试验和社区试验

研究者在严格控制的现场条件下,以自然人群为研究对象,针对某种疾病的干预措施进行效果评价的试验。其中干预措施包括生物医学治疗或预防措施,健康教育和行为生活方式改变措施,以及生物或社会环境改变措施等。现场试验接受干预措施的基本单位是个体,社区试验接受干预措施的基本单位是社区,有时也可是某一人群的各个亚群。

现场试验和社区试验研究的是预防疾病的发生,不是疾病的后果。因此,现场实验和社区实验的目的是改变人群中某因素暴露情况,观察该因素与某疾病发病率和死亡率的关系,寻找影响疾病发病或死亡的因素。

现场试验和社区试验常用于评价健康人群推行新的预防接种、药物预防以及通过健康教育改变不良行为等措施的效果,效果考核是预防疾病的发生。现场试验和社区试验通常是比较干预后疾病的死亡率、患病率及发病率等,在有统计学显著性差异的情况下计算干预措施的保护率和效果指数。

(三)理论流行病学

理论流行病学是流行病学研究方法的重要组成部分,用数学符号和公示表达疾病及其影响因素之间的关系。采用数学公式明确地和定量地表达病因、宿主和环境之间构成的疾病流行规律、人群健康状况以及卫生事件分布,即理论流行病学从理论上探讨疾病流行的发生机制和评价预防措施的防制效应。

理论流行病学属理论性研究,故研究对象宜标准化、研究状态理想化,即假定研究对象是在某种理想状态下存在的无差异、相对独立的个体;研究因素、研究对象和研究条件均具有相对的独立性。理论流行病学需要有完整的人群发病资料,以比较研究对象发病的理论期望值与实际观察值之间的符合程度,从理论上探讨疾病流行的发生机制。因此,理论流行病学研究结果可预测疾病发展趋势。

理论流行病学模型中的各种参数定量表达各种因素对疾病流行的影响,即可定量研究各种因素对疾病流行的影响。如对年龄、文化水平、生活习惯等可能影响疾病流行的因素给出定量的估计值。理论流行病学设计和评价控制疾病流行的方案,如建立疾病数学模型后,据目标人群中的基本数据模拟某病在该人群中流行过程及转归,然后将不同控制措施输入模型,评价不同控制措施的效果。实际应用中,理论流行病学可用来评价某种治疗方法对疾病的治疗效果和效益,帮助医师做出科学的临床决策。同时,理论流行病学可解析疾病流行过程,预测流行趋势。如更改疾病数学模型的参数,包括易感者比例、有效接触率大小、潜伏期长短等,获得不同参数下各种疾病的流行趋势,结果帮助全面预防疾病。疾病数学模型可用于建立计算机模拟诊断系统,如在模型中输入患者舌象、脉象、消谷善饥等症候表现进行中医的辨证论治,获得有关的中医诊断。远程教育亦可利用数学模型在远离疾病流行现场的环境中模拟各种疾病在人群中的流行过程进行教学和培训。

三、儿童保健发展方向

(一)儿童体格生长资料的积累

生长是几乎涉及每个儿童与家庭的课题,是儿童健康的基础内容。中国 2005 年中国儿童体格生长参数已接近 WHO/NIHS 的标准。因此,中国的儿科/儿童保健医师可根据工作的需要采用 WHO/NIHS 的标准,也可用中国 2005 年中国儿童体格生长参数,从生长水平、生长速度以及匀称状况三方面评价儿童生长发育。在基层儿童保健机构普及体格生长速度与增值评价方法,可帮助基层儿童保健及时发现生长速率异常的儿童。随社会与科学的发展,需要不断深入研究儿童生长发育的规律及其影响因素。中国是人口大国,约 3.6 亿儿童与青少年。2003 年UNICEF 报告中国每年有 1 870 万新生儿,按 3 岁以下儿童系统管理率 81.5%,每个儿童 7 次体格测量计算,至 2013 年有 3.5 亿余份 3 岁以下儿童生长资料。但人口大国丰富的儿童生长发育资料未被重视与收集。中国应向先进发达国家学习积累儿童生长发育资料,进行多中心、多学科的纵向研究。应在全国 3 000 余个妇幼保健机构建立体格测量数据的积累保存,其中涉及统一体格测量标准,包括工具、方法、技术。积累儿童生长发育资料将是一个很有价值的、大的基本工程建设,可从各个县妇幼保健机构为龙头的三级儿童保健网局部逐步开展。5 年、10 年后中国儿童生长发育资料基础数据库将是世界上样本量最大的儿童生长资料,将可提供获得许多珍贵的信息,包括不同儿童人群的生长资料,如青少年、早产儿/低出生体重儿、宫内营养不良儿,也可获得各种急慢性疾病的发生率、患病率、死亡率,如贫血、佝偻病、智力低下、孤独症谱系障碍。

近年早产儿、宫内发育不良儿童的生长结局是一比较棘手的临床问题,包括生长追赶、智能水平。90 年代初提出的"程序化"理论,即胎儿发育关键时期受到不利因素影响胎儿组织器官形态结构、发育与代谢等,造成远期的功能障碍。成年期代谢性疾病与其胎儿起源有关,预防胎儿、成年和老年疾病将成为儿童保健学的一新的研究领域。除了营养和早期干预的介入外,更重要的是需要儿童保健与妇产医学共同研究母亲妊娠期、哺乳期的营养,降低早产儿、宫内发育不良的发生率。

(二)个体化的儿童营养处方

包括婴儿引入其他食物时间与种类、特殊儿童的生长、<5 岁儿童营养不良状况和评估。

近 30 年人乳喂养、4~6 月龄婴儿引入其他食物、微量营养素的概念已基本深入基层儿童保健医师和每个家庭。但在临床工作中需要研究据儿童的生理发育水平或生理年龄判断给出个体化的儿童营养处方,而不是简单、统一按(实际)年龄处理。儿童的生理发育水平或生理年龄判断包括综合出生时生长水平、生长的速度、消化道发育状况、新陈代谢水平以及神经心理发育水平等。扩大、深化人乳喂养概念,对无法进行人乳喂养的婴儿选择适当的配方喂养,保证婴幼儿生长所需营养。研究儿童平衡饮食、基础食物的选择对儿童生长的作用,不推行以单一营养素,特别是单一微量营养素或某一营养成分的实验室研究结果替代食物的作用。近年的研究已证实蛋白质、能量充足时可满足微营养素的需要,即玉米、大米、小麦、豆子、水果、蔬菜等含有所有微量营养素而不需要另外补充。因此,应以促进以食物为基础的研究代替现在微量营养素补充或强化食物的政策。预防的关键是提高家长的营养知识,改变喂养儿童的行为。

研究食物的营养素密度对儿童生长的作用,包括特殊儿童的营养,如早产儿/低出生体重儿、宫内生长受限儿以及营养不良儿童。婴幼儿喂养是儿童发育的基础保健,研究家长改善喂养方法或行为对改善儿童能量和营养素的摄入的作用。

全世界 5%~15% 的儿童消瘦,多发生 6~24 月龄;20%~40% 儿童 2 岁时仍矮小。以证据为基础的干预和治疗营养不足的成本效益分析结果显示胎儿期和生后 24 月龄(1 000 天)是最高的投资回报率的关键期。有资料显示发展中国家儿童发生营养不良的关键年龄为 3~24 月龄。人力资本核心是提高人口质量与教育,最好的预测因子是 2 岁时的身高。儿童期营养不足的后果是低的人力资本。因此,理想的婴幼儿喂养对儿童的生长非常重要,生后 2 年是预防儿童生长落后的关键期。

经典的按体格发育指标判断<5岁儿童营养不良状态的指标有 W/age、L(H)/age 和 W/L(H)三种情况,其中一项异常则提示儿童存在营养不良状况。近年有研究显示给低体重儿童补充能量治疗营养不良时出现超重/肥胖。因此,WHO 建议改进营养评估和营养不良分类方法,即以 W/H 判断<5岁儿童营养不良状况和评估干预情况,包括营养低下和营养过度(超重/肥胖)两种情况。

达到科学的个体化营养处方的最新方法是进行营养基因组学研究。20世纪营养学科关注与健康相关的营养问题,维生素、矿物质缺乏性疾病、肥胖和2型糖尿病。伴随着基因组学、生物信息学等的迅猛发展及其在生命科学领域的应用,2000年提出的一种新的营养理论,即从分子水平研究营养素和其他食物的生物活性成分与基因间的关系,研究营养素在分子水平维持细胞、组织、器官和身体的最佳状态。营养研究已从流行病、生理功能转到基因水平,涉及营养学、基因组学、分子生物学、生物化学、生物信息等多学科,产生营养基因组学。营养基因组学中营养素被看成是在身体内的特殊细胞信号,不同的食物可引出不同的基因、蛋白质表达和代谢产物。营养基因组学将促进理解营养素影响代谢的旁路和体内平衡,可预防食物所致的慢性疾病,如肥胖和2型糖尿病。同时,营养基因组学研究食物中的营养素及其他天然物质来源的活性成分达到人体最佳状态的基因表现,进而促进身体的健康。营养基因组学将成为营养学研究新的前沿,但目前仍是处于发展初期的新兴学科。

(三)儿童心理、行为发育研究

医学专业的分化是科学发展的必然,如儿科是在成人内科基础上发展的,普儿科又逐渐发展分化以系统为主的各个儿科亚专业,但普儿科仍是各专业的基础。儿童保健深入发展到一定时期则首先分支出发育-行为儿科,同样儿童保健也是发育-行为儿科的基础。与各儿科亚专业一样,发育-行为儿科的专业性强,有条件的儿科专科医院、或医学院校应成立发育-行为儿科。儿童的发育与行为问题发生率高而严重度低,需要在一、二级儿童保健网的综合全面保健基础上进行发育和行为筛查,对发育和行为有偏离的儿童进行早期干预,对发展为发育和行为问题的儿童转诊至二级儿童保健机构进行诊断性测试、干预,发展为发育/行为疾病或障碍者转诊至三级或高级发育-行为专科进行评估、诊断、治疗;对健康儿童进行预见性指导、促进早期发展。

1982年美国成立行为儿科学专业,1994年更名为发育与行为儿科学会(Society for Development and Behavioral Pediatics,SDBP)。2011年中华医学会儿科学分会儿童发育行为学组成立,标志中国儿科学发展完全与国际接轨-已具备同样的专业分支。但相同专业分支不等于有相同的学术水平,需要认识到中、美两国儿科医师有30年以上的基础医学差距,我国与国际发育-行为儿科学尚存在明显差距。为与国际同步发展,学科建设任重道远,如规范综合性评估,强化多纬度诊断、疗效评价等;同时需要加紧培养中国的高级发育-行为儿科医师,强化专业队伍的基础知识,特别是用神经生理学基础知识解释儿科发育与行为临床现象。

(四)环境安全与儿童健康

儿童环境包括社会与自然环境。社会经济的发展对儿童的健康有正面影响,也有严重的负面影响。确保儿童在良好的环境中健康成长是一重要而艰巨的任务,需要建立有利于儿童健康的社会环境和生活方式。

医学科学的发展过程积累了丰富的控制疾病的经验和理论。健康促进内容比疾病控制复杂,是疾病控制的基础。

有效的健康促进需要指南规范正确的理念、适宜的方法和措施。发达国家医学界制定各类指南,并不断完善。指南使各级医师有章可循,各级医师也视指南为"医学法规"认真执行。美国儿科学会(AAP)制定了各种指南,涉及婴儿喂养、人乳喂养、儿科果汁应用、佝偻病诊治、缺铁性贫血诊治以及儿童的运动方式、运动量等。中国预防医学会儿童保健学分会自 20 世纪 90 年代制定了有关儿童保健评价、体格生长与营养的 4 个常规。2006—2013 年以中国医学会儿科分会儿童保健学组为主制定"儿童注意缺陷多动障碍诊疗建议""儿童缺铁和缺铁性贫血防治建议""维生素 D 缺乏性佝偻病防治建议""婴幼儿喂养建议""婴儿过敏性疾病预防、诊断和治疗专家共识""儿童微量营养素缺乏与防治建议""婴儿食物过敏防治建议""牛奶蛋白过敏防治循证建议"等多项建议。儿童保健实际工作应以指南、建议规范日常工作,同时需要定期组织专家对已发表的常规、建议再进行研究、评价,用新的数据、理论修改。

(曾 芳)

第三节 儿童保健的工作内容

儿童保健服务需按三级处理,因一级儿童保健机构(村卫生室和社区卫生服务站)、二级儿童保健机构(乡、镇卫生院,社区卫生服务中心)和三级儿童保健机构(省、市、县妇幼保健机构,专科或医学院、研究所)有不同的职责与任务。

一、一级儿童保健机构工作内容

(一)基础儿童保健服务

一级儿童保健机构为基层儿童保健机构,在上级儿童保健机构指导下承担基础的儿童保健服务工作,包括收集和上报儿童保健服务与健康状况数据,儿童疾病管理(体格发育异常、营养性疾病、发育-行为异常)。

(二)常规工作内容

参见国家卫生健康委员会《儿童营养性疾病管理技术规范》《儿童健康检查服务技术规范》《儿童喂养与营养指导技术规范》。

1.新生儿家庭访视

新生儿出产院后进行家庭医学访视,了解新生儿健康状况,指导家长做好喂养、护理和疾病预防。通过健康检查,早期发现问题,及时指导和治疗,促进新生儿健康。

2.定期健康检查

通过健康检查,对儿童生长、发育进行定期监测和评价。2015 年《中华儿科杂志》编辑委员会中华医学会儿科学分会儿童保健学组撰写《中国儿童体格生长评价建议》中建议婴儿期 9 次健康检查。

3.生长监测

采用儿童生长曲线图是儿童体格评价常用的方法,追踪儿童体格生长趋势和变化情况,及时发现生长偏离。

4.心理发育-行为监测

常规进行儿童发育和行为筛查,或据家长反映儿童有不明原因的行为"过多"、或睡眠差、喂养困难,日常生活行为中不合作等偏离正常同年龄儿童行为的现象进行随访与早期干预。

5.预见性指导

预见性指导包括营养指导与心理行为发育的预见性指导。即对儿童家长进行乳类喂养(包括人乳、婴儿配方、特殊婴儿配方)、食物转换、平衡膳食、饮食行为等科学喂养知识的指导,以及预防营养性疾病。根据个体化原则,注重儿童发育的连续性和阶段性特点给予科学的预见性指导,如母婴交流、情绪安抚、促进其感知觉的发展、依恋建立、认知训练、生活自理能力与良好行为习惯培养等。

(三)高危儿保健

高危儿保健指产前、产时和产后存在危险因素影响的儿童,包括早产儿、极低体重儿(<1 500 g),宫内发育迟缓(IUGR)或小于胎龄儿(SGA);新生儿严重疾病(缺氧缺血性脑病、惊厥、颅内出血、化脓性脑膜炎),持续头颅 B 超 CT/MRI 异常(脑室扩张或不对称、脑室周围白质软化、脑穿通、小脑畸形等);使用 ECMO(体外膜肺),慢性肺部疾病,呼吸机辅助治疗等;持续性喂养问题,持续性低血糖,高胆红素血症,家庭或社会环境差等;母亲孕期感染(TORCH)等医学情况。

1.高危新生儿

出院(或家庭分娩)后 3 天内进行首次访视,根据具体情况酌情增加访视次数,同时进行专案管理。访视时重点了解疾病发生情况,如呕吐、腹泻等;测体温,指导保暖方法;预防吸吮能力差的极低出生体重早产儿发生呛奶;监测体重变化,观察神志、面色、呼吸、吸吮力、皮肤、二便情况,发现疑难病情及异常情况,及时转送医院就诊。

2.听力障碍高危儿

存在听力损失高危因素,如出生体重<1 500 g,Apgar 评分低(1 分钟 0~4 分或 5 分钟 0~6 分);住新生儿重症监护室>24 小时,机械通气时间>5 天;宫内感染史;颅面形态畸形,包括耳郭和耳道畸形等;高胆红素血症达换血指征;细菌性脑膜炎史;母亲孕期用过耳毒性药物;儿童期永久性听力障碍家族史;临床诊断或疑诊听力障碍的综合征或遗传病以及新生儿听力筛查未通过者,需于 6、12、24 和 36 个月龄复查听力。

(四)转诊

基层儿童保健机构的日常基础工作中发现异常情况处理有困难时需及时转诊上级儿童保健机构或专科,同时随访转诊儿童的治疗情况,对提高基层医师、儿童保健医师水平非常重要。

1.体格检查异常情况

如前囟张力过高,颈部活动受限或颈部包块;眼外观异常、视力筛查异常;耳、鼻有异常分泌物,听力复查未通过者;龋齿;心脏杂音;四肢不对称、活动度或肌张力异常,疑发育性髋关节发育不良者。

2.体格发育异常

体重、身长、头围<$P3^{rd}$,或>$P97^{th}$,体重或身长向上或向下跨 2 条主百分位线;连续 2 次指导体重增长不满意者,或营养改善 3~6 月龄后身长或身高仍增长不足者。

3.营养性疾病治疗效果欠佳情况

贫血儿童经铁剂正规治疗 1 个月后无改善或进行性加重者,或重度贫血;活动期佝偻病经维生素 D 治疗 1 个月后症状、体征、实验室检查无改善；肥胖儿童怀疑有病理性因素、存在合并症或经过干预肥胖程度持续增加的肥胖儿童。

4.发育-行为问题

持续偏离者。

二、二级儿童保健机构工作内容

(一)掌握辖区内儿童健康基本情况

完成辖区内各项儿童保健服务与健康状况数据的收集、上报和反馈。

(二)指导和质量控制

对村卫生室、社区卫生服务站的儿童保健服务、信息收集、相关监测等工作进行指导和质量控制。

(三)筛查与初步干预

对一级儿童保健机构转诊体格发育异常、营养性疾病治疗效果欠佳者明确诊断,调整治疗方案;可疑或异常的儿童开展心理发育-行为筛查、初步检查与初步干预。

(四)转诊

(1)生长障碍与疑难疾病。

(2)喂养困难。

(3)疑诊发育-行为异常者。

三、三级儿童保健机构工作内容

(一)技术指导、业务培训和工作评估

承担对社区卫生服务机构、乡(镇)卫生院和其他医疗机构技术指导、业务培训和工作评估,协助开展儿童保健服务。

(二)体格生长、营养问题评估、诊断、治疗

对一、二级儿童保健机构转诊的生长障碍与喂养困难的疑难疾病明确诊断,调整治疗方案后返回一、二级儿童保健机构管理。

(三)发育-行为问题评估、诊断、治疗

对二级儿童保健机构初步诊断有发育-行为问题的儿童采用诊断性技术进行确诊、综合治疗及干预服务,或明确诊断、制定干预方案后返回一、二级儿童保健机构进行干预和管理。

(四)教学与科研

结合儿童保健临床问题,开展教学与相关研究,提高基层儿童保健服务水平。

(五)转诊

涉及相关专业的疾病。

(1)生长障碍与疑难疾病。

(2)喂养困难(难以原发营养不良解释者)。

(沈小敏)

第四节　儿科医师与家长在儿童保健中的作用

一、儿科医师在儿童保健中的作用

社会对健康儿童发育的期望是所有儿童都能正常生长和发育，并顺利进入成人期，为社会发展提供成功的服务，成为一个对社会有益的人。因此，儿童保健医师的主要任务是监测和评估儿童的健康发育状况，针对性地提出有效的建议。但监测儿童健康发育比治疗儿童疾病的内容更广泛，包括对儿童体格生长、认知和心理发育水平的评估，以及鉴别与处理儿童生长发育相关问题。多年来儿童保健已在控制多种传染病和处理某些慢性疾病方面取得显著成绩。但在21世纪新的环境下出现新的儿童健康问题，包括儿童发育、行为以及智力等方面的健康问题。

因此，儿科、儿童保健医师应具备坚实的医学基础知识，以最合理的方案诊治儿童疾病；能利用各种医疗信息系统，如网络和电子健康记录，以最快的速度获得对儿科、儿童保健医师本人以及家长有用的最新知识；有明确的关于健康儿童发育概念，对疾病病理生理的认识已从单一的病因模式转到基因与环境相互作用的新的模式。21世纪的儿科医师还应具有有效与家长交流的能力，能仔细、认真倾听家长对儿童生长发育的意见，给家长提供有关儿童生长发育的知识和教育，并及时给家长预见性指导意见；与家长和儿童建立相互信任的关系；同时，为促进和支持儿童健康，努力获得与其他领域的人士合作的有效技能。

21世纪的社会、经济和人口学的显著变化直接影响到家庭和儿童的健康，儿科医师、儿童保健医师应继续发挥促进儿童健康的作用，采用各种措施减少环境变化对儿童健康的影响，特别是社会、文化的影响。随着儿童与家长医学科普知识的增加，儿童保健的重点亦应随之发生相应的变化，发展以儿童或家长为主的医疗保健中心是重要的内容之一。

(一)生命初期的健康准备

胎儿期是儿童发育最早、最敏感的时期，也是生长发育最迅速的时期，是最易受环境不良因素的干扰和影响而发生缺陷与畸形的时期，又称为致畸敏感期。

胎儿的健康发育与母亲的生理状况、神经精神因素密切相关，如母亲健康与营养状况、疾病、生活环境和情绪等。儿科医师、儿童保健医师需要与产科医师、遗传代谢专家密切配合，监测、保护胎儿健康生长发育、安全出生，属一级预防保健，重点为预防胎儿因环境因素导致的畸形与出生缺陷、宫内发育迟缓、宫内感染、窒息等。

(二)生长过程中的健康保护

1.婴儿

(1)评价神经系统的稳定性：包括交感神经系统和副交感神经系统。通过新生儿家访，检测新生儿心律、呼吸次数、体温控制以及皮肤颜色改变判断。

(2)监测生长与发育：婴儿期是出生后生长和发育最快的时期，尽早发现生长或发育迟缓，及时处理对改善预后可能有积极作用。有效地评估儿童生长与发育则需要定期观察，内容包括测量体重、身长、头围，记录睾丸下降情况；了解婴儿喂养和睡眠规律；完成免疫接种程序；2岁左右幼儿的如厕训练，以及监测2～3岁儿童性格形成问题等。

(3)筛查策略:采用体格生长曲线评估婴儿生长状况。婴儿的发育问题筛查工具包括 Brazelton 新生儿行为筛查量表、新生儿成熟度筛查、Denver 发育筛查(DDST)等方法。常规筛查:先天性髋关节发育不良、贫血筛查。高危儿童的听力、视觉、血铅水平筛查。

2.幼儿与学龄前儿童

(1)加强营养。

(2)监测生长与发育。定期观察,内容包括测量体重、身长;与家长交流,判断儿童生长、发育状况,早期发现儿童生长或发育问题,包括营养不良问题(营养不足和营养过度);了解儿童营养与进食行为和睡眠规律,儿童遵守纪律、牙与眼健康(3岁)情况等;4~6岁完成免疫接种。

(3)筛查策略:采用体格生长曲线评估幼儿与学龄前儿童的生长状况,特别注意评估身高发育水平与速度的变化。幼儿的发育问题筛查工具多采用"Denver 发育筛查(DDST)""学前儿童学习能力筛查"等可用于发育问题筛查。常规筛查:视力(3岁)、听力(4岁)、血压(3岁后)、贫血(2岁)、尿筛查(隐匿性泌尿系统疾病)。高危儿童应进一步筛查血铅水平、是否有结核感染。

3.学龄儿童与青少年

(1)监测生长与发育:定期观察,记录身高和性发育阶段;与家长讨论特殊问题,如儿童的学校表现与学习情况,避免药物滥用、饮酒;进行性教育、牙健康、卫生和体育锻炼的指导等。

(2)筛查策略:采用体格生长曲线评估学龄儿童与青少年的生长状况,特别注意评估身高发育水平与速度的变化。学龄儿童的行为发育问题可采用"学前儿童能力筛查(50项)""绘人测验""图片词汇测验""Conners儿童行为量表"等筛查方法。①常规筛查:脊柱侧弯、贫血(月经期的女童)、尿筛查(隐匿性泌尿系统疾病)、视力、血压。②高危筛查试验:听力、结核感染。

(三)预见性指导

儿科医师与家长交流了解婴儿的生长、发育状况,发现问题,通过教育家长和预见性的指导可使婴儿早期的生长、发育问题获得改善。预见性指导过程可帮助家长学习知识,婴儿的生长、发育状况改善也增加家长的信心和依从性。但要避免给家长过多或复杂的信息,特别是年轻的家长,应进行分阶段、个体化的指导,给家长提供新的、可接受的方法,以达到更好的效果。

(四)健康教育与健康促进

健康教育和健康促进的目的是通过有效的健康促进和教育的形式、内容和手段,消除或减轻影响健康的危险因素,达到预防疾病,促进健康和提高生活质量。通过信息传播和行为干预,帮助个人和群体掌握卫生保健知识,树立健康观念,自愿采纳有利于健康行为和生活方式的教育活动与过程。健康促进与健康教育相辅相成的,目标一致。

儿科医师与儿童抚养人接触过程都需要有效的健康教育。健康教育和健康促进涉及儿童与家庭、社会,方式多种。

1.社会咨询活动及应用传播媒体

效果不确切,不易评估。

2.健康咨询

开设专门的咨询门诊,针对家长提出的问题进行详细的解答,有条件时应该在门诊工作中兼做健康教育工作。医师和家长之间的交流,可随时得到信息反馈,针对性强,家长对所授知识多能接受,效果确切。

3.家长学校(父母学校)

针对某一年龄组儿童家长所面临的主要问题,举办系列健康讲座,并可配合一些实际操作练习,图文并茂,感官冲击。公示健康教育课程表,家长可根据自己的需求选择课程,在有效且较短的时间内掌握一些实用技术。

4.小组讨论

由专业人员组织8~10位有共同经历的家长在一起,就一个方面或多个方面的问题展开讨论,提供家长之间互相交流经验的机会,说服力强,并可随时得到专业人员的指导。

二、家长在儿童保健中的作用

儿童健康发育主要依靠家长,因此提高家长对健康的认识和科学知识水平是保证儿童健康发育的关键。

(一)父母对儿童成长负有首要责任

1989年11月20日第44届联合国大会通过《儿童权利公约》中明确规定"父母对儿童成长负有首要责任""儿童有权享有可达到的最高标准的健康;每个儿童均有权享有足以促进其生理、精神、道德和社会发展的生活水平;儿童有受教育的权利;学校执行纪律的方式应符合儿童的人格尊严;教育应本着谅解、和平和宽容的精神培育儿童。"因此,父母需要自己承担抚养儿童的所有义务,没有特殊原因,不可将儿童完全交给祖父母或他人代抚养。

(二)学习婴儿营养、护理、生长、发育的相关知识

儿童生长、抚养中的问题多数是可以避免的,究其原因,主要是父母缺乏相关知识所致,包括很多日常生活中的简单问题。部分父母多从祖父母、邻居、同事,甚至保姆(月嫂)了解抚育儿童的方法。21世纪的生存环境、生活条件改变,卫生、医疗保健和教育的改善,敦促家长学习婴儿营养、护理、生长、发育以及与儿童健康相关的其他知识,使家长有能理解和预见自己婴儿的能力,是积极促进婴儿健康发育的关键。

(三)积极配合定期观察

儿童生长发育过程具有连续、分阶段的特点,特别在生命的早期需要1~2月健康检查,以早期发现问题,早期干预与纠正,促进健康发展。因此,家长的积极配合是儿童保健顺利进行的关键。

(四)与婴儿建立密切关系

1.建立好的依恋关系

父母、祖父母对儿童进入学校顺利学习、成为有自信、具有主动学习能力的人的培养过程具有重要作用,首先需要在婴儿期建立好的依恋关系,支持健康的社会-情感发展是整个儿童期心理健康的基础。

2.每天爱的互动

虽然婴儿尚没有开始学习、读书和书写,但出生后儿童在每天爱的互动中已开始学习语言与言语技能,如唱歌、说话、讲故事、读书,促进儿童认知能力的发展;选择适合儿童年龄的玩具促进动作协调,发展想象、思维能力等。重视与幼儿的语言交流,创造机会让儿童参加各种活动,如通过游戏、讲故事、唱歌等学习语言和交流,促进认知能力的发展;选择促进小肌肉动作协调发育的玩具、形象玩具以发展幼儿想象力和思维能力。

(五)培养自我生活能力

安排有规律地生活,培养儿童独立生活的能力,逐步养成良好的生活习惯,并自觉遵守,准备适应学校生活。

(六)培养学习习惯

提供适宜的学习条件,引导和培养良好的学习兴趣与习惯,注意通过各种形式发展儿童想象力与思维能力,通过游戏、体育活动增强体质,在游戏中学习遵守规则和与人交往,培养合作精神,实现全面发展。

（彭宁宁）

第五节 儿童保健的评价指标

通过评价儿童保健状况获得儿童生命、健康信息,为宏观制定儿童卫生发展战略、规划和疾病防治提供依据。

一、生物学指标

生物学指标是评价儿童保健和儿童健康状况最重要指标。

(一)生命指标

反映儿童生存状况。如围产期死亡率、早产儿死亡率、新生儿死亡率、婴儿死亡率、1～4岁儿童死亡率、5岁以下儿童死亡率、5岁以下儿童死亡下降率、死亡率/死因专率(归类死因死亡率)、伤残调整生命年(disability-adjusted life year,DALY)等,其中围产期死亡率、早产儿死亡率、新生儿死亡率是反映妇女保健、产科质量和儿童保健的综合指标。因战争、自然灾害、贫困等首先影响婴儿死亡;同时婴儿死亡率不受人口构成影响,也是人均期望寿命研究的重要参考数据,故是国际社会衡量一个国家或地区经济、文化、人民健康和卫生保健事业水平重要指标。1987年后UNICEF、WHO更重视5岁以下儿童死亡率,因0～4岁儿童生存状况综合反映一个国家或地区对儿童营养、预防疾病、医疗保健服务投入。

注:①围产儿死亡率＝胎龄＞28周胎儿死胎数＋出生后7天内新生儿死亡数总数/同年同地区胎龄＞28周胎儿死胎数＋生后7天内活产新生儿总数×1 000‰。②婴儿死亡率(infant mortality rate,IMR)＝婴儿死亡数/同年同地区活产婴儿总数×1 000‰。③新生儿死亡率(neonatal mortality rate,NMR)＝＜28天新生儿死亡数/同年同地区＜28天活产新生儿×1 000‰。④＜5岁儿童死亡率(under 5 mortality rate,U5MR)＝＜5岁儿童的死亡人数/同年同地区活产新生儿总数×1 000‰。⑤死亡率/死因专率 ＝某一时期人群中某一疾病死亡人数/同期平均人群患同一疾病的总数(1/10万)。⑥伤残调整生命年(DALY)作为疾病负担的衡量指标。DALY减少是指生命年的丧失或有能力的生命年减少。通过计算DALY可以估计疾病的相对重要性、疾病对社会的整体负担,以及评估干预措施的成本-效益和考虑合理分配健康资源。疾病负担以DALY为单位进行测量,其含义是疾病从其发生到死亡所损失的全部健康生命年,包括早逝生命损失年YLLs和残疾生命损失年YLDs,二者在不同程度上反映了人的健康生命。

(二)疾病指标

最常用的指标是发病率和患病率。发病率是某一时期内(年、季、月)特定儿童人群中发生某种疾病的新发生病例的频率(‰)(增加率的调查),如急性传染病、急性感染、新生儿破伤风等。

患病率是横断面调查受检儿童中某疾病的现患情况(%),患病率可按观察时间的不同分为期间患病率和时点患病率两种。时点患病率较常用。通常患病率时点在理论上是无长度的,一般不超过一个月。而期间患病率所指的是特定的一段时间,通常多超过一个月。如儿童贫血、佝偻病、龋齿、弱视、伤残等调查。

某病的发病率=某新发生病例数/同期平均总人数×1 000‰

如新生儿破伤风发病率(‰)=新生儿破伤风病例数/同年活产新生儿数×1 000‰

时点患病率=某一时点一定人群中现患某病新旧病例数/该时点人口数(被观察人数)×100%

期间患病率=某观察期间一定人群中现患某病的新旧病例数/同期的平均人口数(被观察人数)×100%

如儿童贫血患病率=儿童贫血患者数/同期同地区儿童血红蛋白检查人数×100%

儿童超重(肥胖)率=儿童超重/肥胖人数/同期同地区儿童体格检查人数×100%

(三)生长发育和营养状况指标

采用体格发育指标评价儿童生长与营养状况,神经心理行为指标评价儿童发育水平。

注:①儿童低体重率=儿童低体重人数/同期同地区儿童体重检查人数×100%。②儿童生长迟缓率=儿童生长迟缓人数/同期同地区儿童身长/身高检查人数×100%。③儿童消瘦率=儿童消瘦人数/同期同地区儿童体格检查人数)×100%。

二、工作指标

工作指标是反映儿童保健机构服务能力的指标,如<3岁儿童系统管理率、<7岁儿童保健管理率、<5月龄婴儿人乳喂养率、新生儿访视率、预防接种率等。

(1)<3岁(<36月龄)儿童系统管理率=3岁以下儿童系统管理合格人数/同年同地区3岁以下儿童数×100%

(2)<7岁(<72月龄=儿童保健管理率=7岁以下儿童接受≥1次体格检查人数/同年同地区7岁以下儿童总数×100%

(3)<5月龄(<150日龄=婴儿人乳喂养率≤150日龄纯人乳喂养婴儿数/同年同地区<150日龄婴儿总数×100%

(4)新生儿(0~28天龄)访视率=该年接受≥1次访视的新生儿人数/同期同地区活产新生儿数×100%

(5)新生儿(0~28天龄)纯人乳喂养率=纯人乳喂养新生儿数/同期同地区<28天龄访视有喂养记录的新生儿数)×100%

(6)某疫苗接种率=按疫苗免疫程序实际接种人数/应该接种人数×100%

（王　楠）

参 考 文 献

[1] 邹国涛.儿科常见疾病临床诊疗实践[M].北京:中国纺织出版社,2022.

[2] 吕伟刚.现代儿科疾病临床诊治与进展[M].开封:河南大学出版社,2021.

[3] 崔清波,邵庆亮,李冀,等.儿科疾病诊疗与康复[M].北京:科学出版社,2021.

[4] 薛艳,时爱芹,孙秀红,等.现代儿科基础与临床[M].哈尔滨:黑龙江科学技术出版社,2022.

[5] 杨作成,袁洪,左笑丛.儿科疾病处方速查[M].北京:人民卫生出版社,2021.

[6] 夏正坤,黄松明,甘卫华,等.儿科医师诊疗手册[M].北京:科学技术文献出版社,2021.

[7] 朱萍.实用儿科疾病诊断学[M].沈阳:沈阳出版社,2021.

[8] 乔淑敏,卓翠云,张瑞,等.儿科疾病诊疗与护理[M].北京/西安:世界图书出版公司,2022.

[9] 田增春,周永茂,郑海莉.现代儿科疾病诊断与实践[M].沈阳:辽宁科学技术出版社,2021.

[10] 王永清.儿科基本诊疗备要[M].苏州:苏州大学出版社,2022.

[11] 于广军.基层儿科实用培训教程[M].北京:人民卫生出版社,2021.

[12] 郭勇,张守燕,郑馨茹,等.儿科疾病治疗与急救处理[M].哈尔滨:黑龙江科学技术出版社,2022.

[13] 苏娟.临床儿科疾病与儿童保健[M].哈尔滨:黑龙江科学技术出版社,2021.

[14] 冯仕品.儿科常见病诊断与治疗[M].济南:山东大学出版社,2021.

[15] 盖壮健.儿科常见疾病诊疗学[M].沈阳:辽宁科学技术出版社,2022.

[16] 陈莹,齐雪娇,李霞,等.儿科常见疾病预防与诊治[M].哈尔滨:黑龙江科学技术出版社,2021.

[17] 孙锟.儿科临床决策支持手册[M].北京:人民卫生出版社,2021.

[18] 刘瀚旻.基层儿科常见症状与疾病[M].北京:人民卫生出版社,2022.

[19] 李矿.新编儿科疾病治疗精要[M].南昌:江西科学技术出版社,2021.

[20] 韩旭,张阳辉,武艳华.常见儿科疾病诊断与实践[M].沈阳:辽宁科学技术出版社,2021.

[21] 赵小然,代冰,陈继昌.儿科常见疾病临床处置[M].北京:中国纺织出版社,2021.

[22] 潘鲁.实用儿科疾病临床处置[M].北京:科学技术文献出版社,2021.

[23] 陈佳,李小玉,侯怡,等.儿科常见疾病健康教育手册[M].成都:四川大学出版社,2022.

[24] 王伟丽.儿科与新生儿疾病诊疗实践[M].北京:科学技术文献出版社,2021.

[25] 杨建美,曹慧芳,郎晓剑.儿科常见病诊疗技术[M].长春:吉林科学技术出版社,2021.

[26] 胡荣.现代儿科护理学精粹[M].西安:陕西科学技术出版社,2021.

[27] 马晓花.实用临床儿科疾病诊疗学[M].长春:吉林科学技术出版社,2022.

[28] 赵静.儿科临床技术与临床诊治实践[M].北京:科学技术文献出版社,2021.

[29] 张大宁,闫梅,布治国,等.临床儿科疾病诊治与急症急救[M].哈尔滨:黑龙江科学技术出版社,2021.

[30] 高玉梅,徐莎莎,焦东立,等.实用临床儿科常见病诊治精要[M].哈尔滨:黑龙江科学技术出版社,2021.

[31] 梅孝臣,陈秀丽,许桂韩.儿科常见疾病临床诊断与治疗[M].沈阳:辽宁科学技术出版社,2021.

[32] 钱继红,张拥军.儿科学精编导读与实战演练[M].上海:上海交通大学出版社,2021.

[33] 吴超,王佩瑶,雷大海,等.现代临床儿科疾病诊疗学[M].开封:河南大学出版社,2021.

[34] 李冬.儿科医师处方手册[M].郑州:河南科学技术出版社,2020.

[35] 刘明君.实用儿科疾病诊断与治疗[M].天津:天津科学技术出版社,2020.

[36] 张孝兴,李倩,周巍玲.丙种球蛋白联合阿司匹林治疗完全与不完全川崎病的疗效及作用机制研究[J].中国妇幼健康研究,2021,32(11):1654-1658.

[37] 涂娟,陈朝英,耿海云,等.中等剂量糖皮质激素治疗激素敏感肾病综合征复发患儿的前瞻性随机对照研究[J].中国当代儿科杂志,2022,24(5):466-471.

[38] 陈艳春,陈志凌,梅显伟,等.中药雾化联合糠酸莫米松鼻喷雾剂治疗小儿哮喘合并变应性鼻炎的临床疗效[J].中国现代医生,2022,60(5):94-97.

[39] 张明海,吴志鹏,杨欣,等.咪达唑仑、地西泮联合苯巴比妥治疗小儿惊厥性癫痫持续状态的临床效果及安全性[J].中国现代医生,2021,59(1):85-87.

[40] 程爱国,赵洪春,赵国平.幼儿急疹的早期诊断预测[J].中文科技期刊数据库(引文版)医药卫生,2022(12):22-24.